CÓMO VIVIR 120 AÑOS
con plenitud

© Adolfo Pérez Agustí (2024)
Médico Docto por la Confederación
Internacional de Medicinas Ancestrales
Diplomado en Nutrición ortomolecular,
Herbodietética y Preparación física.
Cinturón negro en Kempo Karate, Kung
fu y Ninjutsu (7º Dan)

CÓMO VIVIR 120 AÑOS
con plenitud

ediciones masters@gmail.com

El concepto que tenemos de un anciano ha comenzado a cambiar en la sociedad. Ya no se trata de una persona desvalida, necesitada de ayuda y que tiene multitud de enfermedades y ningún futuro. La nueva Medicina de la Longevidad que describe este libro proporciona a las personas mayores un camino hacia la plenitud física y psicológica, orientándole hacia nuevas opciones de vida que le enriquecerán aún más que las que tuvo en la juventud.

Desde ahora, los nuevos longevos podrán disponer de herramientas naturales y filosóficas que le permitirán embarcarse en nuevos logros, nuevas aficiones y nuevos amores, pues la felicidad ya no tiene edad.

Este libro describe todas las soluciones que la Medicina Natural pone a disposición de los mayores, pero también le sugiere el camino hacia la plenitud espiritual mediante reflexiones filosóficas que le harán cambiar su concepto de vida. La meta es llegar a cumplir esos 120 años de vida y plenitud que nos corresponde por pertenecer a la especie humana.

¿Hay algo de mí que continuará? Si dejamos huella en este mundo no moriremos, pues el pensamiento de otros al recordarnos nos hará eternos.

Agradecimientos a:

CALEIDOSCOPIO RADIO TV
Por su programa **Vivir 120 años en plenitud**
Dirigido por Manuel Antonio Rodríguez Retamal

Y sus colaboradores:

Maru Parodi
Kurt Savoy
Carlos Julio Correa
José Manuel Crisóstomo
Ana Ulehla
Luciano Berger

Introducción

Realmente parece que no queremos envejecer ni llegar a ser longevos. Desde que tenemos uso de razón escuchamos comentarios descorazonadores sobre los viejos, sus problemas y enfermedades, la carga que suponen para el resto de las personas. A lo largo de nuestra vida no hay ni un solo comentario en la sociedad que nos diga que envejecer sea una fortuna, algo que debemos lograr si queremos alcanzar la felicidad. Las personas ocultan su edad para mostrarse más jóvenes, hacen tratamientos para rejuvenecer, se ponen ropa y abalorios que les hacen parecer más jóvenes, y sonríen abiertamente cuando alguien les asegura que parece más joven de lo que en realidad es. Nadie dice nada halagador sobre ser mayor, y eso que de vez en cuando nos felicitan cuando cumplimos los 90 años. Pero es una felicitación hipócrita porque realmente ellos se alegran de no tener esos 90 años.

El envejecimiento se asocia a una disminución de la vitalidad, y aunque no se puede evitar envejecer, sí podemos evitar llegar a ser viejos prematuramente, del mismo modo que podemos intentar llegar a cumplir la mayor cantidad posible de años en plenitud. El envejecimiento normal se diferencia del patológico (no natural), en que mientras el primero supone la llegada de la sabiduría, la paz de espíritu, el control de nuestras emociones negativas y un lento declive que no nos impide disfrutar de la vida, en el segundo solamente existe dolor, tristeza, y pérdida manifiesta de las facultades físicas e intelectuales.

Envejecer es un hecho aparentemente irreversible, pero podemos cuidar de nuestro cuerpo de forma tan óptima que apenas percibamos los cambios, consiguiendo así un continuo proceso de desarrollo, nuevas oportunidades, intereses y cambios de perspectiva sobre la vida que la pueden hacer cada día más interesante.

Desdichadamente, todos los mensajes que recibimos y queremos escuchar con agrado están relacionados con la juventud, y ninguno con la fortuna de llegar a viejos. Como hemos dicho, lo más frecuente es asociar ser viejo con el dolor, la invalidez, la soledad y la dependencia, y estos mensajes desalentadores llegan hasta la última célula de nuestro cuerpo, ocasionando un deseo general de no querer llegar a viejos. Esta programación interna sobre los aspectos negativos de la vejez se afianza año tras año a nivel cerebral y celular, ocasionando lo que se denomina como muerte celular programada o apoptosis; pero esto que es un fenómeno natural para la renovación de las especies, el ser humano lo acelera hasta el punto en que logra acortar su vida entre 30 y 40 años. Puesto que no hay nada que nos indique que llegar a centenario está relacionado con la felicidad y la plenitud, lo mejor es morirse rápidamente cuando nuestras arrugas nos indiquen que ya han pasado los suficientes años de vida. Por eso, el primer requisito para llegar a ser longevo y alcanzar los 120 años es…desear cumplirlos, y desearlo intensamente todos los días de nuestra vida. El primer y más importante paso ya está dado; los demás, ahora los veremos.

La clave está en que busquemos cuáles son nuestras motivaciones, nuestros motores para seguir viviendo, porque la vida merece la pena vivirla, disfrutando cada edad, y al llegar a esa etapa de nuestra vida que llaman vejez, ser conscientes de que todavía nos quedan muchos años por delante como para sentarnos en un rincón esperando pasivamente a la muerte. El objetivo a largo plazo, al desarrollar nuestro proyecto de vida, es mejorar nuestra calidad de vida, es decir, llegar a experimentar un sentimiento de bienestar psicofísico y socioeconómico en el que confluyan tanto factores personales o individuales (salud, independencia, satisfacción por la vida, autoestima…), como factores socioambientales (amigos, familia, naturaleza, nuevos estudios e intereses…). Lo esencial es, para terminar, lograr alcanzar esos 120 años de vida plena a los que este libro se refiere.

LECCIÓN 1

El cuerpo no es materia sujeta al envejecimiento, sino energía cambiante. El cuerpo físico no envejece, ni se deteriora; cambia.

ENVEJECER O CAMBIAR

Los científicos nos dicen que el envejecimiento es un proceso universal que afecta a todos los seres vivos y que se desarrolla como una sucesión de modificaciones morfológicas, fisiológicas y psicológicas de carácter aparentemente irreversible, que se presentan antes de que las manifestaciones externas den al individuo aspecto de anciano. Pero si observamos el universo al cual pertenecemos, nos daremos cuenta que el concepto de tiempo y envejecimiento cósmico no existe: existe el cambio continuado, y este cambio siempre lleva a una evolución, a un salto cualitativo. El problema es que los seres humanos hemos inventado diversos sistemas para medir y entender el tiempo, -el calendario y el reloj, básicamente-, y eso nos ha hecho creer que el tiempo es algo lineal, con pasado y futuro. Pero en el universo eso no es cierto y solamente percibimos cambios. Así que debemos ser más objetivos y admitir que nuestro cuerpo con el paso del "tiempo" no envejece, no se deteriora hasta llegar a la muerte física, sino que se hace y deshace continuamente. Lo que ocurre es que llegado a un punto en nuestra medición cronológica (determinada por la fecha de nacimiento), las células no parecen encontrar el modo de rehacerse, quizá porque nuestra mente y especialmente el subconsciente, no creen que ello sea posible ni deseable.

Puesto que hasta ahora no hay ningún médico que nos hable de la posibilidad del no-envejecimiento, inducimos a nuestro cuerpo y mente al envejecimiento. Es ley de vida, nos dicen.

La física elemental, y aún más la cuántica, nos dice en cuanto al tiempo se refiere, que es imposible volver al pasado, que el presente es efímero y que solamente nos queda el futuro. Así que… ¿por qué no hablar continuamente del futuro y de lo mucho que nos queda por hacer? Si somos veteranos de la vida ¿por qué no aprovechar esa experiencia para un futuro espléndido?

Si consideramos a un recién nacido solemos decir que todo en él es nuevo, que sus células están preparadas para la evolución y el perfeccionamiento, pero hay algo que debo aclararles cuanto antes sobre ello: las células del recién nacido son inmensamente viejas, pero con ganas de vivir y mejorar. Se han formado gracias a millones de años de evolución del ser humano, no solamente desde sus ancestros (bisabuelos, abuelos, padres…), sino a través de los alimentos que la humanidad ha ingerido, del aire que respiraron y de las energías del propio universo.
Al formar parte nosotros del cosmos, poseemos las mismas características complejas y experimentadas que el propio universo al cual pertenecemos. Somos, pues, muy viejos según nuestro concepto primitivo del tiempo. Lo que ocurre es que pronto nos desligamos de esta interconexión universal y solamente percibimos el nuevo cuerpo al que creemos pertenecer.
Hay sin embargo una creencia poco estudiada y es aquella que considera que tenemos realmente la edad de nuestros pensamientos, y estos siempre pueden mejorar, fortalecerse y hacerse únicos. Así que en la medida en que nuestros pensamientos se enriquecen con nuevas y continuadas experiencias, nuestra vitalidad cósmica se hace mejor y apenas envejecerá.

Debe decidir en qué edad quiere estar ahora y así será a nivel molecular, pudiera ser una buena frase para recordar.

Si pensamos continuamente en el futuro y exigimos a nuestro cuerpo que nos permita llegar a cumplir nuestros deseos aún no satisfechos, los millones de células corporales se sentirán impulsadas a no envejecer, como un padre que no desea enfermar para asegurar el bienestar de sus hijos.

Nos decían que nuestras células no son inmortales, salvo las células madre y las progenitoras, ambas con un papel importante en el mantenimiento de la homeostasis de los tejidos y su alta capacidad para la reposición de las células senescentes (apoptóticas), así como en la reparación de los daños que se producen durante toda la vida.

Hayflick, por su parte, en su exposición realizada en 1961, aseguró que las células dejan de dividirse después de un cierto número de pasajes y se convierten en sedantes, un fenotipo también conocido como senescencia replicativa. Este fenotipo senescente –y siempre según su teoría- se acompaña de cambios en la morfología, la expresión genética y ciertas proteínas.

Parece ser que estamos condenados a envejecer; pero condenados es un término demasiado imbuido por maldiciones bíblicas, así que no lo aceptamos.

Por lo que sabemos, existen múltiples estímulos que pueden inducir a la senescencia; el acortamiento de los telómeros, el daño en el ADN, y la inducción de señales oncogénicas o tumorales, así como la epigenética de la que luego hablaremos.

Aunque el telómero acortado no es el máximo responsable en la inducción de la senescencia aguda, la carga acumulada de estrés oxidativo y el telómero desgastado, podrían aumentar la probabilidad de que una célula entre en senescencia.

9

Teoría plausible que contemplaremos ampliamente a lo largo de este libro, pero que obvia un detalle primordial: somos cuerpo, mente y… espíritu, sin que esta última característica tenga menos importancia que las anteriores, y eso que solamente podemos especular con ella. Pero ahí está esta trilogía que nos lleva a una vejez prematura y con frecuencia, deteriorada.

La conclusión biológica más interesante sobre las causas de la senectud y la posibilidad del no-envejecimiento, nos lleva a lo que podemos considerar la razón más plausible: el telómero se desgasta a través de la replicación y conlleva la acumulación de daños en el ADN que puede resultar en un aumento de las células senescentes en diferentes tejidos y órganos, ocasionando una disminución de la función orgánica tisular y general. Este acortamiento se especula es de ~100 pb en cada duplicación de la población y se estima que las células alcanzan la senescencia después de 50 duplicaciones. Esto hay que detenerlo, y si lo conseguimos, nuestras células estarán cada vez mejor, con su ADN íntegro. Vamos a ello.

Así que una vez que hemos aclarado el caduco concepto del envejecimiento como ley universal, lo que a continuación mostramos describe el proceso del envejecimiento común en los seres humanos, con la pretensión de lograr una explicación a la longevidad y la plenitud conseguida por algunos que han cruzado la barrera de los 100 años de vida. Para ello, se han recopilado numerosos datos históricos sobre las personas y pueblos más longevos, así como datos de laboratorio realizados sobre las causas del envejecimiento, las terapias químicas más empleadas y, especialmente, los métodos naturales que nos aseguran una larga y buena longevidad. Entre estos métodos están las terapias del alma y la mente, el ejercicio y el control de la respiración.

Todo esto nos ha permitido elaborar unas conclusiones que el lector seguramente podrá aprovechar para conseguir, sino llegar a los 120 años de vida, por lo menos prolongar sensiblemente el promedio de vida en el mundo, cifrado entre los 80 y 90 años. Sin embargo, y como veremos a lo largo de este libro, no podemos inclinarnos por un solo factor, dejando claro que no existe una fuente de la eterna juventud, aunque sí diversos modos de llegar al manantial de la larga vida.

Determinismo biológico

El determinismo biológico, nos habla de la creencia de que el desarrollo humano e incluso su comportamiento, están controlados por los genes de un individuo. Según esta inconsistente teoría, tanto las normas de conducta compartidas, como las diferencias sociales y fisiológicas que existen entre los grupos, básicamente diferenciadas por la raza, lugar o sexo, derivan de las características heredadas. Las particularidades, por tanto, serían inmutables, tanto como las enfermedades genéticas, otro error fatalista que ha llevado a la resignación a millones de personas.

El determinismo genético trata de diferenciar a los individuos a partir de su estructura genética, pero olvida con demasiada frecuencia que somos cuerpo, mente y espíritu, y que todo proceso biológico es susceptible de cambiar si se dan determinadas circunstancias o sabemos cómo. Por lo tanto, la genética debemos considerarla como un mecanismo de adaptación rápido, pero no inmutable y, por supuesto, mejorable. Es más, la evolución es una prueba de cómo las especies se han adaptado respecto a sus ancestros y han dado un salto en la escala de valoración evolutiva. Si todo estuviera determinado por las características genéticas, el ser humano sería un clon de nuestros antepasados.

Así que, una vez que hemos aclarado que no existe el *determinismo biológico estricto,* tanto en la biología como en las características psicológicas, vemos que el fenotipo es la expresión del genotipo en función de un determinado ambiente, en principio, la manifestación visible del genotipo, aunque esta explicación se queda muy corta. Por ello, el genotipo lo podemos estudiar observando el ADN, mientras que el fenotipo requiere la observación de su morfología, desarrollo, propiedades bioquímicas, fisiología y comportamiento, todo influenciable por el medio ambiente.

Como conclusión, una vez que el óvulo humano ha sido fecundado por un espermatozoide humano, hay solamente un determinismo: habrá un ser humano.

Los cambios

Aunque el envejecimiento afecta a todos los seres vivos, el proceso que nos lleva a ello es distinto en las diferentes especies, no existiendo una universalidad entre todas. Lo que en una sirve, en otra es fútil. Si estudiamos a los elefantes, con un promedio de vida de 60-70 años -lo que no es poco para un animal tan enorme-, podríamos deducir que la razón de su longevidad está en dos factores: alimentación vegetariana y pocos depredadores que le puedan hacer daño. Si lo comparamos con un ratón -entre 5 y 10 años según sea blanco, negro o hámster-, son bastantes años, pudiendo deducir que su poca longevidad se debe a dos razones básicas: un estrés continuado y la gran vivacidad de sus movimientos. Pero si miramos a otras especies nos encontraremos que el mayor récord de longevidad lo tienen las ballenas de Groenlandia con 120 años (los mismos que podríamos vivir los humanos) y las tortugas de la isla Mauricio con casi 150 años. Estas dos especies tienen en común un factor decisivo: viven en zonas protegidas por el hombre y del hombre. ¿Consistirá el secreto en alejarnos a vivir a un lugar remoto, alejados de nosotros mismos?

Creo que no y la razón para esa longevidad habrá que buscarla sencillamente en otras características, entre ellas su capacidad de adaptación al medio.

Los científicos conjeturan que el proceso del envejecimiento y la longevidad se inicia desde el nacimiento o poco después de este, pero esto sería excluir como factores importantes a la genética y al desarrollo del bebé en el vientre materno. Esto se debe a una cuestión política, pues hablan de longevidad a partir del día de nacimiento, y no desde la concepción.

Veamos las etapas de la vida orgánica:

Primera etapa:
Desde que es engendrado un ser humano hasta que alcanza su madurez corporal a los 21 años aproximadamente, el individuo está sometido a un periodo de crecimiento intenso, de perfeccionamiento, no existiendo entonces ningún cambio que le aproxime al envejecimiento. Todo se perfecciona y el organismo se hace cada día un poco más fuerte y eficaz. Está en **plena evolución**.

Segunda etapa:
Desde esa edad hasta aproximadamente los 40 años de vida, el organismo se ha adaptado y aunque no tiene la facultad de evolucionar como antes, puede mantener su plenitud con pocos cuidados. Esta fase de adaptación supone la estabilidad orgánica y es el momento del perfeccionamiento de nuestras mejores virtudes. El secreto no es luchar contra nuestras debilidades orgánicas, sino en dedicar todo nuestro esfuerzo en potenciar aquello que por naturaleza es más poderoso. Es la **plenitud**.

Tercera etapa:
Desde los 40 años en adelante es cuando la vida pasada sale a relucir, cuando la naturaleza nos premia o castiga por nuestros actos anteriores.

En estos años existe todavía un proceso de restauración y mejora, pues aunque los cambios estructurales ya no son posibles, sí lo son los procesos de adaptación. Nuestra maravillosa glándula suprarrenal habrá aprendido a adaptarse, a sobrevivir, siendo capaz todavía de frenar procesos acelerados de deterioro y estimular todavía a nuestro organismo para que restaure las partes corporales no excesivamente castigadas. Llegado a un punto, podrá dejar en suspenso una zona corporal apenas ya sin función, delegando esta misión a otra más poderosa. Es la **fase de adaptación**.

Cuarta etapa:
Después de esa edad y hasta la vejez social (entre los 65 y los 75 años), existe un lento decaimiento orgánico, motivado esencialmente porque los procesos reparadores se hacen menos eficaces, mucho más lentos, y en ocasiones ni siquiera pueden completarse. En esa época las enfermedades y el modo de vida impiden que el individuo alcance una plenitud orgánica óptima si ha sido excesivamente maltratado. Se acaba de declarar el **decaimiento orgánico**.

Quinta etapa:
Finalmente, desde los 75 años aproximadamente comienza un periodo en el cual los tejidos dañados no se regeneran, siendo suplida su misión por otras partes orgánicas aún sanas, pero cuya consecuencia es la sobrecarga. Es la época en la cual se manifiesta de forma abrupta las consecuencias, buenas o malas, de la vida anterior, así como del estado emocional, los factores económicos, los valores culturales, religiosos, ambientales, nutricionales. Por supuesto, los factores negativos se pueden agudizar. Es el **periodo involutivo**.

¿Sexta etapa?
Si se superan con éxito las etapas anteriores, desde los 90 años en adelante tiene lugar un fenómeno orgánico extraño.

Es como cuando después de quemar un bosque brota con fuerza alguna flor solitaria. Hay un renacer dentro de lo que aún perdura y el organismo encuentra nuevos cauces para mantenerse vital. La conciencia universal que se menciona en la metafísica hace su aparición con intensidad, y el individuo parece vivir básicamente con la fuerza de su mente, de su interés por dejar un legado en la vida. La sociedad comienza a manifestar interés por estas personas centenarias y el esfuerzo colectivo por hacerle la vida fácil suele tener éxito. Es la **integración** con el universo, con el Todo.

LECCIÓN 2

AQUELLO QUE PODEMOS HACER

¿EXISTE UNA MUERTE "NATURAL"?

Ahondando en los argumentos sobre la prolongación de la longevidad en el hombre como supuesto beneficio de la medicina moderna, conviene detenerse en las reflexiones de un premio Nobel de medicina, Metchnikoff, quien pensaba de manera especial al respecto: "He logrado fama y reconocimiento por mis estudios fundamentales acerca de las infecciones y la inmunidad, lo cual me valió el premio Nobel.
Sin embargo, después de haber cumplido los 45 años, ciertos conceptos filosóficos hicieron que enfocara mi atención hacia el problema de la vejez. Me preguntaba el porqué del temor de los hombres hacia la muerte y su ansiedad ante la proximidad de ella".

Si analizamos cada función, veremos que lleva implícito un instinto de saciedad. Una opípara comida nos deja satisfechos, sin mayor deseo de comer. Se busca descanso luego de un fuerte esfuerzo. ¿Por qué entonces, no se experimenta deseo de muerte al final de una vida normal? Esto se debe -pensó Metchnikoff-, a que la vida humana por lo general resulta demasiado breve en relación a la cantidad de años de la cual es potencialmente capaz.

Los seres humanos que llegan a una edad realmente alta -digamos cien años o más- reciben gustosos la muerte sin amarguras, tal como recibe el sueño una persona después de un día atareado. No desea seguir trabajando.

La civilización ejerce una influencia destructora sobre el hombre moderno, y aunque acaso no sea causa de una enfermedad mortal, sí impide que su vida sea lo suficientemente prolongada para que aparezca el instinto de la muerte.

Ya Cicerón, en lo que seguramente es el tratado sistemático más antiguo existente sobre el tema de la vejez, decía:

"De una manera muy general puede afirmarse que la saciedad en el comer, el poder o el dinero, proporciona la saciedad de la vida".

Los deseos propios de la niñez, ¿acaso los desean los jóvenes? ¿Los que tienen una edad media acaso desean los deseos que tuvieron en la adolescencia?

Existen, sin embargo, deseos que son patrimonio de la senectud como la tranquilidad y la ausencia de cambios. Luego, del mismo modo que tienden a su ocaso esos deseos de esas edades anteriores, así también pasa con los de la ancianidad, y al suceder esto, la saciedad de la vida trae el tiempo que está suficientemente sazonado para la muerte.

Agreguemos, no obstante, un testimonio que sirva de homenaje a un longevo venezolano, Pancho Betancourt, quien, a los noventa y un años, con lúcida frase, resume su idea al respecto:

"Quien no muere de viejo no muere de muerte natural".

Fue esta clara aseveración, la que nos llamó la atención sobre el hecho biológico de la vejez, como una etapa más de la vida humana, como la niñez, la juventud y la madurez. La simple observación demuestra que la vida humana culmina con un período de vejez, natural dentro del desarrollo biológico, que no tiene porqué estar marcado por la decrepitud o la enfermedad, como se ve en los ancianos sanos de nuestras comunidades y de los pueblos longevos de varias partes del mundo.

La Sabiduría sobreviene con la edad

Desde el punto de vista de nuestros antepasados, haber vivido por tanto tiempo y haber conseguido las cosas por las que lucharon durante más de 90 años, justifica su rechazo a complacer las necesidades o deseos de otros. Jeste señaló:

"Cuando somos jóvenes, nos sentimos muy presionados y pensamos que no nos está yendo tan bien como a otros. Cuando crecemos... las expectativas cambian –tanto la nuestra como la de los otros. Uno se acepta tal cual es."

Un sentido de equilibrio sobreviene con la edad –un enfoque "integrador" en el que la aceptación no es una traición al código personal, sino un mayor entendimiento de la vida y de aquello que realmente importa.

El colegio Swarthmore College realizó un estudio en el 2016 donde los investigadores concluyeron que la vida no debería minimizarse, tal y como en ocasiones lo hacen los jóvenes. Science Daily determinó que, "la sabiduría sobreviene con la edad, al menos cuando comprendemos que las cosas no siempre son lo que parecen"

Los investigadores encontraron que, en comparación con los adultos jóvenes, las personas mayores suelen evaluar mejor la vida, pues han tenido más experiencias y se basan en ellas. Sobre todo, interpretar la dirección de la vida puede ser más que una metáfora eterna, los autores del estudio conjeturaron:

"Mientras que muchas investigaciones sobre el envejecimiento enfatizan en el declive de la percepción, la percepción espacial de los adultos mayores para saber a dónde ir, es buena. Además, al parecer, con los años han aprendido a diferenciar entre la apariencia y la realidad de las cosas. Este es un punto que vale la pena mencionar"

Tener perspectiva, ser comprensivo y agradecido

Respecto a la percepción de la personalidad, características y cualidades de los mayores, en el estudio hecho con personas longevas de Italia, uno de los participantes jóvenes hizo una descripción muy significativa de su padre, pues los calificó como "un dictador".

Probablemente todos conocemos a una persona mayor que no ha querido seguir el lado amable de la vida, alguien que prefiere recordar el pasado con remordimiento y le tiene miedo al futuro en lugar de estar agradecido –tanto con los otros como con ellos mismos–, por el presente.

Sin duda, esa es la razón por la cual los investigadores también encontraron que las personas mayores solían ser dominantes, estrictas y controladoras. Es normal que las personas con tales características les resulte particularmente difícil enfrentar los cambios propios de la edad, pues con frecuencia, sus circunstancias suelen ser dictadas por sus limitantes financieras o físicas.

Aunque algunas personas consideren que dicha habilidad de supervivencia es "terquedad", otros podrían pensar que es "valentía".

Es posible que negarse a ceder vaya más allá de ser un cascarrabias, es quizá porque sienten que merecen o que deben defender su postura por aquellos tiempos en los que posiblemente fueron menospreciados o utilizados. Puede tratarse de un instinto de supervivencia.

Envejecer es inevitable y se debe ser fuerte para enfrentar los tiempos difíciles, como la pérdida de seres queridos, el desempleo, los fracasos y las consecuencias de aquello que no salió como se esperaba o planeaba.

Como la difunta actriz Betty Davis dijo alguna vez, "la vejez no es para los cobardes".

¿Es cierto que 'somos tan viejos como nos sentimos' y que 'La mente controla la materia'?

Una de las cosas más importantes que debe hacer ante cualquier situación, es ser positivo, y probablemente, como en cualquier otro aspecto de la vida, esto sobreviene con la edad.

Quizá comprendemos que, a pesar de nuestras expectativas, algunas personas mayores no logran serlo, pues el tiempo pasa muy rápido.

Tal y como pasa al practicar un discurso o planear un viaje a un sitio jamás visitado, resulta razonable imaginar sucesos, planificar contingencias y determinar cómo reaccionaría si algo no funciona como lo espera. Asimismo, esto resulta indiscutible cuando empieza el ocaso de su vida.

Sin embargo, pensar que cuando envejezca todo estará bien sin importar qué, es una perspectiva (y forma de vida) estimulante y alentadora. Por esta razón, tener una actitud positiva es invaluable.

De hecho, los estudios sugieren que la forma en que trata el proceso de envejecimiento, puede ser una profecía. Si cree que una vela más en su pastel de cumpleaños indica que su vida acabará en el olvido y la oscuridad, es muy probable que así sea. En cambio, si adopta un enfoque positivo y progresivo durante cada día de su vida, seguramente vivirá por más tiempo.

Sobre todo, a medida que piense positivamente, será más feliz y saludable. Si alguna vez llega a creer que "las personas de su edad deben comportarse o sentirse de una manera o de otra", cambie de perspectiva.

Cuando medite sobre la "vejez" evite pensar que tendrá un declive cognitivo y que será malhumorado o débil, piense que será un experto, que tendrá muchísima experiencia y que será todo un sabio. Esto en lo absoluto es un engaño; es la posible descripción de su destino.

Su estilo de vida es el interruptor de su longevidad.

Si alguna vez se inventa una píldora que garantice la juventud eterna, probablemente todos la querrán. La cuestión es si esto es posible.

La realidad, es que su estilo de vida y las decisiones que toma a diario desempeñan un papel espectacular en la forma en que envejecerá, y en lo particular, dudo que se invente algún medicamento que le permita comer comida chatarra desaforadamente y aun así hacer volverse más joven.

Es fundamental que mantenga sus mitocondrias saludables, y ciertas estrategias de estilo de vida como llevar una buena alimentación y hacer ejercicio, son primordiales para este objetivo.

La ciencia demuestra claramente que una alimentación cetogénica cíclica, que es alta en grasas saludables y baja en carbohidratos netos, promueve la función mitocondrial saludable.

De igual forma, las investigaciones demuestran que puede ralentizar la reducción de los telómeros con el ejercicio. Básicamente, esto amortigua el efecto del estrés crónico a lo largo de los telómeros, lo que ayuda a explicar algunos de sus efectos sobre la salud y longevidad que han sido estudiados ampliamente.

Otros estudios han encontrado que existe una relación directa entre los ejercicios de alta intensidad y un menor acortamiento de los telómeros a una mayor edad. Tal y como lo señaló un estudio publicado en el diario multidisciplinario Mechanisms of Aging and Development:

"Los resultados del presente estudio señalan que la longitud de los telómeros leucocitarios (LTL) está relacionada con el ejercicio aeróbico vigoroso y regular, asimismo, la capacidad máxima de ejercicio aeróbico está relacionada con el envejecimiento en personas con un buen estado de salud.

Los LTL no se ven influenciados por el estado del ejercicio aeróbico entre personas jóvenes, esto probablemente se deba a que la longitud del telómero está intacta (es decir, ya es normal) en adultos jóvenes con un buen estado de salud y un estilo de vida sedentario.

Sin embargo, todo indica que conforme los LTL se van acortando con el envejecimiento, el mantenimiento de la aptitud aeróbica, producida por el ejercicio extenuante crónico y reflejado por un mayor VO2max, actúa con el fin de preservar los LTL.

Nuestros resultados indican que los LTL se conservan en adultos mayores con un buen estado de salud y que realizan ejercicio aeróbico vigoroso, el cual está relacionado con la capacidad máxima de ejercicio aeróbico. Esto puede representar un innovador mecanismo molecular que subyace a los efectos del "antienvejecimiento" al mantener una aptitud física y aeróbica".

No obstante, otra teoría no habla de ejercicios aeróbicos sino anaeróbicos, esto es, tan rápidos que no se necesita oxígeno para realizarlos, solamente un buen sistema nerviso. Los ejercicios isométricos y las artes marciales son un buen ejemplo y los resultados son plausibles en poco tiempo.

La esperanza

¿Puede la terapia antienvejecimiento recomponer lo que ya está roto? Indudablemente que no, pero ello no quiere decir que no se pueda alcanzar una larga longevidad y vivirla con un saludable y buen estado físico. Asociar vejez con el estado previo a la muerte, lo mismo que con la enfermedad, la dependencia, la soledad, una menor capacidad adquisitiva y la pérdida de status, no es correcto. Esta valoración totalmente negativa condiciona indudablemente al anciano, y es un mensaje que le suelen repetir con frecuencia las personas más jóvenes.

De ahí la sobrevaloración que se hace de ciertos valores considerados como positivos: juventud, trabajo, riqueza, etc. Desde esa perspectiva el envejecer va en contra de la felicidad del hombre. La alternativa a esa idea debe surgir de la misma sociedad, habida cuenta que las fórmulas que pueden ser válidas para los ancianos actuales pueden no serlo para los de otras épocas futuras, ya que las condiciones de vida diferirán enormemente en valores culturales, alimentación, ambiente, enfermedades y otros parámetros.

Así que, una vez planteado el envejecimiento como un proceso de transformación progresiva y la edad en la cual podemos alcanzar altas cotas de felicidad, debemos considerar esta época desde un punto de vista individual en lugar de un fenómeno colectivo. Si solamente lo hacemos desde la óptica colectiva, indudablemente las personas mayores de 65 años suelen suponer una carga, y con frecuencia un problema para la sociedad. Se les paga una pensión sin percibir nada a cambio; se les cuida casi tanto como a los niños; su estado físico requiere mayor atención; en ocasiones son dependientes de la bondad ajena y, como añadidura, este proceso se agudiza con el paso de los años. Planteadas las cosas así, no es extraño que consideremos la vejez como un mal. Pero esto es porque juzgamos a los miembros de una sociedad por su valor contributivo, por su aportación física y económica al resto de los componentes. En este tipo de sociedad hay también miles de personas (políticos, legisladores, cuerpos de seguridad y funcionarios) que viven excesivamente bien a costa del sacrificio y el trabajo de la mayoría, lo que no ocurriría en una sociedad más individualizada. Los ancianos, pues, no son una carga, sino quienes legalmente empiezan a verse libres de soportar las cargas económicas que supone mantener la estructura del Estado.

El concepto pesimista de ser anciano está condicionado por nuestra idea del factor "tiempo", lo que nos lleva a hablar de deterioro y no de cambio.

El concepto de deterioro está basado en la utilidad de las cosas y las personas, del pragmatismo, pero en la naturaleza los cambios hacia formas de vida diferentes no implican dejar de tener una utilidad en el orden universal. ¿Deja de tener utilidad una manzana cuando se cae del árbol y comienza un lento cambio que luego será aprovechado por otras especies?
Para definir entonces el concepto de vejez habría que distinguirlo de su opuesto, la evolución o clímax, y que conocemos como desarrollo o también sucesión si hablamos de ecosistemas. Cuando un sistema es invariable o no se deteriora con el tiempo, entonces decimos que ha aumentado su antigüedad, pero no ha envejecido.

Aunque los seres humanos tenemos asumido el envejecimiento, deberíamos asumir solamente la muerte orgánica y tratar de que llegue cuanto más tarde mejor. Llegado a este punto, el envejecimiento debería suponer una mejora en la sabiduría y la plenitud espiritual, con lo cual estaríamos a un paso de la felicidad, la meta de los humanos. Dejemos pues el concepto de envejecimiento como una cronología que figura en nuestro documento de identidad, no en nuestra mente.

LECCIÓN 3

EL DESARROLLO DE LA PLENITUD

Las células envejecen porque así lo admiten o porque no saben cómo evitarlo. Si cambiamos nuestra percepción del envejecimiento, cambiamos la tendencia.

La vejez es un proceso biológico lento, diferente para cada persona, que aparece como consecuencia de la acción del tiempo sobre el ser humano, produciendo unos cambios significativos en dos etapas correlativas: una a partir de los 50 años, y otra a partir de los 65 años, provocando una serie de alteraciones que afectarán al aspecto físico, al psiquismo y a las relaciones sociales del individuo. Estos cambios, por supuesto, están magnificados o minimizados según el estilo de vida anterior, pudiendo entrar en una vejez manifiesta desde los 55 años, o apenas perceptible incluso cumplidos los 70.

Es cierto que comenzamos a envejecer desde el momento en que nacemos, pero antes nos encontramos en una evolución orgánica, con aumento de las facultades, etapa que es francamente notoria hasta los 35 años, momento en que el cuerpo se estabiliza y parece adaptado al propio hecho de su existencia. El organismo va teniendo modificaciones día a día, casi imperceptibles para nosotros, pero perfectamente notorias para quienes nos ven de tarde en tarde.
Cuando decimos que alguien parece viejo a los cuarenta años y que otro es joven a los setenta, ¿qué nos sugiere esto? Que envejecemos en el tiempo, pero el tiempo no es la causa del proceso. La acumulación de cambios en el organismo, que deterioran nuestras funciones y aumentan el riesgo de morir con el pasar del tiempo, están sólo incidentalmente relacionados con la edad, pero no son parte esencial de ella.

Si sometiéramos dos piedras a un proceso continuo de erosión por el agua, notaríamos que se desgastarían a distintas velocidades, dependiendo de las respectivas durezas y densidades. Lo mismo ocurriría con dos individuos que, sujetos a las influencias deteriorantes similares, envejecerán a un ritmo diferente acorde con la resistencia que cada quien ofrezca.

Pero los seres vivientes no somos materia inerte y tenemos la capacidad de autorepararnos cuando las causas del envejecimiento son retiradas. Intercambiamos materia y energía con el medio externo a través de un mecanismo subconsciente que controla las entradas y salidas, la ingesta y excreción de nutrientes y sustancias tóxicas o de desecho, para la continua reconstrucción de nuestros componentes funcionales y estructurales. Es lo que se denomina el metabolismo. La reconstrucción es el anabolismo, y la descomposición y combustión celular son el catabolismo; uno sin el otro no podrían coexistir. La energía debe producirse, pero esto genera elementos que deben eliminarse para lograr la renovación.

Normalmente las células viejas se dividen y se subdividen en células jóvenes, pero no se mueren. Los componentes estructurales constantemente son removidos como si diariamente sustituyésemos los ladrillos y palos viejos de una casa por nuevos materiales. Lo que pasa es que así como algunos ingenieros sustituyen materiales de primera calidad por otros de segunda para abaratar costos, así nosotros podemos no alimentar nuestro organismo con los nutrientes requeridos para su desempeño.

Las células pueden considerarse potencialmente inmortales, inmunes al paso del tiempo. Visto bajo este cristal, la enfermedad y la muerte no son algo normal. Tenemos pruebas de que envejecer es consecuencia del estado crónico de saturación tóxica que ocasiona el deterioro de la vitalidad celular e impide la regeneración.

Si esto se confirma, solamente "depurando" nuestro organismo conseguiríamos ser muy longevos e incluso eternos. La teoría es interesante, pero debe tener algún fallo que no vemos ahora. También ha sido demostrado que no sólo el proceso de envejecimiento puede retrasarse o detenerse indefinidamente, sino que también puede revertirse y restaurar la juventud, porque no es más que el proceso regular y ordinario de renovación celular que ocurre continuamente en la vida de todo organismo viviente. Pero por supuesto, revertir el proceso de senectud en los jóvenes de manera que el envejecimiento ocurra más lentamente, es más factible que rejuvenecer el organismo envejecido.

Según lo que percibimos envejecer implica deterioro, pero el envejecimiento precoz o acelerado no es otra enfermedad crónica, sino que es la causa misma de cualquier mal. Como dijimos, pudiera ser un estado crónico de saturación de toxinas que deteriora la vitalidad celular, en el que se acumulan cambios patológicos en las estructuras celulares.

Asociamos vejez con enfermedad porque las perturbaciones se hacen crónicas y se acumulan con los años. Al ver que esas personas enferman y se degeneran precozmente, y al hacerlo de un modo generalizado, lo consideramos normal. Pero la gente saludable también envejece, aunque sin menoscabo de su capacidad para disfrutar la vida. Así, la enfermedad y la vejez como tales son una anormalidad, un producto de una trasgresión del equilibrio normal y natural.

En la actualidad, la mayoría de los bio/gerontólogos, creen que no hay una sola causa del envejecimiento, sino muchas, y que es posible que varios mecanismos operen simultáneamente. Lo que sí es cierto, es que ninguna otra área de la biología como la gerontología, se ha aplicado en dos debates, que hasta ahora había sido terreno de la filosofía y de la teología. Una de ellas es, si los organismos vivos, en especial los humanos, son potencialmente inmortales o inevitablemente mortales. Y la otra, aún más subjetiva, si envejecer es bueno o malo.

En nuestros días, se ha aceptado la idea de que el envejecimiento es un proceso multifactorial, y se le concede gran importancia a la genética en la regulación del envejecimiento biológico, lo cual queda demostrado entre otros hechos, por la longevidad característica de cada especie animal, en donde la herencia representa un elemento tan importante como los factores ambientales. Pero no quisiera que el lector entendiera que estamos hablando de genética familiar, sino de la genética universal del ser humano. Si estamos "diseñados" genéticamente para vivir al menos 120 años ¿cuáles son las causas para no lograrlo?

Todos los seres humanos mueren y muchos llegan a edad avanzada antes de morir. En ellos, los síntomas de la senectud varían de una persona a la otra, casi tanto como su temperamento, su posición social o las circunstancias de su muerte. Hay investigadores que se han interesado en estudiar cómo y porqué declina el sistema inmunitario en la vejez, causa que con frecuencia facilita la infección y la muerte. Estudiosos como Macfarlane han reconocido el escaso valor que se ha dado a la genética en los asuntos humanos y han mostrado gran interés en entender el proceso del envejecimiento y han afirmado que la diversidad genética del hombre está más en relación que ningún otro factor con sus manifestaciones del envejecimiento, la duración de la vida y la patología de la muerte. En nuestros días, la medicina previene o trata eficazmente las infecciones, las lesiones físicas o la malnutrición. Sin embargo, lo que aún no puede tratarse clínicamente, es aquello que depende casi por completo de la constitución genética del individuo y de su reacción al medio social, la epigenética.

Para comprender el envejecimiento, es necesario distinguir entre el envejecimiento normal y las enfermedades relacionadas con la vejez.

Aunque algunos hablan de un envejecimiento normal, es un término incorrecto porque implicaría que existe un envejecimiento anormal, y envejecer es simplemente envejecer, independientemente de los cambios que pudieran ocurrir. Sin embargo, es necesario distinguir entre los cambios, deterioros o déficit respecto a la forma o funcionamiento óptimo, y los cambios normales que aparecen con la edad y no son enfermedades, y que ocurren por todo nuestro cuerpo a medida que envejecemos. Los gerontólogos han pensado a menudo que una buena manera de descubrir porqué envejecemos, sería examinar la vida de los centenarios y de aquéllos que consiguen vivir el máximo de vida humana de unos ciento quince años. Sin embargo, ellos no han encontrado ningún factor o conjunto de factores comunes que justifiquen su longevidad extrema, aunque más adelante explicaremos que sí existen.

¿Podemos definir quién es un anciano?

No hay manera de ponerse de acuerdo, ni mucho menos de definir si ser anciano es una cuestión física, cronológica, laboral o psicológica. Para la gente que se nos cruza por la calle la ancianidad es una cuestión de aspecto, algo que se percibe con un simple vistazo.
Para los gobiernos mundiales es algo económico, pues la edad de la población mayor les obliga a otorgar dinero a cambio de nada. Finalmente, para la familia se trata de una labor logística, esto es, quién y cómo atenderá a los ancianos de su familia.

Veamos cómo nuestro cuerpo modifica su composición a partir de la madurez:

Aumentando los depósitos de grasa.
Disminuyendo la capacidad para retener agua.
Perdiendo sales minerales en los huesos.
Atrofiándose la masa muscular.

Estas transformaciones, entre otras, nos darán un incremento de:

Obesidad.
Hipertensión arterial.
Cambios en la textura de la piel.
Disminución de la resistencia física.
Disminución de la talla.
Aparición de deformaciones.
Disminución de la visión y la audición.
Disminución de la memoria inmediata.

Todos estos cambios fisiológicos del envejecimiento se traducen en una pérdida de adaptabilidad al medio, disminuyendo la capacidad de respuesta ante las enfermedades (infecciones, traumatismos etc.), además de los cambios en el psiquismo.

El individuo a lo largo de la vida va adoptando una posición conservadora, no queriendo asumir nuevos riesgos, volviéndose menos sociable en cantidad, pero mejor en calidad. Aunque deseoso de seguir valiéndose por sí mismo, con frecuencia debe acudir a la protección de la familia o los servicios sociales, momento en el cual comienza a asumir su vejez y con ello su desesperanza. Todos estos cambios, junto al cese de la actividad laboral, pueden ocasionar temor y angustia por su futuro. Afortunadamente no está solo, ya que es consciente de que la población anciana es cada año mayor, con mejor calidad de vida, albergando la esperanza de ser considerado como un ser humano todavía útil, no un estorbo sin sentimientos.

Para eso, lo primero que tiene que hacer es apagar el televisor cuando escucha esas noticias, elaboradas por jóvenes políticos, en las cuales alertan sobre "los peligros del envejecimiento de la población".

Expertos en el envejecimiento, no en longevidad

La **geriatría** se define como la rama de la medicina que se ocupa de los aspectos clínicos, terapéuticos, preventivos y sociales de la salud y enfermedad de los ancianos, mientras que la **gerontología** es el estudio del proceso de envejecimiento en todos los aspectos, abarcando desde investigaciones de biología molecular, hasta estudios socioeconómicos o sobre las consecuencias de la jubilación.

También hay otro término denominado **gerocultura,** sumamente pujante y aleccionador, el cual está relacionado con los aspectos de la calidad de vida, entendiendo como tal la satisfacción de vivir con libertad y bienestar, con un buen funcionamiento físico, social, económico y emocional, que le permita lograr todos sus deseos o, si ello no es posible, que le haga vivir satisfecho, en paz, querido, acompañado.

Pero ¿dónde está la especialidad de la **Longevidad**? ¿Es que no hay nadie que se interese porque seamos cada vez más longevos? Ahora comprencerán el porqué no acudo al médico.

Veamos algunas definiciones sobre la edad:

Cronológica: Es un criterio, basado en la edad, que intenta ser objetivo y no discriminatorio, pero que no corresponde nunca a la realidad. Consiste en establecer etapas de la vida, como si de un motor se tratara, pero un motor puede ser altamente longevo si se repara. Hay muchas personas que rechazan a los mayores simplemente porque han nacido antes que ellos.

Estas son los ciclos con frecuencia excluyentes:

De 45-60 años: Edad crítica o presenil. Indudablemente es una definición desafortunada, y la mayoría de las personas sanas se rebelarían ser incluidas en ella.

De 60-72 años: Envejecimiento gradual, más o menos acusado según la vida anterior.

De 72-90 años: Vejez declarada.

Más de 90 años: Grandes viejos.

Pero hay otros datos más precisos:

Biológica:
Está asociado al desgaste de órganos y tejidos, pero también es difícil de cuantificar. Dependiendo de cada persona, el desgaste de unos órganos le afectará más que otros. Además, unas personas envejecen antes y otras después, dependiendo básicamente de su vida anterior y de las actividades presentes. Puesto que el envejecimiento es en escalera y no progresivo, se puede mantener un aspecto inmejorable hasta los 65 años, y posteriormente envejecer ostensiblemente en apenas tres meses.

Funcional:
Se asocia la vejez con la pérdida de la capacidad funcional del individuo, de sus limitaciones físicas y mentales. Está condicionada por las enfermedades y la vida sedentaria.

Socio-laboral:
La sociedad valora sólo a la persona activa, aquella que es capaz de trabajar, generar riqueza y pagar impuestos. El anciano suele estar jubilado y es una persona no activa, y para el Estado supone una carga; apreciación injusta pues sigue siendo un consumidor que solamente exige que le devuelvan parte de lo que antes dio.
Además, está deseando seguir siendo útil a la sociedad, aportando sus conocimientos, su experiencia y su sereno raciocinio.

Y ahora nos vamos a los estereotipos mentales:

Optimista

Su alegría parece deberse a que se encuentran con eso que los jóvenes definen como "la edad de oro", en la cual se supone que el anciano queda libre de pasiones e impulsos juveniles irracionales (básicamente sexuales), alcanzando plena libertad, llegando a través de la experiencia de los años a la cima de la sabiduría, juicio y prudencia. Con la llegada de la jubilación, el individuo tiene más tiempo libre y de descanso, pudiendo disfrutar por más tiempo de la compañía familiar. Si, además, le damos la oportunidad de acudir a los lugares de jolgorio colectivo, y le ponemos una rumba para que mueva su esqueleto, sonreiremos mientras le preguntamos: "¿Qué más quieres, abuelo?". "Si yo te contara lo que quiero… –nos deberían responder."

Negativista

Para los muy jóvenes la ancianidad es una etapa involutiva, decadente, marcada por el deterioro cronológico, biológico (cargada de achaques con necesidad de asistencia médica y cuidados), psicológico (etapa de escasa creatividad, aislamiento, depresión, comportamientos rígidos, etc.), sociológico (inutilidad, aislamiento, improductividad, pobreza, abandono, soledad etc.). Suelen decir que ellos no quieren llegar a viejos, y que prefieren morir antes que acabar siendo una carga para sus familiares.
Con ello no solamente dejan clara la idea que tienen de un anciano, sino que la transmiten sin pudor delante de sus mayores, quitándoles aún más la ilusión por vivir. Se define como gerontofobia o edadismo.

Realista

Afortunadamente, el envejecimiento de la población y la mayor calidad de vida están cambiando ambos criterios, lográndose que la valoración sobre la vejez sea más flexible, individuo por individuo.
Se intenta que las personas mayores vean esta etapa de su vida como la más vital, la más intensa psicológicamente, encontrando por fin el verdadero sentido de la existencia, sin valorar tanto los hechos materiales.

Factores que influyen en la calidad de vida en la vejez

La *independencia* física, psíquica y económica. La persona independiente tiene mayor calidad de vida que aquella que depende de su familia y/o de la sociedad. En este sentido, las residencias de ancianos y los asilos, serían perjudiciales.

La vida en *su casa*, con los suyos, con su pareja. La pérdida del cónyuge tiene una repercusión negativa en la calidad de vida y con frecuencia desencadena la muerte prematura. La incorporación de los hijos a su entorno individual, sería igualmente un error para la independencia.

La *relación familiar*, social. Aunque la vida social compleja suele abrumar al anciano, debe tener la posibilidad de estar acompañado siempre que lo desee. Se recomienda especialmente que sea intergeneracional, no limitarse a las personas igualmente viejas.

LECCIÓN 4

EL PROCESO EVOLUTIVO

MARCADORES BIOLÓGICOS Y COGNITIVOS DEL ENVEJECIMIENTO

Ciertamente, no es posible retroceder la edad cronológica, aquella que figura en nuestro documento de identidad, pero sí es posible revertir el proceso de envejecimiento. Esto significa actuar sobre la edad psicológica (cómo nos sentimos y cómo ejercemos la edad cronológica) y sobre los 15 marcadores biológicos de ésta: presión sanguínea, metabolismo, densidad ósea, regulación de la temperatura, contenido de grasa, capacidad aeróbica, nivel de colesterol, masa muscular, fuerza muscular, niveles de hormonas sexuales, tolerancia al azúcar, sistema auditivo, visión, inmunidad y estado de la piel. El aspecto cognitivo se valora aparte.

Investigaciones científicas que se han venido realizando desde hace ya más de 30 años, a partir de la década del 70, han descubierto que cada uno de esos marcadores puede revertirse hasta 15 años.

Al igual que en el universo, todo es reciclable en el ser humano: las moléculas y células del cuerpo, las emociones y los pensamientos. El cambio de uno de los marcadores biológicos de la edad produce el cambio de todo el resto de ellos, pero cuando todos éstos cambian a la vez... ¡el cambio ya es exponencial!

Existen diversas técnicas para modificar los marcadores biológicos. Para esto, hay que actuar a nivel del cuerpo físico (energía o materia, o prana o ki en otras tradiciones); del cuerpo sutil (mente, intelecto, ego, ideas, emociones, conceptos, personalidad, autoimagen, etc.) y del cuerpo causal (referente al alma y el espíritu como generadores de causas que hacen que creen los otros cuerpos).

Así, desde el cuerpo físico hasta el causal, vamos del tiempo a la eternidad, en un viaje por las carreteras cósmicas del universo.

Uno de los mejores métodos para conservarse joven y vital es la práctica regular de la meditación, que permite que los niveles hormonales se mantengan altos y no decaigan. Así que no olvide meditar un poco todos los días. Si dice no disponer de tiempo, hágalo antes de dormirse. También puede probar la saludable costumbre de no pensar en nada, de dejar deliberadamente su mente en blanco. Así dará descanso a su cerebro. La meditación permite conectarse con la fuente primordial de energía del universo a la cual pertenecemos. La mayoría de las enfermedades están relacionadas con comportamientos adictivos, que no son sólo el consumo de drogas y de alcohol, sino también la adicción a actitudes como necesidad de control, búsqueda de resultados, éxito, autoimposición y manipulación. No buscamos hacer felices a las personas, sino que nos hagan felices, e incluso cuando decimos que nos sacrificamos por los demás, en realidad estamos esperando su consideración, su amor. Un trueque emocional.
Estas son las fuentes de todos nuestros problemas. Y la raíz de la adicción está en la búsqueda equivocada de la felicidad. Si se trata de una sensación ¿por qué la buscamos mediante bienes materiales? Por lo tanto, la única cura para estos males es la espiritualidad, donde la persona realmente encuentra con responsabilidad la experiencia del éxtasis.

Envejecer no es enfermar, si bien la vejez va acompañada de ciertas patologías inherentes, pero no siempre está clara la frontera entre los cambios fisiológicos que aparecen por el proceso de envejecer, y aquellos ocasionados por la exposición al sol a lo largo de los años, a la contaminación, el humo, las dietas inadecuadas, el alcohol, el estrés, la falta de actividad física, etc., y lo que son enfermedades propiamente dichas.

Numerosas teorías han sido propuestas para explicar los mecanismos del envejecimiento, pero todas ellas presentan dificultades relacionadas con los fenómenos que proponen, ya que cada una estudia unos aspectos concretos. La mayoría de las teorías no se excluyen mutuamente y, hasta el presente, no hay evidencia de un único mecanismo responsable de la senectud. Por otro lado, el envejecimiento tiene posiblemente múltiples causas que se interrelacionan entre sí y que son probablemente diferentes en órganos cuyas células apenas tienen capacidad de regeneración (como las células musculares cardíacas,) en comparación con aquellos órganos cuyos tejidos son renovables (como la médula ósea, piel y mucosa gastrointestinal).

Hoy en día hay probablemente tantas teorías sobre las causas del envejecimiento como biogerontólogos, sin embargo, teorías modernas sobre las causas del envejecimiento tienen sus raíces en ideas antiguas, que es útil tener en cuenta porque han influido en la manera actual de pensar a este respecto. Por ejemplo, Francis Bacon, en el siglo XVI, argumentaba que el envejecimiento podía ser superado si los procesos de reparación que se producen en el hombre y en otros animales, pudieran hacerse perfectos y eternos. Son ejemplo de procesos de reparación, la curación de las heridas, la regeneración de tejidos, y la capacidad que tiene el cuerpo de recuperarse de una enfermedad.

Veamos los marcadores que pueden revertirse 15 años:

Presión sanguínea, La presión sanguínea se mide por la cantidad de sangre que bombea su corazón y por el grado de resistencia al flujo de sangre por sus vasos sanguíneos. Suele subir con la edad, pero podría ser una adaptación para que llegue la sangre a todas las zonas del cuerpo, especialmente al cerebro.

Metabolismo, El anabolismo, **o** metabolismo constructivo, consiste en fabricar y almacenar. El catabolismo, **o** metabolismo destructivo, es el proceso mediante el cual se produce la energía necesaria para todas las actividades. Puesto que esta última fase es notoria, habría que aumentar la dosis de aminoácidos y proteínas.

Densidad ósea, osteopenia, osteoporosis, osteomalacia. La deshidratación del hueso es la primera cosa a considerar y evitar así su deterioro.

Regulación de la temperatura, Durante el proceso de envejecimiento, la piel se adelgaza y el sistema regulador que controla la temperatura del cuerpo se vuelve menos eficiente. Influyen la hidratación y la reserva de grasas.

Contenido de grasa, en el envejecimiento es mayor en mujeres que en hombres. Habria que aumentar la ingesta de ácidos grasos Omega 3 y fosfolópidos, así como grasas poliinsaturadas.

Capacidad aeróbica, o resistencia al ejercicio. Se debería trabajar más la coordinación muscular y los ejercicios isométricos.

Nivel de colesterol, procurar que la función hepática sea correcta antes de medicar. El colesterol suele subir para restaurar ciertas funciones y órganos.

Masa muscular, sarcopenia, escasez de músculo. Los aminoácidos ramificados BCAA pueden ser la solución..

Fuerza muscular, Contracción muscular. Las máquinas de resistencia suelen ser muy útiles.

Niveles de hormonas sexuales, los niveles de testosterona disminuyen de una manera más gradual que los de estrógeno. Hay varias plantas medicinales que pueden corregir este problema. El Tríbulus en el varón y el Vitex en la mujer.

Tolerancia al azúcar (al exceso), y resistencia a la insulina (cuando es muy alta y el cuerpo no responde a ella). Plantas como el Copalchi y la Travalera, así como el picolinato de Cromo, ayudan bastante.

Sistema auditivo, pérdida de audición relacionada con la edad y pérdida de audición inducida por el ruido. Un algodón empapado en aceite de oliva y una gota de propóleo, suelen ayudar bastante.

Visión, infecciones, lesiones, agentes tóxicos. Tomar 10.000 UI diarias de vitamina A varias veces al año.

Inmunidad, menos efectividad. Dosis frecuentes de Propóleo ayudarán a subir las defensas.

Contracción muscular, insuficiente. Mejora con los ejercicios isométricos.

Digestión de alimentos y nutrientes, lentitud. Aumentar los prebióticos y las vitaminas del grupo B.

Eliminación de los desechos a través de la orina y de las heces. Beber agua durante las comidas.

Estado de la piel. Elastosis, pérdida de grasa, menos sudor. Utilizar Retinol y ácido hialurónico en pomada.

Caída del cabello, canas. La Biotina y el ácido pantoténico son imprescindibles. También, los comprimidos de Alfalfa.

MARCADORES COGNITIVOS

Incapacidad para trabajar en el trabajo habitual.
Incapacidad para cuidarse a sí mismo.
Incapacidad para realizar las actividades necesarias para la vida independiente, entre ellas la compra, la limpieza, la cocina, cuidado de la ropa, etc.
Pérdida de la memoria inmediata, aunque se puede suplir con una agenda.
Demencias que perjudiquen al propio individuo.
La velocidad a la que se procesa la información, sea en el diálogo, el entendimiento o el discernimiento.
La capacidad para atender a la información relevante sin distraerse con estímulos irrelevantes.
La capacidad para recordar información almacenada previamente, si es de vital importancia.
Habilidades verbales, evitando emplear un léxico y una semántica impropios.
Memoria implícita (memoria involuntaria, no consciente).
La velocidad de procesamiento para tomar decisiones que no admiten demora.
Atención selectiva en asuntos de interés.

¿HAY UN DETERMINISMO GENÉTICO?

El determinismo biológico, nos habla de la creencia de que el desarrollo humano e incluso su comportamiento, están controlados por los genes de un individuo. Según esta inconsistente teoría, tanto las normas de conducta compartidas, como las diferencias sociales y fisiológicas que existen entre los grupos, básicamente diferenciadas por la raza, lugar o sexo, derivan de las características heredadas. Las particularidades, por tanto, serían inmutables, tanto como las enfermedades genéticas, otro error fatalista que ha llevado a la resignación a millones de personas.

El determinismo génico trata de diferenciar a los individuos a partir de su estructura genética, pero olvida con demasiada frecuencia que somos cuerpo, mente y espíritu, y que todo proceso biológico es susceptible de cambiar si se dan determinadas circunstancias o sabemos cómo. Por lo tanto, la genética debemos considerarla como un mecanismo de adaptación rápido, pero no inmutable y, por supuesto, mejorable. Es más, la evolución es una prueba de cómo las especies se han adaptado respecto a sus ancestros y han dado un salto en la escala de valoración evolutiva. Si todo estuviera determinado por las características genéticas, el ser humano sería un clon de nuestros antepasados.

Así que, una vez que hemos aclarado que no existe el *determinismo biológico* estricto, es el momento de cambiar tanto en la biología como en las características psicológicas.
Como conclusión, una vez que el óvulo humano ha sido fecundado por un espermatozoide humano, hay solamente un determinismo: habrá un ser humano.

PÉRDIDA DE LA MEMORIA

Hoy en día los psicólogos reconocen que aunque la gente tenga un buen recuerdo de la esencia general de los acontecimientos, todos tenemos problemas para los detalles. En este sentido, debemos ser conscientes de que los detalles de **las escenas e incidentes que recordamos, a pesar de que parecen reales, están a menudo sesgados, hay una fabulación sobre ellos**.

Los seres vivos en general tienen capacidad para registrar, conservar y evocar experiencias, aunque básicamente existen dos zonas o tipos de memoria: la ***anterógrada*** que se encarga de recordar los hechos recientes y que sirve igualmente para el aprendizaje, y la memoria *retrógrada* que recuerda los hechos y aprendizajes pasados.

Veamos una clasificación más concreta sobre cómo evoluciona con el paso de los años:

La memoria **léxico-semántica**, esto es, la pobreza paulatina en el lenguaje cotidiano.
La memoria **episódica,** referida **a** la capacidad para relatar con precisión los acontecimientos antiguos y actuales.
La memoria a **corto plazo**, quizá la más valorada.
La memoria de **trabajo** que se pierde si el trabajo no nos gusta.
La **flexibilidad mental**, o capacidad para adaptarnos a las nuevas inclinaciones sociales.

Razonemos si la memoria se pierde o es solamente un atributo prescindible:

1. Sabemos que **la memoria de los ancianos es muy selectiva**, mostrando gran habilidad por recordar hechos diversos del pasado con gran precisión. Esto nos debería llevar a emplearlos para labores en los cuales estas habilidades fueran necesarias, como **historiadores, bibliotecarios o filósofos**, pues los acontecimientos actuales no bloquearán nunca en su memoria los hechos anteriores.

2. Los niños, por el contrario, muestran una **capacidad de almacenamiento muy intensa**, razón por la cual pueden asimilar rápidamente cualquier materia, aunque **se muestran torpes para recordar hechos superiores a un año, salvo que hayan sido muy intensos.**

3. **Las materias académicas exactas, como las matemáticas o la geometría, se olvidan con mayor facilidad** y existen más problemas para seguir avanzando en su aprendizaje.

4.   Sin embargo, la historia nos muestra a miles de artistas (**pintores, escritores o músicos**) que fueron capaces de llegar a la genialidad a edades en las cuales la mayoría de las personas están jubiladas.

5.   **La memoria se va distorsionando progresivamente** o modificando con el tiempo, por lo que algunas bases de datos se pierden. Quizá es que se hace más selectiva, no más torpe.

6.   **Cuando un ser querido se ha muerto**, la gente se horroriza de sí mismos al afirmar que ni siquiera recuerdan ya la cara del difunto, lo que está al borde del olvido incluso afectivo. Supone una **defensa del inconsciente.**

TRASTORNOS DE LA MEMORIA

Como trastornos destacan la **hiperamnesia o fuga de ideas**, en la que se produce una evocación exagerada de los recuerdos que nos torturan, y los diversos tipos de amnesia que nos produce incapacidad para recordar hechos recientes.

Las **ausencias momentáneas**, como olvidarnos de lo que hemos venido a hacer, de la calle donde vivimos y, con más frecuencia, el lugar donde hemos aparcado nuestro vehículo, no son problemas reales de la memoria, pues posiblemente se deban a saturación de información.

Entre los trastornos cualitativos de la memoria cabe citar la paramnesia o los recuerdos extraños, aquellos que la persona manifiesta como ya vividos o, al contrario, nunca vistos, así como la **fabulación**, en el cual se recuerdan como reales ciertos hechos que posiblemente solamente sean ensoñaciones.

¿Alguna vez ha entrado en una habitación sólo para olvidar por qué entró? Lo más probable es que lo recordaría si no estuviera simultáneamente planificando la cena para esa noche y tratando de recordar el número de teléfono de la persona que acaba de dejar un mensaje.

Esto también explica por qué las personas que sufren de **depresión o ansiedad** tienen más dificultades para recordar cosas: ambas condiciones interfieren sustancialmente con la capacidad de concentración. La fuerza de una memoria también está determinada por el estado emocional que acompañó el evento original.
Las emociones, negativas o positivas, tienden a integrar los acontecimientos en nuestra memoria como un cincel esculpe líneas en piedra.
El **estrés postraumático** es un arma de doble filo que nos puede hacer recordar persistentemente el acontecimiento, aunque también olvidarlo totalmente.

A nivel cerebral encontramos estos datos:

El **hemisferio izquierdo** parece ser la parte más activa, quizá la más vital, y entre sus funciones demostradas pudiera estar la del **lenguaje**, en el sentido de codificar la información que le llega y transformarlas en sonidos que tengan un significado o utilidad. Está más desarrollado en las personas con aptitudes para las **matemáticas y ciencias exactas**

El **hemisferio derecho** sería **la parte intuitiva e instintiva**, la que nos aproxima más a nuestra condición de animales o simplemente seres vivos. No trabaja con el razonamiento ni emplea el aprendizaje memorístico como forma de adaptarse, pues su instinto debe ser suficiente para resolver todos los problemas.
Sería la parte más activa en los **artistas, los filósofos** y los que se adaptan mejor a la naturaleza.

¿Y la inteligencia?

Por **inteligencia** se entiende, erróneamente, **la capacidad de adquirir cultura o memorizar** los conocimientos de otra persona mediante los libros, la palabra o el ejemplo.

Por eso tendemos a considerar más inteligente a un médico que a un albañil, aún cuando ambos sean totalmente hábiles en sus respectivos trabajos. Asociamos los años de estudio y la importancia laboral de su trabajo con su inteligencia, cuando la única diferencia entre ambos, intelectualmente hablando, es el resultado final de su aprendizaje.

Evaluar la inteligencia mediante los denominados **tests psicológicos**, la mayoría de ellos basados en cálculos matemáticos, de memoria o de asociación visual, es una trampa nefasta para seleccionar erróneamente a los futuros trabajadores. En ninguno de estos tests se evalúa la iniciativa, la creatividad, **la personalidad y la capacidad de adaptarse a las circunstancias adversas, características estas que definen perfectamente la inteligencia.**

PÉRDIDA DE LA MEMORIA, CAUSAS

Los errores de memoria son tan fascinantes como importantes y se pueden dividir en siete transgresiones fundamentales:

Transitoriedad o fugacidad,
distracción,
bloqueo,
atribución errónea,
sugestibilidad,
sesgo
y persistencia.

La mayoría de ellos se producen con frecuencia en la vida cotidiana y puede tener graves consecuencias para todos nosotros. Veamos:

Transitoriedad, distracción y **bloqueo** son problemas de omisión: no somos capaces de traer a la memoria un hecho deseado, evento o idea.

Fugacidad, se refiere a un debilitamiento o la pérdida de memoria en el tiempo. Es una característica básica de la memoria, y el culpable de muchos problemas de memoria.

La **distracción** implica una interrupción en la interfaz entre la atención y la memoria. Perder las llaves o las gafas, u olvidar una cita para comer, por lo general se produce porque estamos preocupados o distraídos, por problemas, y no centrar la atención en lo que tenemos que recordar.

El **bloqueo**, implica una búsqueda frustrada de la información que puede ser desesperada tratando de recuperarla. Todos hemos tenido la experiencia de no recordar un rostro familiar. Esta experiencia frustrante ocurre a pesar de que estamos atendiendo cuidadosamente a la tarea en cuestión, y como el nombre deseado no se ha borrado de la mente se manifiesta inesperadamente al paso de las horas o días después.

Pérdida de la memoria por cuestiones médicas
Muchos de los medicamentos con receta y algunos de venta libre o combinaciones de medicamentos difíciles de valorar por el médico, pueden causar problemas cognitivos y pérdida de memoria como efecto secundario. Esto es especialmente común en los adultos mayores porque se metabolizan y absorben más lentamente, ligándose a las proteínas plasmáticas, lo que hace su eliminación más lenta.

Efectos secundarios de la medicación.
Los medicamentos comunes que afectan la memoria y la función cerebral incluyen píldoras para dormir, antihistamínicos, los hipotensores y los medicamentos para la artritis, así como los antidepresivos, medicamentos contra la ansiedad y los analgésicos. También influyen los medicamentos contra el colesterol y para la fluidez de la sangre.

Las **píldoras para dormir** provocan un sueño inducido, no fisiológico, por lo que el sueño no es reparador a nivel emocional ni neurológico. Puede ser útil para el relax muscular.

Antihistamínicos. Empleados para las alergias, provocan somnolencia, torpeza para conducir máquinas y cierta irratibilidad.

Hipotensores. Impiden que el oxígeno llegue con rapidez al cerebro e incluso disminuyen el aporte sanguíneo.

Antidepresivos. Confunden a la propia razón que se hace selectiva, evitando que la mente se concentre en los retos de la vida.

Ansiolíticos. Inducen a un estado artificial mental, buscando una estabilidad que le hace poco útil para los cambios.

Analgésicos. Bloquean las señales de alerta que debe recibir el cerebro para mantener la homeostasis. La mente se vuelve torpe.

Anticolesterol. Las estatinas impiden que el colesterol se mantenga activo y en cantidad suficiente, especialmente a nivel de la corteza cerebral.

Sintrom. La disminución de la viscosidad sanguínea puede ocasionar hemorragias y una disminución de los fosfolípidos cerebrales imprescindibles para la memoria.

Omeprazol. Su papel como inhibidor de la bomba de protones ocasiona la poca absorción de ciertas vitaminas, especialmente la B12, que resulta imprescindible para la salud mental y las neuronas. Su carencia continuada puede ocasionar daños irreversibles en el plano mental.

Otras causas no medicamentosas

Depresión.
La depresión puede imitar los síntomas de pérdida de memoria, lo que hace difícil que el afectado pueda concentrarse, organizarse, recordar cosas, y conseguir hacer las labores complejas.

Problemas de tiroides.
Las afecciones del tiroides, especialmente el hipotiroidismo, pueden causar problemas de memoria como olvido y dificultad para concentrarse.

Alcohol.
El abuso de alcohol conduce a la pérdida de memoria y la presencia de metanol es nefasta para las habilidades cerebrales. El contenido de metanol en el vino tinto es de 2,122 mg metanol/L, en el vino blanco 1,118 mg/L, en el brandy 1,500 mg/L, en el whisky 1,000 mg/L y en el ron 800 mg/L,
Cuando el etanol de las bebidas fermentadas alcanza el cerebro actúa como un depresor primario y continuo del Sistema Nervioso Central.

La estimulación aparente es en realidad un resultado de la depresión de los mecanismos de control inhibitorio del cerebro.

51

Deshidratación.
Puede causar confusión, somnolencia, pérdida de memoria y otros síntomas que se asemejan a la demencia. El etanol del vino provoca eliminación de líquidos.

Déficit de glucosa cerebral por diabetes o nutrición. Debemos recordar que los elementos imprescindibles para el cerebro son el oxígeno y la glucosa; sin ellos no hay vida ni tampoco salud cerebral. Suprimir los dulces y carbohidratos integrales a un anciano es un grave error.

CAPÍTULO 5

PROCEDIMIENTOS DE AYUDA

Ejercicios mentales:

- Jugar a juegos que impliquen estrategia, como ajedrez o bridge, y de palabra como el Scrabble.
- Los videojuegos de ordenador, incluso los de acción, fomentan la agilidad mental, y los de aventuras gráficas, la concentración y la memoria.
- Hacer crucigramas y otros rompecabezas de palabras, o números, tales como Sudoku.
- Leer periódicos, revistas y libros que obliguen a meditar lo que se ha leído.
- Adquirir el hábito de aprender cosas nuevas: juegos, recetas, conducción de vehículos, un instrumento musical, una lengua extranjera.
- Hacer un curso desconocido que le interese. Cuanto más interesado y comprometido esté el cerebro, más probabilidades tendrá de seguir aprendiendo y mayores serán los beneficios que experimentará.
- Enfréntese a un proyecto que consista en el diseño y planificación, como un nuevo jardín, la decoración del hogar.

Confíe en sus propias habilidades

No se olvide que en este momento, su época de cambio, está aprendiendo a ser independiente y la independencia lograda trae a menudo sentimientos de aislamiento y soledad. La confianza no es una postura o una actitud que se lleva voluntariamente, o una negación del miedo interno, ni tampoco un estado de ignorancia.

La confianza no es un acto de voluntad. Es un sentimiento natural que llega cuando se comprende la realidad, hay que ganársela.

Una vez que ha aceptado la realidad de sus deseos y potenciales, lo que tiene que hacer es cumplirlos, pues pronto se encontrará en un curso donde todo entra en su lugar, no importa en qué posición se encuentre. La confianza es un sentimiento que aunque ahora no sepa todas las respuestas, ellas vendrán porque se encuentra en un buen momento para aprender y una gran franqueza para utilizar la nueva información. Finalmente, la confianza es la habilidad para aceptar los cambios cuando ocurren y hasta donde lleguen sus ambiciones deberá fijar sus metas, pero eso requiere paciencia. Esto no significa que deba relajarse en exceso, pues el camino deberá construirlo calladamente y escrupulosamente para tener un éxito en el futuro, y el tipo de paciencia que necesitará es aquel que se emplea en los trabajos delicados y que requieren atención meticulosa e incansable, así como tendrá que escuchar siempre lo que otros tengan que decirle.

Pensamientos positivos

El poder del pensamiento positivo es inmensamente productivo, así como el poder del pensamiento negativo es inmensamente destructivo. Cuando usted alimenta su mente con pensamientos positivos está movilizando sus energías y capacidades, aunque ello no le librará de muchas horas de intranquilidad y miedo. El fracaso existe y nos acecha con más frecuencia que el éxito, pero ello no nos debe impedir intentarlo de nuevo tantas veces como sea necesario.

Debe crear sus condiciones de vida mentalmente, físicamente y espiritualmente. El pensamiento positivo crea energía mental, mientras que la comida saludable, el agua de manantial, y el ejercicio regular y placentero, crean energía física. La meditación y la relajación, así como la creencia en algo más de lo que vemos, nos proporciona la energía espiritual.

Parece simple porque es simple. Si usted come alimentos saludables tendrá ciertamente más energía física que si no lo hace. Si se mueve regularmente, ayudará a su cuerpo para movilizar la energía disponible. Si potencia su mente y trata de llegar al subconsciente, se librará de las energías y tensiones negativas. Si medita o reza, comprenderá parte de los secretos de la existencia y conseguirá vivir ahora más feliz, pues sabe que el futuro siempre será mejor.

Para proporcionar una ayuda a su mente debe seguir estas reglas:

1. No tomar drogas, medicamentos sedantes o analgésicos,, alcohol, o fumar.
2. No consumir alimentos muy refinados, o comidas ricas en grasas saturadas y cámbielas por grasas poliinsaturadas.
3. Apartar de su mente los pensamientos y acciones negativas. Imagine un futuro mejor.
4. No realizar reproches al prójimo.
5. Evite culpabilizar a los demás de los problemas de su propia vida. Usted también es responsable.
6. Dedique menos tiempo a saber cómo vive el vecino y piense en usted y sus seres queridos.
7. No delegue su autoestima en los demás.
8. Nunca se resigne al infortunio, sea luchador.
9. Sea creativo en todos los aspectos de su vida.
10. Esté convencido de que el mañana siempre será mejor.
11. No se deje guiar por las modas sociales o políticas..
12. No se crea las noticias de la prensa tal y como se la muestran. Siempre nos intentan amnipular.
13. Es importante el ejercicio moderado, la meditación y, frecuentemente, la oración.
14. Tiene que visualizar el éxito y la vida tal y como la desea. La Ley de la Atracción le ayudará.
15. Sea diferente, creativo, no imite a nadie.

Tenga una mejor opinión de la vida

Si está deseoso de tomar conciencia para intentar encontrar ese "algo más" en su vida, debe tener en cuenta que uno de los aspectos más difíciles de desarrollar es la habilidad para abandonar el enfoque personal de la vida y lograr ponerse en contacto con la mayor gama posible de factores influyentes. Habitualmente las personas se ocupan principalmente en la ejecución de sus propias habilidades físicas, especialmente el aspecto corporal, y frecuentemente encuentran difícil concentrarse, incluso ver, algo más allá que su visión habitual. Sin embargo, a medida que se acumulan años de experiencia en el entrenamiento mental, se va haciendo más fácil relajar el foco de atención y abrir la conciencia para abarcar nuevos y complejos factores que antes no lograba ver.

El desarrollo de las habilidades podría contemplarse a través de varias etapas distintas, cada una con un nivel de habilidad que descubre aún más posibilidades, aunque no pueden ser fijadas mediante horas de estudio y no existe modo alguno de evaluar los progresos. No hay tampoco puntos o momentos de transición que indiquen el paso a un nuevo y mejor nivel, puesto que tampoco existe una diplomatura en poder mental.

AYUDAS

Hacer ejercicio moderado con regularidad.
Esto aumenta los factores de crecimiento del cerebro y estimula el desarrollo de nuevas células cerebrales. Las artes marciales son un magnífico camino de plenitud física y emocional..

Mantenerse socialmente activo.
La interacción social ayuda a la función cerebral, pues a menudo incluye actividades que desafían la mente y ayudan a evitar el estrés y la depresión.

Cuidar la alimentación.
Comer muchas frutas y verduras y beber té verde puede mantener las células del cerebro libres de la oxidación y la atrofia.

Controlar el estrés.
Cuando se está estresado, se es más propenso a sufrir pérdidas de memoria y hay problemas para aprender y concentrarse. Aprenda a estar alerta sin tensión.

Dormir lo suficiente.
El proceso de formación y el almacenamiento de nuevos recuerdos se hacen durante el sueño.

No fumar.
Fumar estrecha las arterias que suministran oxígeno al cerebro.

Mire a su alrededor
Ello le mostrará siempre un universo complejo y lleno de vida.

Ejercicios para el cerebro.
El ejercicio mental puede hacer que el cerebro funcione mejor y disminuir el riesgo de deterioro mental.

Veamos algunos ejercicios mentales:

Ajedrez
Videojuegos de ordenador
Hacer crucigramas
Leer revistas y libros, y mejor aún escribir.
Aprender cosas nuevas, incluso empezar una carrera universitaria.
Enfrentarse a un proyecto que consista en diseño y planificación. La imaginación moviliza todo el cerebro.

TÉCNICAS ADAPTATIVAS

Técnica uno
Mantener los **compromisos** en la vida, pues si no se mantienen el progreso no llegará.

Técnica dos
El siguiente paso es comprometerse a completar el entrenamiento, Es interesante **comunicar** a nuestros amigos y familiares nuestra decisión de mejorar las facultades mentales mediante un sistema de entrenamiento adecuado.

Técnica tres
Hay que emplear desde ahora un nuevo argot, o al menos **un lenguaje más sofisticado y correcto**, pues parece una incongruencia que una persona que está mejorando su potencial mental hable de mala manera y con palabras soeces.

Técnica cuatro
El sentido del humor es básico, lo mismo que aprender a reírse.

Técnica cinco
Hay que encarar el trabajo y los negocios bajo una perspectiva mucho más **humana y cariñosa**, al mismo tiempo que estamos seguros de que todo saldrá bien, o al menos mejor que antes.

Técnica seis
Hay que tratar de mejorar el **carisma** personal, y eso se logra mejorando nuestra indumentaria, peinado, modo de hablar y, por supuesto, nuestro comportamiento en sociedad.

Técnica siete
Escuche **música de calidad**, especialmente clásica, y comience a **leer a los grandes filósofos y pensadores**.

CAPÍTULO 6

SUSTANCIAS NATURALES PARA EL CEREBRO

VITAMINA B-1
Mantiene las **funciones intelectuales** en buen estado, especialmente la capacidad retentiva, quizá por su acción sobre la acetilcolina que funciona como un medio de transporte para la transmisión de las señales químicas que se envían de neurona en neurona. La carencia de vitamina B1 (tiamina) origina confusión, psicosis y daño neurológico.

VITAMINA B-6
Su papel es importante en el **metabolismo cerebral** y en mantener la función neurológica normal. La carencia de piridoxina ocasiona confusión, depresión e irritabilidad.

VITAMINA D

La función de la vitamina D está sociada fuertemente con la **memoria de trabajo** entre personas con menor nivel educativo, con lo que sugiere un efecto modificador de la reserva cognitiva. Concentraciones más altas de vitamina D están vinculadas a mejores resultados mentales a corto plazo.

COLINA
Mejora la **capacidad intelectual**, el aprendizaje y la memoria. El cerebro y el sistema nervioso la necesitan para regular la memoria y el estado de ánimo, para el control muscular y otras funciones.

FENILALANINA
Mejora la **agudeza mental** y la memoria, especialmente en los ancianos. Su efecto es rápido, ayudando también en la depresión y el control del apetito.

TRIPTÓFANO

Ser emplea para tratar problemas intelectuales, como es la enfermedad de Down y la oligofrenia.

En forma de 5-HTP (5-hidroxitriptófano) se puede convertir en serotonina en el cuerpo y a menudo se usa para la depresión, el insomnio y la ansiedad. Al aumentar los **niveles de serotonina** en el cerebro regula el estado de ánimo y el comportamiento, teniendo un efecto positivo sobre la calidad del sueño, el estado de ánimo, el apetito, y la sensación de dolor.

ÁCIDO GLUTÁMICO

Participa en todas las funciones cerebrales ligadas a la inteligencia, la **capacidad de concentración** y la memoria en unión a los fosfolípidos. Es el neurotransmisor excitatorio por excelencia de la corteza cerebral humana

Su forma activa, la L-Glutamina, mejora el rendimiento mental, y el insomnio.

El Glutation en su forma reducida es una pequeña proteína compuesta por tres aminoácidos: cisteína, ácido glutámico y glicina, participa en la eliminación de las toxinas de las células, el transporte de vitaminas y minerales, la regulación del sistema inmunitario y, sobre todo, en la protección antioxidante.

El Glutamato monosódico es un aditivo alimentario.

FÓSFORO

Permite la **transferencia de los impulsos nerviosos**. Los fosfolípidos conforman la estructura básica de la membrana plasmática y actúan sobre procesos inflamatorios, cáncer, enfermedades cardiovasculares, trastornos neurológicos, enfermedades hepáticas y como trasportador de antioxidantes.

La fosfatidilcolina es el fosfolípido más abundante en el cuerpo humano, y ayuda en la memoria, el razonamiento y el aprendizaje.

MAGNESIO

Varias regiones del cerebro asociadas con el **aprendizaje** y la memoria encuentran significativas mejoras con los suplementos. Es decir, para poder llevar a cabo los procesos cognitivos tales como la atención, la percepción, la memoria, el pensamiento, el lenguaje y el aprendizaje.

PLANTAS MEDICINALES

DAMIANA

Es **tónico nervioso, cerebral**, aumenta la tensión arterial y mejora la memoria. Mejora el rendimiento sexual.

ELEUTEROCOCO

Estimulante y **adaptógeno**. Actúa de forma rápida y tiene efecto antidepresivo.

GINSENG

Decaimientos, agotamiento nervioso, estrés, **fatiga intelectual**, mala memoria y riego sanguíneo cerebral disminuido.

GINKGO BILOBA

Mejora la transmisión de información en las células cerebrales, el **tiempo de reacción** en pruebas de memoria, siendo especialmente eficaz en los pacientes con Alzheimer. Mejora el **oxígeno cerebral**.

HIPERICÓN

Es el mejor antidepresivo natural que existe, sin que tenga efecto excitante.

ROMERO

Mejora la memoria, **estimula el sistema nervioso** y tiene efectos contra el exceso de colesterol.

TÉ VERDE
Activa la enzima telomerasa, responsable del **envejecimiento**.

TOMILLO
Estimulante nervioso y cerebral, mitiga el **cansancio**

VINCAPERVINCA
Vasodilatador cerebral, hipotensora y protector vascular, en especial para los problemas de circulación cerebral, mejorando incluso la función de los pequeños vasos sanguíneos Puede restaurar las consecuencias de un ictus.

OTROS

DMAE

El DMAE (dimetilaminoetanol) se encuentra en el cerebro en pequeñas cantidades. Cuando se aporta de manera artificial, se aprecia significativamente la mejora de las funciones cerebrales. El DMAE se considera una substancia nootrópica que suele mejorar las capacidades cognitivas
Las substancias nootrópicas como el DMAE se estudian para descubrir su capacidad de retrasar el deterioro de las funciones cognitivas (por ejemplo, el **Alzheimer**) y el propio envejecimiento.

Efectos
Debe sus efectos al aumento del aporte del **neurotransmisor acetilcolina** en el cerebro.
Aumenta la memoria de vocabulario
Mejora las funciones cerebrales superiores como el **pensamiento,** ell **aprendizaje** y la **concentración.** Se le asocia también un efecto de mejora de la actividad y del estado de ánimo.

También ayuda en:

- los ataques de pánico pudieron tratarse mejor.
- hiperactividad,
- la hiperkinesia (movimientos involuntarios incontrolados)
- déficit de atención, que sobre todo afectan a los niños.
- la fatiga crónica
- las depresiones que no son severas
- la motivación
- calidad del sueño.
- la discinesia tardía que afecta principalmente a los músculos motores de la cara
- acatisia (imposibilidad de sentarse tranquilamente),
- evita la proliferación de los radicales libres
- disuelve las placas amiloides

Otros estudios mostraron que el DMAE puede evitar la aparición de más pigmentos de desgaste (lipofucsina) asociado al envejecimiento, así como otros síntomas de envejecimiento en el cerebro y en el músculo del corazón.

En resumen, su aplicación principal es la de **mejorar** el **rendimiento** y las **capacidades psíquicas** y de las **funciones cerebrales**, así como del **estado de ánimo.**

LECITINA

Rico en fósforo orgánico de fácil asimilación, es el alimento ideal para el cerebro. Todas las personas que desarrollan trabajos intelectuales tienen un desgaste mayor de fósforo que aquellas que realizan trabajos manuales.

También mejora la función biliar, la disgestión de las grasas, ayudando en el control de la obesidad y el colesterol. **Mejora la memoria en las personas mayores.**

FOSFATIDILSERINA

Es un fosfolípido vital que está presente en la parte interna de la membrana celular de las células del cerebro, mejora la **memoria, la concentración y capacidades de aprendizaje**, contribuye en la neurogénesis, estimula la producción de acetilcolina, ayuda a eliminar las celulas cerebrales dañadas y actua como antioxidante para proteger al cerebro.

ACETIL-L-CARNITINA

Mejora en las pruebas psicométricas sobre la memoria y las **funciones intelectuales.** Ayuda a la producción de energía muscular y la funció cardíaca.

SAM

La S-adenosilmetionina (SAM) ayuda a producir y descomponer sustancias químicas del cerebro, como la serotonina, la melatonina y la dopamina. Puede mejorar a depresión.

L-THEANINA

L-theanina afecta a la actividad cerebral, la atención visual, mejorando la **memoria, la atención**.
Tiene efectos neuroprotectores, modula la actividad de los neurotransmisores, reduce el estrés psicológico, aumenta los niveles de serotonina, dopamina y GABA en el cerebro y mejora los trastornos del sueño.

HUPERZINA A

Se utiliza para la enfermedad de Alzheimer, mejorar la **memoria y el aprendizaje, relacionados con la edad.**
Estudios mundiales han demostrado que protege la acetilcolina, un neurotransmisor que actúa como una molécula mensajera en el cerebro. Posee propiedades para proteger el cerebro contra el daño provocado por el aditivo glutamato.

CAPÍTULO 7

DIEZ ASPECTOS PARA NO SER UN ANCIANO

1. Cambio de la percepción
Nuestra percepción -algo que se aprende- se basa en una interpretación material del universo. Ciertas tecnologías, como la telefonía móvil, Internet, la radio y la televisión, se fundamentan en el hecho de que la naturaleza esencial del mundo es inmaterial. Para cambiar nuestra percepción, podemos utilizar la enorme capacidad de transformación de nuestra inteligencia, que opera a través de la intención. Un buen ejercicio es cambiar la noción sólida que tenemos del cuerpo físico, experimentándolo cada vez más como energía y transformación.

2. Tiempo
En el cuerpo causal y la física cuántica, no existe el tiempo. Con la meditación, podemos ir hacia ese lugar sin tiempo, con la actitud del observador que se sitúa "dentro", en el interior de sí mismo, y desde allí observa el fluir de la realidad. Si el diálogo interno se mantiene en forma constante, se puede realizar algo tan asombroso como metabolizar la eternidad. La metafísica aporta no pocas orientaciones en este sentido.

3. Envejecimiento y sueño
Nuestra edad psicológica influencia nuestros marcadores físicos y biológicos. Para sentirse más joven, además del cambio de percepción, es vital el descanso profundo: dormir en forma adecuada y realmente descansar cuando se duerme. La mala calidad de sueño acelera el envejecimiento. Lo que importa no es la cantidad, sino la calidad del sueño, que se evalúa testeando cuán energético y rejuvenecido se siente uno al despertar. La calidad del sueño también mejora con la meditación matinal y la sofrología previa.

4. Nutrición

El cuerpo se siente satisfecho y en equilibrio cuando tiene acceso a los seis sabores básicos (astringente, dulce, amargo, salado, agrio y picante). Los alimentos deben ser lo más frescos y naturales posibles, poco procesados, porque así aportan mayor cantidad de energía. Además, se deben tomar suplementos nutricionales (multivitamínicos con minerales, antioxidantes…), ya que aunque tengamos una buena dieta, los necesitamos debido a la gran cantidad de toxinas y de tensiones a las que estamos expuestos diariamente.

5. Coordinación cuerpo-mente

Nuestros hábitos nos han llevado a disociar este vínculo. Hemos dejado de escuchar a nuestro cuerpo, que es el mejor ordenador del mundo. La mejor forma de integración de ambos es a través de la meditación que produce un movimiento de la energía desde lo físico a lo mental. Debemos percibir que formamos parte de un sistema universal, un Todo, con una conciencia colectiva que nos mantiene unidos. Estas percepciones exteriores nos permitirán coordinar mejor todos los procesos biológicos de nuestro cuerpo, ayudando así a impedir el deterioro físico.

6. Ejercicio

Es vital y tiene capacidad para revertir simultáneamente los marcadores biológicos de la edad. Un ejercicio muy sencillo son 10 minutos de caminata suave, además de otros 10 minutos de estiramiento. Realizar respiraciones profundas, poniendo más interés en la espiración para vaciar plenamente los pulmones. Sistemas de ejercicios como el yoga, la relajación y tai-chi son también buenos para recuperar la relación mente-cuerpo. Reconozco que, personalmente, son las artes marciales mi ejercicio preferido, pues se trabajan todas las habilidades al mismo tiempo, incluidas las mentales y emocionales.

7. Eliminar las toxinas

Se deben eliminar las drogas, el alcohol y el humo del cigarrillo, pero también las toxinas emocionales, como miedo, depresión, culpa, enojo e ira, que actúan al nivel del cuerpo sutil. También crean toxicidad física las relaciones humanas tóxicas y el bloqueo del dolor emocional. Quizá esta sea la parte más difícil de lograr, pero si tiene una vida conflictiva emocionalmente al menos intente buscar momentos placenteros durante el día. La lectura, la música, la escritura y la pintura, lograrán que sus emociones negativas no le hagan demasiado daño.

8. Amor

Dar y recibir amor estimula el sistema inmunológico. Los tres niveles en que se expresa el amor son verbales ("te quiero"), atención (escuchar al otro ininterrumpidamente) y afectivo (tocar, acariciar).

9. Flexibilidad y creatividad

Una biología joven es flexible en la conciencia y creativa para resolver los problemas. Antes de entrar en conflicto, ésta piensa cómo transformar la situación; no es reactiva ni se hace la víctima.

10. Mente activa

Está llena de admiración y de capacidad de asombro, sabe cómo reír y cómo jugar, mantiene la inocencia, aunque nunca la ignorancia. Distintos estudios han comprobado que las personas de edad que conviven con niños, revierten sus marcadores biológicos. Si ello no es posible, acuda de nuevo a la universidad o participe en los numerosos encuentros de cultura, incluso a través de Internet.

CAPÍTULO 8

SOBRE LA MUERTE Y LA VIDA

¿Existe una muerte "natural"?

Abundando en los argumentos que contradicen la prolongación de la longevidad en el hombre, como supuesto beneficio de la medicina moderna, conviene detenerse en las reflexiones de un premio Nobel de medicina, Metchnikoff, quien pensaba de manera especial al respecto:

"He logrado fama y reconocimiento por mis estudios fundamentales acerca de las infecciones y la inmunidad, lo cual me valió el premio Nobel. Sin embargo, después de haber cumplido los 45 años, ciertos conceptos filosóficos hicieron que enfocara mi atención hacia el problema de la vejez. Me preguntaba por qué el temor de los hombres hacia la muerte y su ansiedad ante la proximidad de ella. Cada función lleva implícito un instinto de saciedad. Una opípara comida nos deja satisfechos, sin mayor deseo de comer. Se busca descanso luego de un fuerte esfuerzo. ¿Por qué entonces, no se experimenta deseo de muerte al final de una vida normal? Esto se debe a que la vida humana por lo general resulta demasiado breve en relación a la cantidad de años de la cual es potencialmente capaz. Los seres humanos que llegan a una edad realmente madura -digamos cien años o más- reciben gustosos la muerte sin amarguras, tal como recibe el sueño una persona después de un día atareado.
La civilización ejerce una influencia destructora sobre el hombre moderno, y aunque acaso no sea causa de una enfermedad mortal, sí impide que su vida sea lo suficientemente prolongada para que aparezca el instinto de la muerte".

Ya Cicerón, en lo que seguramente es el tratado sistemático más antiguo existente sobre el tema de la vejez, decía:

"De una manera muy general puede afirmarse que la saciedad de todos los deseos proporciona la saciedad de la vida. Existen deseos propios de la niñez, ¿acaso los desean los jóvenes? Hay los que son propios de la incipiente juventud, ¿acaso los reclama esa edad llamada media? También los hay que a esta edad pertenecen y no los busca la vejez. Existen esos últimos deseos que son patrimonio de la senectud. Luego, del mismo modo que tienden a su ocaso esos deseos de esas edades anteriores, así también pasa con los de la ancianidad, y al suceder esto, la saciedad de la vida trae el tiempo que está suficientemente sazonado para la muerte."

Agreguemos, no obstante, un testimonio que sirva de homenaje a un longevo venezolano, Pancho Betancourt, quien, a los noventa y un años, con lúcida frase, resume su idea al respecto:
"Quien no muere de viejo no muere de muerte natural".

Fue esta clara aseveración la que nos llamó la atención sobre el hecho biológico de la vejez, como una etapa más de la vida humana, como la niñez, la juventud y la madurez.

La simple observación demuestra que la vida humana culmina con un período de vejez, natural dentro del desarrollo biológico, que no tiene porqué estar marcado por la decrepitud o la enfermedad, como se ve en los ancianos sanos de nuestras comunidades y de los pueblos longevos de varias partes del mundo.

¿Las mujeres viven más que los hombres?

Esta es una creencia sujeta a una interpretación estadística y como tal controvertida.

Si hablamos de promedio de vida, en occidente las mujeres viven unos 5 años más que los hombres, aunque esta cifra se acorta sensiblemente en países en los cuales no ha habido guerra y ni siquiera sus habitantes han participado en conflictos bélicos externos. La mayor participación de los varones en las guerras, con las muertes que conlleva, inclina los datos estadísticos favorables hacia la mujer.

En los longevos centenarios hay también una tendencia favorable hacia las mujeres, pero la cifra se invierte cuando se trata de superlongevos. Si repasamos los datos desde hace siglos, es el hombre quien ha alcanzado las cifras más altas.

El hombre más viejo que se conoce, muerto en 1973, fue Shirali Muslimov, un pastor varón que llegó a los 168 años de vida. Fue filmado por la televisión en 1960, durante un estudio de personas con más de cien años. De Matusalén, las Sagradas Escrituras dicen que vivió 969 años, aunque otros estudiosos dicen que "solamente" cumplió los 256 años, mientras que Moisés es posible que alcanzara los 120 años de edad.

En 1975 se hizo otro estudio en el famoso Valle de Vilcabamba, en el Ecuador, y se descubrieron los siguientes datos: todos los viejos mayores de 100 años se mantenían activos y eran varones. Uno de ellos, de 127 años, tenía 12 hijos y 98 nietos. Los más jóvenes del lugar -entre los 80 y 90 años- trabajaban en el campo un promedio de 9 horas diarias.

Ello nos lleva a considerar que no es el género lo que determina la longevidad, sino el modo en que las personas viven. El afán del hombre por aceptar retos, por buscar nuevos horizontes, y su osadía por conseguir lo inalcanzable, le hace ser víctima de numerosos accidentes y enfermedades que acortan su vida. En el momento en que los hombres no compiten y buscan el refugio en actividades y lugares más tranquilos y espirituales, su longevidad se equipara a la de las mujeres.

¿La mente envejece más que el cuerpo?

No, y una prueba de ello son las obras maestras realizadas por multitud de genios al llegar a la vejez. Picasso, Dalí o La Fontaine, son algunos de los ejemplos más significativos en este sentido. Encontrar personas de más de 100 años con buenas facultades mentales es posible, y el compositor Irwin Berling, galardonado con un Oscar, es otra prueba de ello, ya que murió pasados esos años. La actriz Olivia de Havilland murió a los 104 años y Clint Eastwood tiene 92 años y sigue activo.

La mente se atrofia por falta de uso y a muchas personas esto les ocurre ya a los quince años. La literatura, las artes en general y las ciencias, están plagadas de descubrimientos y grandes obras realizadas por gentes de más de 60 años. La Humanidad no desconoce este dato y vemos que los mejores dirigentes de un país suelen ser personas mayores y pocos ciudadanos estarían dispuestos a poner su destino en manos de un joven de 20 años. Desdichadamente, si repasamos las cifras de los políticos de los países europeos, apenas vemos a personas mayores de 70 años.

La conclusión es que introduciendo actividades culturales nuevas reconfigurará su mente y mejorará sus habilidades cognitivas.

¿Interviene el sistema defensivo en la longevidad?

Es uno de los factores más importantes, aunque no el más decisivo. Cualquier sustancia que mejore nuestras defensas contribuirá a que vivamos más años. Nuestro sistema defensivo no solamente actúa en presencia de bacterias patógenas, sino para curarnos de todas las enfermedades.

Potenciarlo mediante inmunoestimulantes (vitaminas, propóleos, oligoelementos y antioxidantes), es una buena manera de llegar a viejo con salud.

Por el contrario, el uso de antibióticos disminuye la eficacia de nuestras defensas orgánicas, siendo esto especialmente grave en la niñez y la vejez. Estudios muy serios demuestran que los niños tratados con antibióticos tienen más enfermedades que los otros y al llegar a la edad adulta, de seguir con esta pauta, las esperanzas de vida se reducen un 15%.

Sobre los medicamentos

Iguakmente, la utilización continuada de medicamentos contra el colesterol, la coagulación sanguínea, la diabetes y la hipertensión, disminuyen seriamente el potencial de recuperación del cuerpo y, especialmente, de las funciones mentales.

Muchos millones de personas mayores de 60 años toman diariamente cinco o más medicamentos y así hasta el resto de sus días. Indudablemente esto es muy bueno para las farmacéuiticas que los venden, pues se aseguran clientes para muchos años.

El posible efecto de estos medicamentos que puntualmente podría ser úitil, se convierte en perjudicial por la continuidad a una edad especialmente delicada. Pero la presión médica para que no dejen de tomarlos el resto de sus vidas "por su bien", es tan alta que las personas los consumen con resignación y no se atreven a dejarlos o, al menos, cambiarlos por plantas medicinales inocuas.

Este efecto se llama iatrogenia, esto es, la misma sustancia que puede ayudar en una enfermedad te provocará otra nueva.

CAPÍTULO 9

TEORÍAS DEL ENVEJECIMIENTO

¿Existe un final? La muerte parece serlo, pero algunas creencias nos dicen que no, aunque no existe manera de convencer a quien no cree en ello.

El temor a envejecer acelera el envejecimiento y este diálogo interno de temor es el resultado de la experiencia de otros ancianos que nos transmitieron su pesar por ser viejos. Lo opuesto al temor es la seguridad, no como un mero sentimiento, sino como una experiencia de pertenencia, de unidad, de ser parte de todo el proceso biológico cósmico. Del mismo modo que un niño se siente inseguro cuando no tiene a sus padres cerca, los mayores tendemos esa sensación si dejamos de percibir que pertenecemos a la gran comunidad universal. El sentido de la vida es equivalente a la razón de nuestra existencia, el motivo por el cual algo en el universo decidió que teníamos que estar aquí. No está relacionado con la satisfacción laboral o el encuentro con la felicidad, esto sería exactamente lo mismo, aunque sabemos que la satisfacción en el trabajo es una de las determinantes más importantes.
El concepto básico es que el Universo no tiene piezas sobrantes y por lo tanto no estaría completo, si no fuera por nosotros. Podría parecer que nosotros, insignificantes seres en un universo plagado de millones de otros seres, no tuviéramos ninguna misión trascendente para el orden general, pero hasta la más pequeña partícula de aire flotante es necesaria para el crecimiento de una semilla. Cada uno tiene una misión en la vida y una vez que conoces tu misión, vivir para ello es tu obligación. No hemos sido puestos aquí gratuitamente. Es muy importante saber desde temprana edad porqué estamos aquí, aunque a muchas personas les cuesta casi toda una vida averiguarlo.

Una vez que sabemos esto, la vida cobra sentido, porque el Universo es como un rompecabezas del cual todos formamos parte y que estaría incompleto, si tú no estuvieras.

Es importante que disfrutemos de lo que hacemos. Como dijo Mark Twain: "tu vacación y tu vocación deben ser la misma cosa", consejo que parece no calar en quien decide a los 18 años ser funcionario, siempre haciendo lo mismo, en el mismo lugar. También se observa que la gente con diálogos internos muy egocéntricos, siempre hablando de sus necesidades, siempre en busca de quien les comprenda, ame, premie, aplauda, otorgue, no viven tanto como aquella gente cuyo diálogo interior es ¿cómo puedo ayudar? ¿Cómo puedo ser útil? Es una biología totalmente diferente.

¿Residencias de ancianos?

En los hogares para ancianos -los asilos- hay que introducir actividades mentales, espirituales y filosóficas, aunque de momento solamente se les pide que hagan crucigramas, jueguen a las cartas o realicen manualidades. Quizá algún día puedan decidir sobre el menú para la semana siguiente, o la película que quieren que les proyecten. Si lo complementamos con la meditación trascendental, la respiración energética y la actividad dinámica que permita conservar las cualidades físicas, nadie volvería a considerar un asilo de ancianos como un lugar de muerte y soledad. Estas actividades contribuyen a una mejor salud y longevidad, pero debe quedar claro que no estamos a favor de las residencias de ancianos. Suelen ser centros donde hijos aparentemente bien nacidos se desembarazan de sus padres, pero antes les han vendido sus propiedades y les han controlado los ahorros bancarios. Si el anciano quiere volver a su tierra, ya no tiene ninguna posibilidad Además, están dirigidas por personas más jóvenes que trabajan con hipótesis sobre lo que siente y desea un anciano. Ningún anciano dirige esos centros.

El cuerpo es como un río

El cuerpo es, en realidad, un río de energía inteligente que se renueva constantemente, pero esta renovación es poco entendible cuando nos damos cuenta que nuestros vasos sanguíneos envejecen continuamente. Nuestras articulaciones están sumidas en el mismo problema, al igual que el hígado, supuestamente que cambia sus células al completo cada seis semanas, pero la cirrosis del enfermo sigue ahí. La razón de eso, es que en la mayoría de los casos fabricamos el mismo patrón energético anterior y creamos esa misma experiencia física, el mismo flujo de inteligencia que nos dará esa misma experiencia.

¿Es entonces el envejecimiento un problema puramente mental? Los neurólogos dicen que tenemos unos 60.000 pensamientos por día (¿cómo los midieron?), y si nos detenemos a meditar sobre esto no entenderemos porqué siguen siendo tan similares a los de ayer. Se siguen manifestando iguales por hábito o por comodidad. Dentro de todas las cosas que hemos realizado y pensando hace un año, seguramente la mayoría las hemos repetido. No hay muchas novedades. Así que tampoco podemos esperar que nuestras células deseen cambiar.

Maldito e incomprendido cáncer

Pero algo nos demuestra que no es tan sencillo.

Si observamos un cáncer de pulmón en una radiografía y lo comparamos con el mismo cáncer de pulmón de hace seis meses, ¿estamos observando el mismo cáncer, físicamente hablando? No, porque los carbonos, nitrógenos, hidrógenos, etc. que conforman ese cáncer son nuevos con respecto a seis meses atrás.

Así que, si dejamos a un lado la terapia de atacar duramente a ese cáncer mediante radiaciones y medicamentos, lo mejor sería pedirle simplemente que se vaya o que deje de crecer.

Ello significa que tengo que reestructurar el patrón energético, los patrones de inteligencia, las memorias celulares que producen el cáncer.

Eso es lo que, en última instancia, produce una verdadera curación, lo que hoy llamamos una remisión espontánea. No hay nada intrigante al respecto. En verdad, hacemos eso todos los días de nuestras vidas, sino estaríamos muertos a los pocos años de nacer.

¿La solución para el cáncer está en el pensamiento positivo? ¿Está entonces en el pensamiento la clave de la longevidad?

El cuerpo humano renueva unos 500 billones de células por día. Alrededor de un 1% de éstas son mutaciones y por lo tanto, son células cancerígenas. Todos tenemos células cancerígenas en el cuerpo por un tiempo, pero no enfermamos de cáncer porque el cuerpo sabe cómo deshacerse de ellas mediante brillantes impulsos de inteligencia que se transforman en interluking, interferón, factores de necrosis humanos, o en todas esas fabulosas medicinas que se producen dentro de nuestra propia farmacia corporal. Y si no se producen las podemos ingerir.

Nuestro cuerpo tiene los receptores para estas sustancias, y cuando se trata de productos orgánicos externos los reconoce como propios y sabe utilizarlos. La mayoría de ellos no van a suplir a los propios, sino a estimular la producción en cada órgano. Si la receta es sabia, llegarán rápidamente al órgano que las necesita y así comenzará el proceso de autocuración, un proceso que no requiere ningún esfuerzo adicional. Si lo pudiéramos hacer un poco más conscientemente, entonces lo amplificaríamos; y luego tendríamos la llamada curación milagrosa. No hay nada de milagroso. Es pura consecuencia.

Así que aunar la mente con los productos naturales dará un resultado óptimo.

Recordamos que nuestro cuerpo está compuesto de átomos, fluctuaciones de energía vibratoria (quantum), apareciendo, desapareciendo, chocando, similarmente al espacio intergaláctico. Realmente, no es un vacío de nada, sino que es una plenitud de inteligencia no material que interactúa consigo misma y crea la apariencia física de la materia. El modo en que percibimos algo es lo que hace que se convierta en realidad para nosotros y por eso debemos dejar de percibir y hablar de nuestro cuerpo como una escultura congelada, como materia. Porque en un nivel de percepción, es efectivamente materia, pero también es un campo de infinita transformación. Es información. Si nuestra percepción del cuerpo es sólo material, nuestra experiencia del mismo también será la de una escultura congelada. Mediante una adecuada visión interna podremos cambiar nuestro metabolismo, pues el conocimiento es el mejor purificador.

Teniendo en cuenta que en el universo no existe desgaste, solamente existen ciclos rítmicos de descanso y actividad y una transformación interminable, por qué no pensar simplemente en transformarnos de nuevo en lugar de hablar de envejecimiento. ¿El planeta Tierra está mejor o peor por el simple hecho de llevar milenios rotando sobre su eje o de girar alrededor del sol? Siendo mi cuerpo parte del Universo, no hay desgaste, sino solo ciclos rítmicos de descanso y actividad. Estos, son partes de un reloj biológico interno. Sin embargo, influimos sobre ese reloj según cómo experimentemos el tiempo, el cual también es experiencia de interacción con uno mismo.

Precisamente, estos fenómenos hacen que la vida física sea proyectada desde la conciencia, que exista un enorme potencial creativo en el dominio cuántico y que el cuerpo tenga una inmensa capacidad de transformación, lo que permite revertir el envejecimiento humano. ¿Es esto verdaderamente posible o sólo se trata de ciencia-ficción?

La mente sobre la materia

Sabemos que el promedio de vida está aumentando, lo mismo que el número de centenarios, siendo posible dentro de poco alcanzar los 120 años de vida, y con buena salud. Bueno, esto es mi propósito irrenunciable y la finalidad de este libro..
En sociedades muy longevas, como en Georgia, Rusia, la vejez es concebida a partir de personas que van haciéndose más sabias y más responsables. Allí, la conciencia colectiva tiene una noción distinta de envejecimiento, lo que es muy importante, ya que, para quebrar la prisión del envejecimiento, es necesario abandonar la visión social que concibe el avance de la edad básicamente como un paulatino deterioro físico y psicológico. Por eso, debemos admitir que solamente llegan a centenarios aquellos que desean llegar. Quienes asocian vejez con enfermedad, demencia y dolor, nunca llegarán a ser viejos saludables. Se programan desde jóvenes para no llegar a viejos. Así que la Ley de la Atracción les dice: ¿No te gusta ser viejo? Pues de acuerdo, te eliminaré cuando lo seas.

TEORÍAS GENERALES

Las teorías del envejecimiento se clasifican de la siguiente manera:

1.- Teorías tradicionales:
        Teoría del desgaste de órganos y tejidos.
        Teoría de la acumulación de productos de desecho.
        Teoría hormonal y neural.

2.- Teorías orgánicas:
        Teoría inmunológica.
        Teoría del colágeno.
        Teoría de las alteraciones en las enzimas y DNA.
        Teoría de los radicales libres o de la oxidación.

Teoría del reloj o batería celular.
Teoría de los telómeros.

3.- Teorías genéticas:
Teoría del envejecimiento programado.
Teoría de la mutación somática.
Teoría del error catastrófico.

4.- Teorías psicosociales:
Teoría del desarraigo.
Teoría del cese de actividad.
Teoría del cambio de poder o rol.

Veamos con detalle:

Teoría del desgaste de órganos y tejidos
Esta teoría propone que cada organismo estaría compuesto de partes irremplazables y que la acumulación de daño en sus partes vitales llevaría a la muerte de las células, tejidos, órganos y finalmente del organismo. El cuerpo humano, al igual que una máquina, envejece debido al uso continuo y como resultado de "agravios" acumulados en el cuerpo (estrés interno y externo), incluyendo la acumulación de materiales dañinos que ocasionan subproductos químicos en el metabolismo. Las irremplazables células del corazón y del cerebro, cuando se lesionan, mueren, aunque sea a una edad temprana y los trasplantes no han podido evitar el envejecimiento y la muerte a corto plazo.

Teorías de daños

La idea general detrás de las teorías basadas en los daños del envejecimiento es que una lenta acumulación de daños, tal vez incluso desde la concepción, a la larga conduce a un fallo del sistema que puede ser visto como un fracaso de un órgano crítico como el corazón o el cuerpo entero.

Es útil señalar, sin embargo, que algunos defienden que el envejecimiento es el resultado de muchas formas de acumulación de daños, y por lo tanto, que el envejecimiento es debido a una superposición de las teorías mecanicistas de envejecimiento descritas a continuación.

Hipótesis de Orgel, Proteína Daños y autofagia

El envejecimiento ha sido siempre visto como resultado de los errores de muchos tipos. Un primer intento de desarrollar una teoría que envuelve los mecanismos genéticos y proteínas fue la hipótesis de Orgel (1963). En esencia, su idea era que los errores en la reparación en el ADN ocasionan errores en algunas proteínas que la acumulación en el tiempo provocan más errores en la transcripción, ocasionando la creación de un bucle de amplificación que finalmente mata a la célula y conduce al envejecimiento. Los errores en la reparación del ADN también podrían afectar a la precisión del flujo de información en las células. De hecho, las proteínas dañadas se acumulan con la edad, y las enzimas pierden actividad catalítica con la edad. Esto puede conducir a la disfunción celular y la acumulación de otras formas de daño.
Sin embargo, la hipótesis de Orgel ha sido considerada como poco probable por varias razones: la alimentación de aminoácidos anormales a los animales para aumentar el número de errores en las proteínas no resulta en una vida útil más corta y los errores en la síntesis macromolecular no parecen aumentar con la edad. En los experimentos in vitro los fibroblastos cultivados no han aumentado los errores de proteínas y, de hecho, la senescencia celular parece ser causada por otros mecanismos.
Aunque la hipótesis de Orgel no pasó la prueba del tiempo, algunas enfermedades relacionadas con la edad podrían deberse a defectos en proteínas y acumular errores, por lo que el papel de la disfunción de proteínas en el envejecimiento es un posibilidad.

Los proteasomas son complejos de proteínas que degradan otras proteínas y su expresión disminuye con la edad, por lo que ha sido considerado como un factor que contribuye al envejecimiento. Además, la vida media de las proteínas es más larga en los animales más viejos.

Autofagia

La **autofagia** es un proceso por el cual la célula digiere sus propios orgánulos y componentes y tiene un papel importante en el envejecimiento y su disfunción se ha relacionado con trastornos neurodegenerativos.

Teoría hormonal y neural

La teoría hormonal de envejecimiento sugiere que el sistema nervioso central es un marcapaso del envejecimiento corporal. Los cambios en el hipotálamo y en el sistema endocrino dan como resultado una disminución de la secreción de hormonas como la tiroidea y los corticoides esteroideos. También es importante la disminución de la hormona DHEA.
El sistema nervioso puede manejar información de modo tal que el organismo se adapte al medio ambiente. Aunque no efectúa acciones moduladoras, logra que el resto de los sistemas se pueda comunicar entre sí.
El sistema endocrino es un sistema de integración con acciones constantes que detallamos en capítulo aparte, dada su gran importancia.

Teoría inmunológica

Es muy probable que, con el paso de los años, el sistema inmunológico de los individuos sufra un continuo deterioro de manera que los ancianos presentan una menor capacidad de defenderse frente a agentes infecciosos.

Los mayores tienen un mayor riesgo de sufrir infecciones que los individuos más jóvenes, así como una mayor incidencia de neoplasias o enfermedades autoinmunes. Este proceso de deterioro del sistema inmunológico va mermando la vitalidad del organismo. Las alteraciones en las inmunoglobulinas, el interferón y los linfocitos, afectarían de manera decisiva, aunque se puede mejorar, siempre y cuando no se empleen antibióticos ni vacunas.

Teoría del colágeno o de las alteraciones en las enzimas y DNA

Cuando se generan cambios en la producción de proteínas se ve afectada la fabricación del tejido de sostén, ya que se elaboran micro-fibrillas de elastina y colágeno, orientadas de una manera diferente a la de los tejidos normales. Esto conlleva a cambios en el aspecto físico como:

Pérdida de la elasticidad de algunos tejidos (apareciendo arrugas).
Rigidez de la musculatura lisa (vasos sanguíneos, corazón, etc.).
Cambios degenerativos en tendones, músculos, cápsulas articulares y cartílagos.

Y cambios internos:

Opacidad del cristalino (cataratas) y presbicia.
Fallos en la filtración renal y hepática (auto-intoxicación).
Alteraciones en el Sistema Nervioso Central (disminución del volumen cerebral).
Disminución auditiva para los tonos agudos y baja tolerancia al ruido.

Teoría de los radicales libres o de la oxidación

Esta teoría se basa en que los radicales libres producidos por la oxidación ocasionarían el envejecimiento de los cuerpos ricos en metales. La alimentación errónea sería una de las causas, pudiendo hacerse reversible el fenómeno por el mismo procedimiento, salvo que se actúe muy tarde. Las dietas hipocalóricas con poca producción de radicales libres disminuyen la aparición de determinadas enfermedades y aumentan la longevidad en muchas especies.

Los radicales libres son moléculas inestables que tienen un electrón libre altamente reactivo, capaz de adherirse a las membranas celulares y de combinarse con algunos metabolitos químicos, interfiriendo por ello con los procesos de intercambio celular, lo que hace que los tejidos se vuelvan menos resistentes, y que se acorten los ciclos vitales de los mismos.

No obstante, hay que tener en cuenta la labor saludable que hacen los propios radicales libres, controlando a las bacterias y absorbiendo multitud de toxinas que el propio organismo no puede eliminar. Es por eso que la terapia con antioxidantes pueda, quizá, no ser beneficiosa.

Los radicales libres y oxidantes -tales como el oxígeno singlete que no es un radical libre- son comúnmente llamados **especies reactivas de oxígeno** (ROS) y son moléculas altamente reactivas que pueden dañar todo tipo de componentes celulares. Los ROS puede originarse a partir de fuentes exógenas, tales como luz ultravioleta (UV) y de radiaciones ionizantes, y de varias fuentes intracelulares. La idea de que los radicales libres son agentes tóxicos fue sugerida en 1956 y perfeccionada en 1981. Puesto que el daño oxidativo de muchos tipos se acumulan con la edad, la teoría de los radicales libres del envejecimiento simplemente sostiene que el envejecimiento es el resultado de los daños generados por las ROS.

Si bien es innegable que las ROS juegan un papel en varias patologías, incluyendo las patologías relacionadas con la edad, como las cataratas, la influencia exacta en el envejecimiento de los mamíferos es discutible, e incluso en algunos casos es necesaria.

Un estudio encontró que el superóxido dismutasa (SOD) impide algunos defectos cognitivos y el estrés oxidativo. Otro estudio similar encontró que el SOD administrado desde la mediana edad atenúa el estrés oxidativo, la mejora del rendimiento cognitivo y mayor vida útil en un 11%.

En conclusión, hay poca evidencia directa de que las ROS influyen en el envejecimiento de los mamíferos, excepto tal vez en tejidos específicos, como el cerebro. Por último, un cambio de paradigma es que las ROS puede ser dañina, es crucial en muchas funciones celulares y, por tanto, es la desregulación de las vías de administración de las ROS lo que pueden contribuir al envejecimiento en lugar de simplemente la acumulación de daño con la edad

Muerte celular apoptótica

Desde hace décadas se acepta que el envejecimiento se acompaña de la muerte de un número significativo de células en los tejidos animales y en sujetos humanos, y recientemente se propone que la apoptosis o muerte celular programada con fragmentación celular, está a menudo inducida por glucocorticoides, radicales libres y déficit bioenergético, que desempeñan un papel fundamental en el envejecimiento.

La teoría de envejecer por diseño o programación.

La teoría de envejecer por diseño expresa la idea de que hay un programa genético finalista. La teoría de envejecimiento programado establece que el cuerpo tiene un "reloj genético" que determina el inicio del envejecimiento.

Este reloj genético se puede manifestar con un número predeterminado de divisiones celulares, por lo que el proceso de envejecimiento estaría bajo el comando de uno de los genes.

La teoría endocrina y autoinmune

Las glándulas endocrinas envían a la sangre unos mensajeros químicos, las hormonas, que luego actúan sobre las células receptoras en el cuerpo. Estas hormonas regulan muchas de las actividades relacionadas con el metabolismo, reproducción, síntesis de proteínas, función inmunitaria, desarrollo y conducta, y en grandes cantidades son capaces de acelerar procesos de envejecimiento y también de lentificar otros. Hay una gran cantidad de cambios relacionados con la edad asociados a las alteraciones de factores hormonales, siendo la menopausia un buen ejemplo. Algunos niveles de hormonas bajan también en los varones cuando envejecen, aunque los hombres continúan siendo fértiles hasta el fin de sus días.

 El sistema inmune por otra parte, está encargado de la defensa del organismo, pero también posee un sistema de comunicación intercelular. Las respuestas del sistema inmune al organismo envejecido resultan por otro lado desequilibradas, presentándose en ocasiones inmunodeficiencias y en otras hiperinmunidad, aunque en ello tiene mucho que ver el propio sistema endocrino. Los estudios realizados con diversas técnicas demuestran que la desaparición o deterioro de células hipotalámicas que liberan factores que promueven la secreción de hormonas hipofisiarias, están implicadas en el mecanismo de estas alteraciones. De lo planteado anteriormente se desprende que hay que proteger a toda costa ese grupo de células minúsculas concentradas en la pequeña región que conocemos como hipotálamo. En segundo lugar, si la protección no fuera suficiente sería necesario el empleo de otras técnicas para tratar de suplantar las funciones perdidas.

Influencia del estrés

Corresponde ahora analizar el mecanismo posible que culmina con la disminución celular a nivel hipotalámico y con la consiguiente presentación de alteraciones propias del envejecimiento. Una de las alternativas más probables es que como consecuencia del estrés crónico mantenido, de origen físico o mental, se presentan alteraciones que finalizan con el deterioro de las células hipotalámicas.

El estrés es una reacción compleja coordinada por el sistema neuroendocrino inmune, en la que el organismo puede adaptarse y responder a un estímulo muy intenso, pero el precio que se paga es muy caro ya que la energía que se utiliza en la respuesta al estímulo se repone sólo parcialmente. En términos energéticos si el estrés se mantiene de forma crónica, la pérdida resulta en un deterioro lógico que debilita al organismo, haciéndolo proclive a padecer enfermedades y acercar por tanto el instante de la muerte. Este efecto podría limitarse en gran medida, empleando técnicas adecuadas de relajación más que empleando productos farmacológicos, consiguiendo así un ahorro de energía sustancial ante las situaciones de sobrecarga.

Un estrés mantenido junto con una dieta perjudicial, provoca un envejecimiento acelerado del organismo, efecto que sería más importante si se le añade la base genética y los tóxicos individuales o ambientales. La personalidad pro-longeva actúa de modo mucho más favorable ante las situaciones de estrés, haciendo al organismo más resistente y mejorando la adaptación y posteriormente la evolución, con lo cual el organismo se hace más eficaz gracias al estrés.

La cuestión estriba en cómo realizar un proceso que culmine en el establecimiento de nuevos hábitos pro-longevos. Esto resulta complejo, ya que estos se establecen por la historia individual de cada sujeto, en una sociedad dada, y no siempre es tarea fácil.

Teoría de pérdida de células cerebrales y envejecimiento o teoría cibernética.

La teoría cibernética de envejecimiento sugiere que el sistema nervioso central es un marcapaso del envejecimiento corporal. La teoría establece que cambios en el hipotálamo y en el sistema endocrino resultan en una disminución de la secreción de hormonas, como la hormona tiroidea y corticoides esteroidales. Además, de que una alteración de los niveles de dopamina en el cerebro, podrían potenciar el desarrollo de enfermedades como el Parkinson.

Teoría del reloj celular

Nuestras células responden a un programa vital, cuya información se origina en los códigos genéticos. Algunos factores químicos (tóxicos ambientales, tratamientos agresivos, tabaco, alcohol, etc.), físicos (radiaciones, calor, frío, etc.), biológicos (bacterias, virus, parásitos, etc.) y/o emocionales (estrés, traumas psíquicos), pueden favorecer la producción de sustancias que acorten la supervivencia celular, ocasionando un deterioro prematuro y un envejecimiento patológico.

Teoría del envejecimiento programado

Posiblemente, y al igual que una batería, cuando nacemos nuestras células ya están programadas para morir a una cierta edad. Que lleguemos o no dependerá de los factores anteriormente definidos. Es digno de observar que:
Las especies animales más grandes (y más lentas) tienden a vivir más tiempo que las más pequeñas (y rápidas,) lo cual no tiene relación con sus tasas metabólicas.
Las estadísticas tienden a mostrar que hay algunas familias tradicionalmente longevas, lo cual sugiere que puede existir un gen de la longevidad. En este caso, es importante actuar sobre el entorno epigenético.

La teoría del envejecimiento programado establece que el cuerpo tiene un "reloj genético" que determina el inicio del envejecimiento. Este reloj genético se puede manifestar como un número predeterminado de divisiones celulares, a partir del cual no hay nuevas células. Estudios con células en cultivo han mostrado que ciertas células con el tiempo pierden la capacidad de dividirse.

Investigaciones en genética molecular indican que las alteraciones fisiológicas encontradas en el envejecimiento podrían tener sus bases en alteraciones estructurales del genoma (conjunto de los cromosomas de una célula) y las variaciones en un único gen podrían modular la velocidad de todo el proceso de envejecimiento. Es decir, el proceso de envejecimiento estaría bajo el control de uno o varios genes. Faltaría por definir cuál es la edad biológica de supervivencia del ser humano, aunque se habla de 125 años.

Queda por dilucidar qué papel cumple la mente en este proceso, quizá más influyente que la parte orgánica. El problema es que, en la actualidad, no se investiga por la determinación para vivir muchos años, ni en el pesimismo para morir pronto.

Teoría de la mutación somática

La teoría de mutación somática establece que ocurren mutaciones cromosómicas espontáneas debido a modificaciones químicas (hidrólisis, irradiaciones) y a errores en la replicación del DNA, que se acumulan en los tejidos de animales viejos. Esta teoría propone que la acumulación de errores en el DNA se transcribe a errores en el RNA y a las proteínas, lo que resulta finalmente en la pérdida progresiva del equilibrio celular y corporal.

Esta teoría podría explicar la mayor frecuencia de cáncer, o la pérdida de respuesta inmunológica que se manifiesta en la vejez.

TEORÍAS BASADAS EN FENÓMENOS FINALISTAS

Ya que nuestros antepasados no comprendían el fenómeno del envejecimiento, sus primeras ideas sobre su control eran pura especulación. No obstante, varias teorías modernas sobre las causas del envejecimiento, tienen sus raíces en ideas antiguas.

Teoría de la sustancia vital

Una idea antigua es que los animales comienzan su vida con una cantidad limitada de cierta sustancia vital. A medida que se va consumiendo esta hipotética sustancia, se producen con la edad cambios que llevan a una pérdida del vigor y cuando esa sustancia vital se agota, el animal se muere. El Chi o qi, de las teorías orientales, sería la clave, lo mismo que el determinismo para ser longevo.

Metabolismo de Energía y Envejecimiento

En 1908, el fisiólogo Max Rubner descubrió una relación entre la tasa metabólica, el tamaño del cuerpo, y la longevidad. La tasa metabólica es la cantidad mínima de energía que necesita el cuerpo para sobrevivir realizando las funciones básicas, tales como respirar, parpadear, filtrar la sangre, regular la temperatura del cuerpo o sintetizar hormonas, establecida entre 1.300 y 1.800 calorías día.

Las especies animales de larga vida son en promedio más grandes y gastan menos calorías por gramo de masa corporal que las especies más pequeñas y de corta duración. La hipótesis de consumo de energía indica que los animales nacen con una cantidad limitada de alguna sustancia, quizá el ATP, la energía potencial o capacidad fisiológica y cuanto más rápido la utilizan, más rápido se van a morir. No obstante y puesto que el sedentarismo aumenta la mortalidad, quizá las actividades más inquietas son más adecuadas. Hacer Yoga o practicar Artes Marciales son dos ejemplos opuestos que nos deben hacer pensar.

Seguir admitiendo que cuanta más velocidad empleemos en nuestra vida menos viviremos, no parece ahora plausible en organismos tan complejos como los seres humanos.

Como ya se mencionó, la restricción calórica (CR) es uno de los descubrimientos más importantes en la investigación del envejecimiento. Aunque los mecanismos detrás de la CR siguen siendo un tema de debate, ya que implica una disminución de calorías, una hipótesis presentada por George Sacher es que tal vez la CR funciona retrasando las tasas metabólicas, de acuerdo con la hipótesis de consumo de energía. Si gastamos menos energía, viviremos más.

No menos importante es el sueño y la reserva de energía acumulada durante el día. Puesto que la renovación de las partes desgastadas se realiza de noche, es lógico deducir que necesitamos energía nocturna para que el cuerpo pueda restablecer todas sus funciones. El tamaño del cuerpo no condiciona este efecto y es más importante que el sueño sea fisiológico, natural, antes que inducido por algún fármaco..

Teoría de la mutación genética

Las teorías genéticas son de especial interés, pues relacionan al envejecimiento con la evolución. El enfoque genético afirma que el envejecimiento está determinado por la expresión de los genes en su interacción con el entorno (epigenética). En la década de los cincuenta del Siglo XX, la genética comenzó a prevalecer en la manera de entender la causa del envejecimiento y la determinación de la longevidad. Entonces se habló de las mutaciones o cambios que ocurren en los genes, los cuales pueden o no ser benéficos y de que son el motor que impulsa la evolución y la selección natural. Por ello se consideró a las mutaciones como un factor importante en los fenómenos del envejecimiento y la longevidad.

Un concepto aceptado relativo al envejecimiento, es que se encuentra regulado por genes específicos y que el DNA sufre cambios continuos en respuesta a agentes exógenos y a procesos intrínsecos.

La estabilidad se logra gracias a la duplicidad de la cadena del DNA y a las enzimas reparadoras específicas. El mayor interés en este momento, está puesto en uno de los ácidos nucleicos: el ácido desoxirribonucleico o ADN, ya que en esta molécula se encuentra la información genética en forma codificada. Una de las principales virtudes del planteamiento del error es su universalidad y la expectativa, es que sigan modificándose sus versiones para que sea capaz de explicar buena parte de los cambios relacionados con la edad, como el porqué el ritmo con que se envejece difiere según las especies.

Teoría del error catastrófico
La teoría del error catastrófico, similar a la teoría de mutación somática, sugiere que con el tiempo se acumulan errores en las proteínas y enzimas responsables de la fidelidad de los procesos de información génica, replicación del DNA, trascripción y traducción, hasta que alguno de estos procesos se hace inviable. Estudios con mellizos revelan que estos varían grandemente en la edad de la muerte, una indicación de que los factores ambientales –epigenéticos- pueden ser más importantes que los factores genéticos en determinar la longevidad.

TEORÍAS BASADAS EN FENÓMENOS ALEATORIOS

Las teorías modernas del envejecimiento están basadas en fenómenos aleatorios que pueden ser resultados de accidentes provocados a nivel molecular y pueden afectar a importantes moléculas. Se basan en el concepto de que el envejecimiento no se desarrolla de acuerdo a un plan maestro sino como resultado de acontecimientos casuales.

Entre estas teorías, se hace mención de algunas

Teoría del desgaste natural, Teoría del ritmo de vida, Teoría de acumulación de productos de desecho, Teoría del entrecruzamiento, Teoría de los Radicales libres, Teoría del Sistema inmunitario, Teoría de errores y reparaciones, Teoría del orden que se desordena.

De estas teorías, se hablará someramente de algunas de ellas, las más interesantes y vigentes:

Teoría del desgaste natural

Establece que los animales envejecen porque sus sistemas vitales acumulan daños por el desgaste o estrés de la vida de cada día, y erosionan las actividades bioquímicas normales que acontecen células, tejidos y órganos. El desgaste natural molecular afecta directamente a las mitocondrias o centrales eléctricas que aportan la energía para todas las actividades celulares.

Teoría de la acumulación de productos de desecho

Se observa que con el paso del tiempo se van acumulando diversos cuerpos pigmentados, como la lipofucsina (residuo de la descomposición y absorción de los glóbulos sanguíneos dañados que se encuentra en el músculo cardiaco y los músculos lisos), la cual sería la responsable del envejecimiento celular, especialmente de las neuronas o las fibras musculares estriadas. Hay pruebas de que numerosos productos de desecho se van acumulando en muchos tipos de células a medida de que un animal o un hombre envejecen. Los metales pesados y otros metales o metaloides, pueden ser un factor muy negativo en la salud.

Teoría del entrecruzamiento

La teoría sugiere que el entrecruzamiento químico que ocurre en proteínas, lípidos y DNA, como resultado a la exposición a factores ambientales y de la dieta, producen cambios en las características físicas de sustancias como el colágeno y la elastina.

Con el tiempo los enlaces cruzados aumentan y los tejidos se vuelven menos plegables y en realidad, se encogen. Esto se manifiesta en la conducta de nuestros órganos, por ejemplo en la piel que se va haciendo blanda y plegable.

Teoría de los radicales libres
Se refiere a una reacción química compleja que se produce cuando ciertas moléculas sensibles de las células se encuentran con el oxígeno y se separan para formar elementos sumamente reactivos (ROS). Estos fragmentos moleculares se llaman radicales libres, los cuales son inestables e intentan unirse con cualquier otra molécula que casualmente esté cerca, la cual podría quedar desactivada u obligada a actuar defectuosamente. La teoría asegura que los radicales libres están involucrados tanto en la formación de los pigmentos de la edad, como en la formación de entrecruzamientos en ciertas moléculas y dañan el ADN. Se han visto también implicados en la formación de las placas neuríticas características de la demencia del tipo Alzheimer.
La teoría de los radicales libres puede vincularse también a la teoría del ritmo de vida, a la teoría de la mutación y a la del desgaste natural. Sobre esta teoría, hay evidencias experimentales que confirman que los radicales libres dañan la función celular y que están relacionados con las enfermedades asociadas con la edad como la aterosclerosis, artritis, distrofia muscular, cataratas, disfunción pulmonar desórdenes neurológicos, declinación del sistema inmune e incluso el cáncer. Hoy en día, la teoría de los radicales libres ha sido ampliamente aceptada y sirve como fundamento de numerosas hipótesis que sirven para explicar la participación de ciertas substancias en la mutagénesis, cancerogénesis y en el envejecimiento.
La administración de antioxidantes a animales parece retrasar claramente la aparición del cáncer, las enfermedades cardiovasculares, las enfermedades degenerativas del sistema nervioso central y la depresión del sistema inmunitario.

Es por ello que uno de los aspectos más interesantes del estudio de los radicales libres, es lo que nos dicen no sólo sobre el envejecimiento sino sobre la prevención de las enfermedades, ya que en nosotros reside un enemigo interno que conspira para nuestra muerte y que se hace más patente con la edad.

No obstante, debo aclarar que los radicales libres ejercen también una función beneficiosa en nuestro organismo, pues para su propia supervivencia suelen alimentarse de residuos tóxicos que el organismo no es capaz de eliminar y ayudan a la respiración celular.

Teoría inmunológica

El sistema inmunitario es la línea de defensa más importante contra toda sustancia proveniente del exterior que pueda entrar en nuestro cuerpo. Sus armas son variadas, y las células blancas de la sangre pueden desactivar y digerir invasores como las bacterias y los virus. Otras células blancas producen anticuerpos que circulan por la sangre y desactivan las sustancias extrañas y las preparan para ser digeridas por otras células.

La teoría inmunitaria del envejecimiento descansa sobre la premisa de que con la edad, disminuye la capacidad del sistema inmunitario a reproducir anticuerpos en cantidades adecuadas y de la clase indicada. Y no sólo, sino que el sistema inmunitario envejecido se puede equivocar produciendo anticuerpos contra proteínas normales del cuerpo, pudiendo destruirlas, de ahí vienen las llamadas enfermedades autoinmunes. Algunas las padecen no solamente las personas mayores, pues otras como la rigidez articular, trastornos reumáticos y ciertas formas de artritis son propias de la gente mayor. La función del sistema inmunitario es la de conservar la integridad química del cuerpo e identificar en los tejidos vivos la presencia de cualquier elemento extraño como células cancerosas, microorganismos o moléculas extrañas.

Por desgracia, su acción contra los virus suele ser muy ineficaz pues son muy pequeños (10 nanómetros, es decir, 0,00001 mm), acelulares e invaden otras células para sobrevivir, evitando ser detectados por el sistema inmune.

Teoría del orden que se desordena
Los defensores de esta idea sostienen que el desorden molecular creciente es producto de errores moleculares que a su vez causan la cascada de cambios en células, tejidos y órganos que llamamos envejecimiento. Las variaciones en la velocidad del desorden creciente en las moléculas que componen nuestros tejidos, puede ser la razón de que unos envejezcan más rápidamente que otros y que la velocidad del envejecimiento varíe de individuo a individuo. Quizá el aspecto emocional y mental es más importante que el orgánico.

TEORÍAS EVOLUCIONISTAS

En 1882 Weissmann propuso que el envejecimiento era un rasgo evolutivo, una adaptación, que tenía un propósito de evolución, de mejoramiento. Darwin había sugerido previamente que el envejecimiento era una característica que había surgido por la evolución. Los parámetros esenciales del envejecimiento como la supervivencia media o la longevidad son, según dijo, un rasgo intrínseco de cada una de las especies.

Las teorías evolucionistas se fijan en estos rasgos sin excluir cualquier otro, en tanto que las leyes básicas de la evolución se cumplen para todos ellos. Se trata de explicar el mecanismo exacto por el cual surge en el transcurso de la evolución el envejecimiento, y porqué se selecciona una determinada longevidad. La mayor parte de los teóricos actuales han descartado las teorías adaptativas del envejecimiento utilizando uno o varios de los siguientes argumentos:

1. Se considera imposible que el envejecimiento pueda ser una adaptación porque la teoría adaptativa está en conflicto con la teoría de la selección natural.
2. El envejecimiento tiene un efecto aparentemente pequeño o despreciable en la adaptabilidad del individuo.
3. No se ha demostrado la existencia de un mecanismo que explique la aparición de un rasgo antiadaptativo como el envejecimiento.
4. Se duda que el envejecimiento tenga una utilidad evolutiva.

Aunque estos argumentos son discutibles, no anulan en modo alguno el hecho de que los seres vivos tengan capacidad de modular su longevidad. Es más, consideran el envejecimiento como un mal y por ello lo tratan como una enfermedad.

En general, estas teorías coinciden de hecho en considerar el envejecimiento como un proceso natural programado. Sin embargo, llegados a un punto, se aprecia que el envejecimiento puede ser un precio "que hay que pagar" por otros rasgos que permiten una mayor adaptabilidad a los individuos, probablemente porque es producido por mecanismos que mejoran la eficiencia de otros sistemas del organismo.

La conclusión es que en toda adaptación indudablemente hay un progreso o un cambio, pero también un desgaste que no siempre se puede corregir.

Teoría de la muerte programada
El biólogo alemán August Weissman publicó en 1882 un artículo sugiriendo que la muerte programada era un rasgo genético desarrollado por la evolución (una adaptación) que había surgido gracias a la selección natural, porque producía un beneficio a la especie, aunque perjudicara a los individuos.

Weissman pensaba que eliminando los individuos más antiguos de la población, la muerte programada proporcionaba más recursos (como comida y hábitat) para los miembros más jóvenes. De esa forma se destinaba recursos a los animales más jóvenes, mejorando así la capacidad de evolución de las especies. La teoría de Weissmann pasa por alto un requisito implícito de la teoría de la selección natural: el que para que un rasgo pueda tener un valor selectivo, debe expresarse en forma tal que afecte a la capacidad reproductiva del individuo.

Teoría de la pleiotropía antagónica
Se debe tener en cuenta que el éxito evolutivo no se valora en términos de supervivencia, sino de éxito reproductivo. Así pues, un organismo muy longevo, pero con muy baja fertilidad, tiene un valor selectivo menor. Este dato no es adecuado para el ser humano, especialmente para el varón, pues su capacidad reproductiva le acompaña toda su vida y con determinados intervalos puede engendrar nuevos descendientes varias veces al mes. Dado que en el medio natural la probabilidad de llegar a viejo es muy variable, el valor selectivo del envejecimiento, como se argumentaba antes, es muy pequeño. En ausencia de presiones naturales, como por ejemplo en cautividad, la longevidad adquiriría rápidamente un beneficio en términos reproductivos. Pero en un escenario de elevada mortalidad, supuestamente, según esta teoría, la presión selectiva sobre algunos genes caería con el tiempo.

Este argumento fue expuesto por primera vez en la década de los 50 y 60 y desarrollado posteriormente por George C. Williams, quien lo sistematizó bajo el nombre de teoría de la pleiotropía. En ella da cuenta de los cambios correlativos que tienen lugar a lo largo de la evolución. Si la selección natural selecciona un rasgo controlado por un gen que a su vez determina otros rasgos, esos otros rasgos se verán también afectados por el proceso selectivo.

La propuesta de Williams es que el envejecimiento está provocado por el efecto combinado de muchos genes pleiotrópicos, cada uno de los cuales tendría un efecto beneficioso al principio de la vida del organismo, siendo más tarde adverso. Su inspiración surge de combinar y extrapolar los presupuestos de Haldane con la teoría de la acumulación de daño de Medaware, en cuanto a la afirmación de que los efectos adversos tendrían un efecto progresivamente menor en la adaptabilidad de un animal a medida que envejece.

Teoría del soma desechable
Esta idea fue formulada por Thomas Kirkwood a finales de los años 70 y posteriormente desarrollada por él mismo y Robin Hollyday. Hoy, la teoría es vista como un buen marco teórico para comprender el envejecimiento.

En su formulación actual, sería como sigue:

(1)El envejecimiento se debe a limitaciones que han surgido en el mantenimiento somático y la reparación, debido a que compite con ellas de forma prioritaria la reproducción.
(2) El envejecimiento, por tanto, es resultado de la acumulación durante la vida de daño en las células y tejidos.
(3) Contribuyen al envejecimiento múltiples mecanismos, todas las cuales están sujetas al mismo proceso de optimización.
(4) Los principales genes que determinan la longevidad y la tasa de senescencia son genes que especifican los niveles de funciones de mantenimiento (antioxidantes, estrés, etc.).
(5) El proceso de envejecimiento es obra del azar, pero la longevidad está programada..
(6) La longevidad máxima no está controlada por ningún tipo de reloj, pero si modulable, por ejemplo, modificando la exposición al daño o mejorando las funciones del mantenimiento corporal.

En estas conclusiones pronto se descubre una dicotomía entre la supervivencia y la reproducción. En esencia, para ser de alguna utilidad, el cuerpo debe sobrevivir al menos hasta la edad reproductiva. De nuevo las mujeres deberían salir perdiendo en cuanto a longevidad, lo que no es cierto.

De ahí se derivan costes para el mantenimiento de la vida, que consume la mayor parte del alimento tanto a nivel de organismo como a nivel celular. En este último caso, la elevada tasa de daño en el ADN y mutaciones tienen que ser corregidos mediante la síntesis e incorporación de nuevos principios –nutrientes- inmediatos.

Verificación de la teoría del soma desechable
Poniendo a prueba las predicciones antedichas, se debería establecer un equilibrio óptimo dentro de este compromiso en el que el mantenimiento del cuerpo se opone al éxito reproductivo. Varios hechos apoyan esta idea: Con excepciones existe una fuerte correlación inversa entre la fecundidad y la longevidad máxima (los ratones serían un ejemplo) y por el contrario, cuando existen factores que aumentan la longevidad, también parece disminuir la fecundidad. En el caso de las mujeres, cuya época fecunda acaba antes que la del varón, la teoría se cumple.

Todas estas teorías olvidan, de nuevo, el papel tan importante que cumple la mente y los sentimientos, en los procesos de envejecimiento y longevidad.

CAPÍTULO 10

NUESTRO CEREBRO Y LA EDAD

Lo que no envejece del mismo modo es el cerebro y posiblemente su capacidad para mejorar aumenta con la edad, salvo que lo dejemos atrofiar por carencia de nuevos estímulos. Si usted quiere conservar una plenitud mental hasta el día de su muerte le recomendamos la sencilla opción de darle trabajo a su cerebro, bien sea mediante nuevos aprendizajes, nuevos estímulos visuales o con el interés por todo lo que le rodea. No se dedique exclusivamente a su profesión, ni siquiera aunque sea médico o ingeniero, pues la atrofia cerebral y con ella el Alzheimer, le llegará si siempre hace lo mismo, tanto el carpintero, como el economista, el científico, como el obrero. Un dato que debe llevarle a reflexión es que los artistas, escritores, músicos o escultores, viven más años que los dedicados a las ciencias exactas, posiblemente porque la zona cerebral de su cerebro que les faculta para ello es más importante que la dedicada a la tecnología. Y lo mismo sirve para los filósofos, pensadores y clérigos, pues su mente está en plena ebullición durante toda la vida y su longevidad es notoria cuando comprobamos la larga vida de los patriarcas bíblicos. Aunque quizá el secreto está en el modo de buscar la felicidad de estos últimos, en ningún modo dependiente de los bienes económicos o el prestigio social.

Envejecimiento por deterioro a consecuencia del estrés

El conjunto de factores que están propuestos como determinantes en el proceso de envejecimiento normal y patológico, son muy variados, existiendo una interacción entre todos ellos que pueden completarse y a veces oponerse unos a otros.

No obstante lo señalado, aunque no se puede determinar en el nivel de conocimiento de la ciencia actual un nivel jerárquico entre los factores, es posible plantear que la personalidad pro-longeva puede ser el punto de unión porque promueve acciones concretas en la búsqueda de una vida larga y saludable. De esta manera, la eliminación de hábitos anti-longevos y el reforzamiento de los pro-longevos lograrán los objetivos propuestos.

A continuación, nos planteamos las bases sobre la que descansan estas conclusiones:

1. El organismo es susceptible de ser dividido en muchas partes, y una de las maneras que más se ajusta a este trabajo es la división en órganos y sistemas que realizan funciones específicas y sistemas que coordinan las funciones del organismo como un todo.
El primer sistema integrado por excelencia es el sistema nervioso que puede manejar información de modo tal que el organismo se adapte al medio ambiente. El sistema endocrino por el contrario, es un sistema de integración con acciones que requieren más tiempo para ser efectivas.
El sistema inmune por otra parte, está encargado de la defensa del organismo, mientras que también disponemos de una comunicación intercelular. En la senectud se producen cambios en las síntesis proteicas, en la función reproductora, así como una tendencia a padecer tumores de mama e hipofisiarios.
Las respuestas del sistema inmune al organismo envejecido resultan por otro lado desequilibradas, presentando en ocasiones inmunodeficiencias y en otras hiperinmunidad. Los estudios realizados con diversas técnicas demuestran que la desaparición o deterioro de células hipotalámicas que liberan factores que promueven la secreción de hormonas hipofisiarias, en especial la ACTH, están implicadas en el mecanismo de estas alteraciones.

De lo planteado anteriormente se desprende que hay que proteger a toda costa ese grupo de células minúsculas concentradas en la pequeña región que conocemos como hipotálamo. En segundo lugar, si la protección no fuera posible, sería necesario el empleo de otras técnicas para tratar de suplantar las funciones perdidas.

Corresponde ahora analizar el mecanismo posible que culmina con la disminución celular a nivel hipotalámico y con la consiguiente presentación de alteraciones propias del envejecimiento. Una de las alternativas más probables es que como consecuencia del estrés crónico mantenido, de origen físico o mental, se presentan alteraciones que finalizan con el deterioro de las células hipotalámicas. El estrés es una reacción compleja coordinada por el sistema neuroendocrino inmune, en la que el organismo puede adaptarse y responder a un estímulo muy intenso, pero con frecuencia el precio que paga es muy caro ya que la energía que se utiliza en la respuesta al estímulo se repone sólo parcialmente. En términos energéticos, si el estrés se mantiene de forma crónica, la pérdida resulta en un deterioro lógico que debilita al organismo, haciéndolo proclive a padecer enfermedades y acercar por tanto el instante de la muerte. No obstante, el estrés es en esencia un mecanismo adaptativo ante los conflictos.
Un estrés mantenido con una dieta antilongeva, provoca un envejecimiento acelerado del organismo. En oposición y como dato a tener en cuenta, veremos que a lo largo de la historia miles de personas longevas han pasado años de penurias y sufrimiento, tal y como sabemos ocurrió con los sobrevivientes al Holocausto y guerras cruentas. La explicación a esto es que es más importante la adaptación a las circunstancias adversas que gozar de una vida y ambiente óptimos.
La personalidad pro-longeva es resistente ante los estímulos de estrés y por consiguiente el método más lógico de ataque parece ser el de reforzar los hábitos pro-longevos y eliminar los anti-longevos.

La cuestión estriba en cómo realizar un proceso que culmine en el establecimiento de nuevos hábitos pro-longevos. Esto resulta complejo, ya que estos se han establecido en la historia individual de cada sujeto, en las manos de una sociedad dada, siendo difícil establecerlos como una norma general.

2. De todos estos factores el más estudiado es la alimentación, pero lo único completamente demostrado es que la restricción calórica en la dieta parece prolongarle la vida a los animales y a los humanos. No obstante, aunque el factor alimentación es el más conocido, no quiere decir que sea el más importante y determinante. Sabemos con certeza que hay alimentos claramente perjudiciales, pero no es probable que una alimentación exclusivamente a base de alimentos biológicos sea tan decisiva para la longevidad como se pretende. Para la salud con seguridad, pero tenemos dudas en cuanto a su influencia en la longevidad.

3. La personalidad pro-longeva con sus características de alta resistencia ante el estrés y con hábitos saludables, puede ser el factor de unión entre los restantes. Los hábitos de tal personalidad representan la suma de los factores que determinan una alta longevidad. La personalidad anti-longeva por otro lado representa su antítesis y en ella están presentes muchos hábitos tóxicos. En realidad, resulta difícil encontrar una personalidad pro-longeva al 100 %, así como una completamente anti-longeva.
Sobre la base de lo anterior una línea de acción lógica sería la del reforzamiento de hábitos y características pro-longevas y la eliminación de los anti-longevos. No obstante, el elemento individual resulta determinante con independencia de que en toda la personalidad existan factores hereditarios y adquiridos.
El modo de operar de la personalidad longeva es lograr un estilo de vida saludable que nos conduzca al camino que han recorrido otros centenarios, probablemente logrando un ajuste neuroendocrino e inmunológico.

CAPÍTULO 11

TEORÍA SOBRE LOS TELÓMEROS

La palabra *telómero* procede del griego *telos* (final) y *meros* (parte). Se refiere a los extremos de los cromosomas que se encuentran en el núcleo de las células. Allí, en el ADN, se encuentran los genes, la información vital del cuerpo humano.

Los telómeros están constituidos por otras unidades más cortas denominadas nucleótidos, con gran contenido en *timina* (T) y *guanina* (G), ambas imprescindibles para el ADN y el código genético.

Los telómeros se comportan como relojes o temporizadores de la célula, al definir el número de divisiones celulares y, posiblemente, determinar el momento de su muerte, esto es, su longevidad. La muerte celular se produce porque el ADN contenido en los telómeros no se replica en su totalidad durante la duplicación, ya que hay una enzima, la *ADN-polimerasa*, que no tiene capacidad para copiar todos los genes contenidos en los cromosomas, perdiéndose en cada *mitosis* una información vital de supervivencia a causa del acortamiento paulatino de los telómeros. Cuanto más cortos, menos información albergan, y sin información muchos de los procesos de restauración corporal no se pueden realizar. Es como si nuestras células perdieran parte de su memoria.

Realmente los telómeros protegen los extremos de los cromosomas, impidiendo así que se alteren los genes que están situados en las retorcidas moléculas de doble hélice de ADN que les albergan. Cuando están en su total longitud y estabilidad, nuestros datos genéticos están protegidos y hacen posible que las células se dividan, manteniendo la información para evitar el envejecimiento y la malignización de las células que pudiera llevar al cáncer.

Se detectan como una fluorescencia en los extremos de los cromosomas.

En su aspecto los telómeros se han comparado con las puntas de plástico de los cordones de los zapatos, ya que impiden que los extremos de los cromosomas, las hebras finales, se deshilachen y se peguen entre sí, que mezclen su información genética y ocasionen el cáncer, además de muchas enfermedades degenerativas y, finalmente, la muerte. Sin embargo, cada vez que una célula se divide, los telómeros se acortan y, cuando llegan a ser demasiado cortos, la célula ya no puede dividirse y se vuelve inactiva o envejecida, e incluso muere a causa de la pérdida de información. No obstante, los telómeros no se acortan con la edad en tejidos tales como el músculo del corazón, ni en las células que no se dividen continuamente.

Más ampliamente, diremos que los telómeros protegen a los cromosomas, apoyan la trascripción exacta del ADN, y se acortan durante la división celular. Eventualmente, el telómero es demasiado corto para permitir una nueva mitosis, lo que podría causar el fin de la capacidad mitótica o límite de Hayflick. Por el contrario, hay células inmortales que previenen el acortamiento de los telómeros gracias a la actividad de una enzima, la telomerasa. Se trata de las células cancerosas que son inmortales. Esta telomerasa se encuentra en casi toda célula cancerosa humana, pero no en las células humanas normales mortales.
La capacidad finita para dividirse en cultivo es una característica de todas las células normales. Se las cultive in vitro o in vivo son mortales, mientras que las células cancerosas son inmortales en ambas circunstancias.
Parece que las células anormales inmortales han hallado una forma de impedir el acortamiento de sus telómeros en cada división, confiriéndoles de esta manera inmortalidad. Las células inmortales como ya se ha dicho, producen la enzima llamada telomerasa, que fabrica más telómero. Los autores de esta teoría han sido galardonados con el premio Nóbel.

Cuando los cromosomas eucarióticos condensados se visualizan en un microscopio de luz, vemos que son esencialmente estructuras lineales con nada que distinga los extremos del resto del cromosoma. O sea, el telómero no es visible. Por lo tanto, los primeros citólogos no tenían ninguna necesidad de nombrar de manera específica esta parte del cromosoma.

La sugerencia inicial es que los extremos de los cromosomas tenían características especiales para sellar el extremo de los cromosomas, por así decirlo, y que por alguna razón un cromosoma puede no persistir indefinidamente sin tener por lo tanto sus extremos sellados.

Cuando en la década de 1970, se descubre los mecanismos de replicación del ADN, se averigua que se requiere un cebador de ARN para la iniciación de este proceso, pero que se puede perder. La pérdida de 10 ó 12 nucleótidos (o más, si el último cebador no está colocado en el final) en cada división celular, plantea problemas importantes para la larga vida de las células eucariotas multicelulares, especialmente en los seres humanos y posteriores generaciones. De hecho, la pérdida de secuencias terminales resultantes del problema de replicación terminal, llevaría a la senescencia.

Si analizamos los telómeros con un microscopio de campo oscuro, vemos que los complejos de nucleoproteínas que físicamente protegen los extremos de los cromosomas eucariotas, tiene una larga y fascinante historia. El reciente resurgimiento de la biología de los telómeros nos llevó a recapitular esta historia para proporcionar antecedentes y el contexto de las investigaciones actuales que abordan cómo las plantas mantienen un genoma estable. Aunque muchos de los aspectos fundamentales de la biología de los telómeros fueron descubiertos por primera vez en ciliados u hongos, la investigación de los telómeros nos permite hacer preguntas básicas en un organismo multicelular con un desarrollo complejo y excelentes herramientas genéticas.

Cuando en 2009 se concedió el Premio Nobel de Medicina a Carol W. Greider, Jack W. Szostak y Elizabeth H. Blackburn por el descubrimiento de la telomerasa, nadie era consciente del enorme avance que ello suponía en los procesos de envejecimiento. Sin pretenderlo habían descubierto las bases de la eternidad o, al menos, de la gran longevidad y la salud. Además, diversos estudios posteriores pusieron de manifiesto la relación de la telomerasa con enfermedades hereditarias, incluidos ciertos tipos de anemia aplásica congénita, en las que las divisiones celulares insuficientes en las células madre de la médula ósea conducen a la anemia grave. Asimismo, la relacionaron con ciertas enfermedades hereditarias de la piel y los pulmones.

La misión de los telómeros, al estar situados en los extremos de los cromosomas, es variada: les protegen de posibles fusiones entre ellos, mantienen la forma idónea en los cromosomas y evitan la degradación de la parte interna y, como consecuencia, del ADN. Las células, en su conjunto, son viables gracias a sus extremos.

Hasta ahora se creía que el acortamiento de los telómeros era una fase esencial para el envejecimiento programado, y su acortamiento progresivo era tomado casi como una ley natural. No obstante, conforme se va produciendo este acortamiento, el proceso de división celular se realiza con mayor dificultad y el ADN no es replicado de manera completa. Aunque los telómeros no tienen información genética, participan en el reconocimiento de las lesiones del ADN.

La expresión de los genes en los cromosomas curados suele ser estable, por lo menos hasta la próxima generación.

Biología, estructura y función

Los telómeros contienen secuencias de ADN localizadas en los extremos lineales de los cromosomas de la mayoría de los organismos eucariotas y compensan la replicación del ADN incompleto en los extremos cromosómicos.

En la mayoría de las células procariotas, los cromosomas son circulares y por lo tanto no tienen extremos que pudieran sufrir una terminación prematura en la replicación. Un pequeño número de los cromosomas bacterianos (tales como los de Streptomyces y Borrelia) son lineales y poseen telómeros, pero son muy diferentes de los cromosomas eucariotas en estructura y funciones. En los organismos multicelulares eucariotas, la telomerasa está activa de forma perenne sólo en las células germinales, las células madre y ciertas células blancas de la sangre.

En las células de la sangre humana, la longitud de los telómeros varía desde 8.000 pares de bases en el nacimiento hasta 3.000 pares de bases con la edad y desciende hasta 1.500 en las personas de edad avanzada.

Cada vez que una célula se divide, una persona pierde un número variable de pares de bases en los extremos de los telómeros de la célula. No hay un número de divisiones celulares igual entre los seres humanos. Se calculan por término medio unas 2.000, dependiendo, como hemos dicho, de los telómeros, su longitud, energía e información disponible. Con los telómeros más cortos las células se vuelven senescentes, mueren o sufren daños genéticos que pueden causar cáncer.

Los telómeros, además de prevenir el deterioro de los extremos de los cromosomas, evitan que éstos se fusionen entre sí. Sin embargo, cada vez que una célula se divide, parte de la estructura de los telómeros se pierde (por lo general, de 25 a 300 pares de bases por división) y cuando los telómeros se hacen demasiado cortos, el cromosoma alcanza una longitud crítica y ya no se puede replicar. Esto significa que una célula envejece y muere por el proceso denominado apoptosis. El proceso se ve acelerado por la presencia de los radicales libres que se producen por el oxígeno, el cual, una vez dentro de las células, participa en la formación de energía.

Durante este proceso da lugar a moléculas tóxicas conocidas como especies reactivas de oxígeno (ROS). Los estudios in vitro han demostrado que los telómeros son altamente susceptibles al estrés oxidativo, causado por un desequilibrio entre la producción de oxígeno reactivo y la capacidad de un sistema biológico para detoxificar rápidamente los reactivos intermedios o reparar fácilmente el daño resultante. El ejercicio físico intenso y prolongado es uno de los mayores causantes de ello, además del estrés.

El acortamiento de los telómeros debido a los radicales libres explica la diferencia entre las pérdidas estimadas por división debido al simple problema de replicación (aproximadamente un acortamiento de 20 pb) y las tasas reales de acortamiento de los telómeros (50-100 pb) cuando acontece simultáneamente con la presencia de los radicales libres.

El desgaste de los telómeros en el transcurso de los ciclos celulares ocasiona un debilitamiento de los cromosomas, los cuales se vuelven inestables. Las células, al carecer entonces de la información vital, no son capaces de duplicarse, no se comunican con el resto y se apartan deliberadamente en un proceso de apoptosis o muerte celular programada. Paradójicamente, algunas células cancerosas reactivan la actividad de la telomerasa y favorece la proliferación de células malignas duplicadas.

La creencia general es que el acortamiento constante de los telómeros con cada replicación de las células puede desempeñar un papel decisivo en el envejecimiento y en la prevención del cáncer, ya que los telómeros actúan como una especie de retardo en el tiempo, evitando que se pierda la información genética vital que posee la célula después de las divisiones.

Sin telómeros, la parte principal del cromosoma –la zona distal que contiene los genes esenciales para la vida– se hace más corta cada vez que una célula se divide.

Los telómeros permiten que las células se dividan sin perder los genes. Esta división es necesaria para que crezca la nueva piel, la sangre, los huesos y otras células, cuando sea necesario.

Cuando se acortan los telómeros, los extremos de los cromosomas podrían perderse y degradar el mapa genético de la célula, lo que haría que la célula funcionara mal, anárquicamente, y podría derivar en un cáncer y producir la muerte.

Cuando se produce dicha pérdida de los cromosomas, y debido a que un ADN roto es peligroso, la célula tiene la capacidad de detectar el daño cromosómico y repararlo. Esto ocurre habitualmente, pero con el paso de los años la reparación no es completa y el deterioro celular es notorio. No obstante, la célula, en su intento por sobrevivir, trata de reparar el daño o de adaptarse, ya que, de no hacerlo, con el tiempo no podría dividirse y moriría, y con ella la información que contiene. Es como si un programa informático careciera de datos correctos o de algunos de los datos iniciales, o como si el procesador funcionase defectuosamente.

Acortamiento y alargamiento de los telómeros

Cuando se efectúa una copia celular, la maquinaria molecular para reproducir los cromosomas -para que cada célula tenga una copia- no puede alcanzar los extremos. Ésta es inherentemente una deuda imposible de pagar, e implica que cualquier material genético al final de un cromosoma con información significativa para la célula, se perderá. Los telómeros impiden que pase esto y mantienen los tres ladrillos que constituyen el ADN: timina, citosina y guanina.

Por consiguiente, y aunque la reducción del ADN con cada división no es significativa, por lo menos hasta que se alcance cierto límite, cuando los telómeros se quedan cortos, aparecen problemas asociados con el envejecimiento.

Las células alcanzan un punto donde interpretan como daño irreparable el acortamiento de los telómeros, y reaccionan impidiendo que el tejido se regenere.

Cuando una célula se divide los telómeros también se reproducen, pero primero es la división y luego los telómeros, lo que contribuye a la reducción de los telómeros y las proteínas asociadas en este proceso.

Los telómeros se acortan en parte debido a un problema final de replicación que se muestra solamente en el ADN en las células eucariotas. Estas células están rodeadas, protegidas, de una membrana celular y contienen el material hereditario, y no existen más datos que aquellos que contienen las células en su núcleo.

La replicación del ADN no comienza en un extremo de la cadena sino en el centro. En ese momento, secuencias cortas de ARN actúan como iniciadoras en la cadena un poco más adelante de donde comenzó la replicación y, así, la enzima ADN polimerasa puede empezar la replicación en ese punto y llegar al final del sitio de iniciación. Esto causa la formación de fragmentos de Okazaki, cadenas cortas de ADN recién sintetizadas en la hebra discontinua, mientras que se adjuntan más cebadores de ARN y forman una nueva cadena de ADN. Finalmente, el último cebador de ARN se une y sella los huecos entre los fragmentos de Okazaki. Con el fin de transformar el ARN en ADN, debe haber otra cadena de ADN enfrente del cebador de ARN. En última instancia, el ARN es destruido por enzimas que degradan cualquier ARN que quede en el ADN. Así, una sección del telómero se pierde durante cada ciclo de replicación en el extremo de la hebra retardada.

Nuestro organismo se defiende, pues no le gusta el envejecimiento, y las bacterias eliminan ADN usando cromosomas circulares, y sólo las copias al final se enfrentan al problema.

El descubrimiento de repeticiones simples en los extremos de los cromosomas de levadura, confirmó que los extremos de los cromosomas eucarióticos más grandes tenían una estructura similar. Presumiblemente, estas simples repeticiones de alguna manera defienden a los cromosomas contra el problema de la replicación terminal y otras agresiones a su integridad.

Uno de los más sorprendentes avances en la estructura de los telómeros fue el descubrimiento de que con la ayuda de la TRF2, una proteína de unión al ADN de los telómeros, puede ayudar a ocultar el extremo de la molécula y evitar el daño al ADN.

El ADN telomérico se recubre con proteínas especializadas para proteger el terminal del cromosoma y la ruptura de la doble cadena. Debido a que una función clave de los telómeros es evitar que los extremos de los cromosomas naturales formen asociaciones de extremo a extremo, la presencia de estas proteínas de reparación del ADN contribuye a la estabilidad del genoma, actuando como centinelas para vigilar la integridad de la tapa de los telómeros. Sin embargo, con frecuencia estas mismas proteínas de de reparación del ADN pueden ser reclutadas para los telómeros debido a su parecido con roturas de la doble hebra, y actúan inhibiendo las vías de reparación, en lugar de activarlas.

Sobre las células y los telómeros

Todas las células somáticas humanas normales tienen un número finito de veces que pueden dividirse (Hayflicky) cuando se alcanza este límite (50 aprox.), las células se describen como senescentes celulares. El acortamiento de los telómeros se ha atribuido como un mecanismo principal para el envejecimiento celular y para la falta de funciones celulares asociadas con el envejecimiento.

A diferencia de lo que se ve en la mayoría de las células somáticas, en las células T activadas, la actividad de la telomerasa se regula al alza, lo que resulta en un aumento de la longitud de los telómeros. Sin embargo, este breve período de inducción de la telomerasa solo retrasa la senescencia celular. Naturalmente, existe un gran interés en encontrar inductores de telomerasa que puedan ayudar a retrasar la aparición del envejecimiento celular. Hay varios nutrientes y plantas medicinales (nutracéuticos) que pretenden aumentar la salud de las personas y retrasar la aparición del envejecimiento celular. Se han probado, además del astrágalo y la vitamina D3, el resveratrol y cycloastragenol por su capacidad para mejorar las funciones de las células T in vitro. En este estudio, se ha evaluado el efecto de estos compuestos sobre la capacidad proliferativa celular, los niveles de actividad de la telomerasa, los marcadores de superficie y la secreción de citoquinas de células T CD4 y CD8 humanas.

En las células somáticas humanas, incluidos los linfocitos T, los telómeros se acortan progresivamente con cada división celular, lo que finalmente conduce a un estado de senescencia celular. La expresión ectópica de la telomerasa ocasiona una extensión de su vida replicativa, sin inducir cambios asociados con la transformación, ni siquiera en el ADN. Sin embargo, aún se desconoce si las células somáticas que sobreexpresan la telomerasa son fisiológicamente indistinguibles de las células normales. La conclusión, es que los mecanismos alternativos de detención del crecimiento permanecen intactos y regulan el potencial de crecimiento de las células, independientemente de su estado de telómeros.

Como la mayoría de las células somáticas humanas, los linfocitos T también tienen una vida útil limitada. Se someten a senescencia replicativa después de 30–70 duplicaciones de la población, al menos in vitro, y permanecen vivas siempre que se agregue periódicamente IL-2 (interleucina 2), una citoquina con funciones muy diversas dentro de la inmunidad.

Al entrar en el estado de senescencia, las células experimentan una gran cantidad de cambios en la morfología con el aumento del volumen celular y la pérdida de la forma original, acompañada por alteraciones estructurales irreversibles en la heterocromatina nuclear, y se cree que juega un mecanismo protector contra el desarrollo de tumores.

Cuando estudiamos la actividad de la telomerasa y la longitud de los telómeros en PBMC (célula mononuclear de sangre periférica, caracterizada por poseer un único núcleo redondo, como los linfocitos o los monocitos), y otras células T obtenidas de pacientes con dermatitis atópica y psoriasis y otros normales, se observó que la actividad de la telomerasa aumentó significativamente en las PBMC de los pacientes enfermos, en comparación con las PBMC de los donantes normales. A su vez, la longitud de los telómeros se redujo significativamente en todos los subgrupos de células T, tanto de la dermatitis atópica como de los pacientes con psoriasis, en comparación con los individuos normales. Además, se encontró que la longitud de los telómeros es significativamente más corta que los mismos subgrupos de células de los controles normales. En conclusión, el aumento de la actividad de la telomerasa y la reducción de la longitud de los telómeros, indica que los linfocitos T en la dermatitis atópica y la psoriasis se estimulan crónicamente y tienen un aumento del recambio celular in vivo.

Longevidad

Los interesados en la prolongación del promedio de la vida humana, cifrado todavía en los 79-85 años de edad, promueven la idea de alargar los telómeros en las células a través de su activación temporal mediante la telomerasa y otras drogas, aunque los expertos en medicina natural aseguran que ya manejan desde hace muchos años productos naturales con el mismo fin y resultado.

Ambos razonan que prolongar la vida humana es factible y necesario, aunque ello obligaría a cambiar los presupuestos del Estado, las pensiones y la edad de jubilación, así como a habilitar un nuevo mundo dedicado al ocio de las personas mayores.

Sin embargo, hay varias cuestiones que aún deben ser aclaradas. En primer lugar, no está comprobado que baste simplemente con alargar los telómeros para prolongar la vida; hay otros factores que deben ir unidos. Al mismo tiempo, lo que sí parece cierto es que el acortamiento de los telómeros lleva al envejecimiento. Otras investigaciones realizadas sobre las aves marinas más longevas indican que el alargamiento de los telómeros aumenta su calidad y años de vida, pero es más eficaz en las primeras fases del envejecimiento.

Otro estudio demostró que la causa del menor tiempo de vida en los animales clonados coincidía precisamente con un acortamiento de sus telómeros.

No menos interesante es la hipótesis de que hay un paralelismo entre la supresión del tumor canceroso y la capacidad de reparación de los tejidos, por lo que el alargamiento de los telómeros podría retardar el envejecimiento y mejorar las enfermedades tumorales.

Según las personas galardonadas con el Premio Nobel de Medicina de 2009, "hay evidencias científicas que muestran que, en el caso de las células, la telomerasa es suficiente para hacer una célula inmortal; es la fuente de la inmortalidad".

En 2008, se realizó un estudio en 30 hombres con bajo riesgo de cáncer de próstata y los cambios en los telómeros según su estilo de vida. A los hombres se les pidió realizar varios cambios de estilo de vida, incluyendo asistir a un retiro de tres días, comer una dieta baja en azúcares refinados y rica en alimentos integrales, frutas y verduras, con sólo el 10% de calorías derivadas de la grasa, y la participación en varias otras actividades, como el ejercicio aeróbico moderado, técnicas de relajación y ejercicios de respiración.

Los niveles de telomerasa se midieron al inicio del estudio, y de nuevo después de 3 meses. Los investigadores descubrieron que, en los 24 participantes con datos suficientes para el análisis, la telomerasa en la sangre se había incrementado en un 29%. ¿Qué habría pasado si la buena calidad de vida se hubiera prolongado durante años?

Los autores comentan que "Las implicaciones de este estudio no se limitan a los hombres con cáncer de próstata. Cambios globales del estilo de vida puede provocar mejoras en la telomerasa y los telómeros que pueden ser beneficiosos para la población en general". En una nota, los autores señalan la relación entre los cambios del estilo de vida y el aumento de la actividad de la telomerasa. Los datos obtenidos se resumieron como una "asociación significativa, en lugar de hablar de causalidad", a la espera de que se completen estudios más amplios.

Medición de los telómeros

Actualmente se emplean varias técnicas para evaluar la longitud promedio de los telómeros en las células eucariotas. El método más ampliamente utilizado es el de medir los fragmentos de restricción terminales (TRF), lo que implica la utilización de un elemento radiactivo y un oligonucleótido sonda. Otro método, denominado Q-FISH, consiste en la aplicación de un compuesto fluorescente in situ.

El flow-FISH es una adaptación de la técnica Q-FISH, y utiliza un citómetro de flujo para medir la fluorescencia media de una población de células, lo que reduce los requisitos de mano de obra y aumenta la reproducibilidad. La citometría de flujo es una técnica de análisis celular que implica medir las características de dispersión de luz y fluorescencia que poseen las células cuando se las hace pasar a través de un rayo de luz.

El análisis ESTELA proporciona una resolución mucho más alta que las anteriores técnicas de análisis de la longitud del telómero.

Debido a que se pueden utilizar cromosomas específicos, las investigaciones pueden dirigirse a determinados extremos de los telómeros. Esto es algo que no es posible con el análisis TRF. Sin embargo, los telómeros mayores de 25 Kb no pueden ampliarse y hay un sesgo hacia los telómeros más cortos. Esto puede ser problemático cuando se analizan las líneas celulares con telómeros grandes y heterogéneos, mayores de 50 Kb.

Telómeros y envejecimiento

En la concepción, nuestros telómeros empiezan con 15.000 pares de bases. Al nacer, el embrión se divide tantas veces que el telómero puede acabar con unos 10.000 pares de bases. Durante el resto de nuestras vidas perdemos otros 5.000 pares de bases, y cuando bajan a 3.000-5.000 la mayoría de nosotros ya estamos muertos. Cuando los telómeros se vuelven muy cortos, críticamente cortos, las células no pueden dividirse más y se vuelven senescentes y mueren.
Se ha demostrado que el estrés acorta los telómeros. También los radicales libres los acortan, y, por tanto, disminuyen la longevidad celular. Los pacientes con telómeros más cortos en sus células inmunológicas tienen el doble de riesgo de morir de enfermedad cardiovascular que los pacientes con telómeros más largos. Las personas de 100 años con buen estado de salud tienen telómeros significativamente más largos que aquellas que tienen problemas de salud.
Los leucocitos tienen cierta preferencia por los telómeros largos, por lo que han sido considerados como un marcador del envejecimiento biológico.

La longitud de los telómeros está determinada de forma predominantemente genética (los telómeros son más largos en las personas de padres longevos), pero existen otros determinantes conocidos: la edad (los telómeros son más cortos en las personas mayores) y el sexo (son más cortos en los hombres.

Probablemente esto es debido a que los telómeros se desgastan más rápidamente en los hombres que en las mujeres, posiblemente por la emisión del semen. No existen pruebas en hombres castos y que no tienen eyaculación.

Las pruebas sugieren que unos niveles elevados de estrés oxidativo y las inflamaciones aumentan aún más el acortamiento.

En un estudio se encontró que al separar a las personas en dos grupos en función de la longitud del telómero, los que poseen telómeros más largos viven 5 años más que aquéllos con telómeros más cortos. Esto sugiere que se podría aumentar la vida útil y la supervivencia global mediante el aumento de la longitud de los telómeros. El problema es que incluso las personas con telómeros más largos siguen experimentando acortamiento de los telómeros con la edad. ¿Cuántos años pueden ser agregados a nuestra vida si seguimos manteniendo la longitud de los telómeros? Los investigadores creen que 10 años y tal vez 30 años más de la edad media. Si a este efecto sumamos una vida saludable, se calcula que al menos se podría prolongar la vida hasta 50 años de promedio. Ya estamos cerca de los 120 años de vida prometidos.

Una vez que una persona es mayor de 60 años, el riesgo de muerte se duplica con cada 8 años de edad. Así, a los 68 años de edad, tiene el doble de probabilidad de morir dentro de un año, en comparación con alguien de 60 años de edad. No obstante, aunque las personas mayores tienen un mayor riesgo de muerte, sólo un 6% de dicho riesgo se debe únicamente a la edad cronológica. La longitud del telómero y el sexo, además de la calidad de vida y los factores psicológicos, constituyen los factores principales.

Otras de las causas principales del envejecimiento son el estrés oxidativo, el daño ocasionado al ADN por la carencia de aminoácidos, y las grasas saturadas.

Estos efectos oxidativos se producen normalmente cuando respiramos, y también como resultado de inflamaciones, infecciones, y del consumo de alcohol y tabaco. En un estudio, en el que se emplearon sustancias naturales que neutralizan los oxidantes, la vida útil y la supervivencia aumentaron un promedio del 44%.

Otro factor de envejecimiento es la glicación o reacción de Maillard, que puede alterar al ADN. El problema se agrava a medida que envejecemos, pues con el paso del tiempo la glicación puede hacer que los tejidos del cuerpo funcionen mal, lo que puede derivar en la enfermedad y la muerte. Esto puede explicar por qué, según indican los estudios, restringir la ingesta de calorías prolongaría la vida útil. Cuanta más recursos energéticos empleemos en el metabolismo de los alimentos, menos longevidad. Y esto es especialmente intenso si tomamos calorías poco antes de acostarnos. Durante la noche, la energía disponible que debería utilizarse para la reparación de los tejidos, incluidos los telómeros, se emplea en el metabolismo de la digestión.
Por tanto, si sumamos el estrés oxidativo, la glicación, el acortamiento de los telómeros y la edad cronológica –junto con varios genes–, ya tenemos la causa del envejecimiento. Además, también habría que considerar el convencimiento de que todos acabaremos envejecidos y que éste es un proceso irreversible y no deseado. Envejecemos, podríamos decirlo así, porque estamos seguros que así debe ser. Con este pensamiento programamos a nuestras células para el deterioro.

Entre las personas mayores de 60 años, aquéllos con telómeros más cortos eran 3 veces más propensos a morir por enfermedad cardíaca y tenían 8 veces mayor probabilidad de morir de enfermedades infecciosas. El fatalismo del envejecimiento, en la creencia que es inevitable y destructivo, sería una causa aún más importante que los cambios biológicos.

Aunque el acortamiento de los telómeros se ha relacionado con el proceso de envejecimiento, no se sabe todavía si los telómeros más cortos son sólo un signo de envejecimiento –como el pelo gris– o si, en realidad, contribuyen al envejecimiento. No obstante, lo que se sabe con certeza es que si se conserva su longitud el proceso de envejecimiento se detiene y puede ser reversible.

Envejecimiento celular

Si miramos dentro de cada una de nuestras células, encontramos que tienen 23 pares de cromosomas y en cada cromosoma observamos una estructura en forma de doble hélice que es el ADN, formado a su vez por proteínas. Aquí es donde se encuentra la información genética que se transmite de padres a hijos y que determina el aspecto físico, pero también la predisposición a padecer enfermedades.

En la etapa de crecimiento, nuestro cuerpo va construyéndose y reparándose más rápidamente de lo que se destruye. Posteriormente, hay un equilibrio entre el desgaste y la reparación, y después la recuperación es más lenta que el desgaste, aunque depende mucho del estado físico anterior. El conjunto de sistemas orgánicos (digestivo, respiratorio, urinario, genital y cardiovascular) entra en una disfunción, y la eliminación de las células dañadas supera a la proliferación de células nuevas.

Con todo ello, en el envejecimiento el organismo entra en una fase de adaptación, y los órganos y sistemas vitales reciben una ayuda extra, pero a costa del abandono parcial de las partes no vitales. Se dedica más energía y oxígeno a los órganos vitales que a los no vitales, como la piel, el pelo o la vesícula biliar, por ejemplo.

Las situaciones de estrés moderado ayudan a mejorar la salud, mientras que cuando el estrés es intenso y continuado la sobrecarga impide que esos órganos y sistemas desempeñen la función que les corresponde, con lo que comienza a declararse la enfermedad funcional y posteriormente la tisular. Sin embargo, en teoría, incluso entonces el proceso es reversible, siempre y cuando el organismo siga disponiendo de la información que necesita. Ahí es donde entran los telómeros restaurados que seguirán disponiendo de un ADN correcto. Estas zonas, constituidas por secuencias de ADN altamente conservadas y con proteínas asociadas que tienen funciones importantes, proporcionan principalmente la protección, replicación y estabilización de la parte distal del cromosoma.

Cuando los telómeros alcanzan un tamaño crítico tienen dificultades para separarse durante la mitosis, lo que genera asociaciones teloméricas e inestabilidad cromosómica, fusiones y pérdidas. Las células con dicha inestabilidad cromosómica estarían relacionadas con un aumento en la probabilidad de producir errores capaces de generar cambios genéticos de importancia que producirían un desarrollo anormal o neoplásico. De continuar, se produce incapacidad para dividirse, para sobrevivir, lo que conlleva la apoptosis o muerte celular. Con frecuencia, estas células carentes de la información adecuada entran en lo que podríamos considerar como un estado de locura y se convierten en malignas. Las proteínas TRF2 y POT1 pueden desempeñar un papel crucial en la reparación del ADN y ambas son parte de un complejo de proteínas llamado shelterin. Se unen específicamente a los telómeros y protegen los extremos de los cromosomas para que no sea dañado el ADN.

Cuando hay una ruptura en un cromosoma o cuando los telómeros se acortan, la célula activa una respuesta, deja de dividirse y reasigna recursos para reparar el ADN, empleando varios mecanismos.

Una de estas vías trata de restaurar la doble cadena rota, para lo cual busca un ADN monocatenario, que sea capaz de formar un solo hilo. Esta serie de eventos pueden ocurrir en cualquier lugar del cromosoma, pero la reparación del daño en el ADN debe ser una respuesta específica en los telómeros dañados y depende, en gran medida, de las vías de señalización de la respuesta al daño en el ADN. La única forma de realizarlo es mediante el uso de los telómeros.

¿Por qué los telómeros se acortan cada vez que una célula se divide?

Antes de que una célula comience a dividirse, los cromosomas se duplican en su interior, de manera que cada una de las dos nuevas células contenga un material genético idéntico. Un cromosoma con dos hebras de ADN debe descansar y separarse. En ese momento, una enzima (ADN polimerasa) empieza a producir dos nuevas hebras de ADN, lo que se consigue con la ayuda de pequeños fragmentos de ARN. Cuando cada nueva cadena se ha completado, resulta un poco más corta que la cadena original porque se necesitaba espacio para ese pequeño fragmento de ARN. Es como el espacio que ocupa el barnizador cuando está reparando el suelo.

¿Hay algo que contrarreste el acortamiento del telómero?

En las células jóvenes, la telomerasa mantiene los telómeros a salvo de un desgaste prematuro; pero, a medida que las células se van dividiendo sucesivamente, va faltando telomerasa, de modo que los telómeros se acortan y comienza el envejecimiento de las células. La telomerasa se mantiene activa en el esperma y los ovarios, y se transmite de una generación a la siguiente. Si las células reproductivas no tuvieran la telomerasa cualquier organismo con estas células pronto se extinguiría. Las células normales de la epidermis humana también presentan actividad telomerasa.

Telómeros y cáncer

Cuando una célula empieza a convertirse en cancerosa, se divide con mayor frecuencia y sus telómeros se acortan cada vez más, lo que finalmente ocasiona la muerte. Sin embargo, con frecuencia las células cancerosas intentan evitar su muerte mediante la activación de la telomerasa, que impide que sus telómeros sigan acortándose. Los estudios han encontrado telómeros reactivados en muchos tipos de cáncer, incluyendo el de páncreas, hueso, próstata, vejiga, pulmón, riñón, y de cabeza y cuello. La medición de la telomerasa puede ser una nueva forma de detectar el cáncer y su actividad.

De esta forma, se establece la paradoja de que el alargamiento de los telómeros puede tanto alargar la vida como prolongar el cáncer. Éste es el campo en el que se mueve ahora la biología molecular, realizando una selección de las células perjudiciales y reprimiendo la acción de la telomerasa en dichas células para detener el cáncer, mientras que aumenta su producción en las células sanas. El bloqueo indiscriminado de la telomerasa podría perjudicar la fertilidad, la cicatrización de heridas y la producción de células sanguíneas y del sistema inmunológico. Pero debemos aclarar que la telomerasa no induce el cáncer. Es más, en enfermos que padecen una disminución drástica de la telomerasa, se encuentran más casos graves de cáncer.

Las células cancerosas –como cualquier otra– requieren de un mecanismo para mantener su ADN que les permita continuar dividiéndose indefinidamente. La elongación del telómero o su mantenimiento es uno de los pasos claves en la inmortalización celular y puede ser utilizado como un marcador de diagnóstico en la clínica, pues la telomerasa se activa en aproximadamente el 90% de los tumores.

Los estudios han demostrado que los telómeros en el cáncer pueden servir tanto para limitar el crecimiento del tumor, al promover células sanas, como para activar la tumorigénesis (crecimiento del tumor).

No obstante, insistimos, en un individuo sano sin células cancerosas, la telomerasa es siempre un factor de salud y longevidad.

Del mismo modo que el acortamiento de los telómeros en los seres humanos puede inducir el envejecimiento al quedar bloqueada la división celular, también parece prevenir la inestabilidad de los genes y el desarrollo del cáncer en humanos, especialmente cuando hay células envejecidas, al limitar el número de divisiones celulares. Sin embargo, el 5-10% de los cánceres humanos no responden ni al bloqueo ni a la extensión de los telómeros.

Las células somáticas (aquellas que permiten el crecimiento de los tejidos y órganos) gradualmente van perdiendo telomerasa y secuencias teloméricas como resultado de la replicación incompleta. Conforme los telómeros humanos se van acortando, con el tiempo las células llegan al límite de su capacidad replicativa y se declara el progreso en la senectud.

Las células entran en crisis por los graves reordenamientos cromosómicos y la inestabilidad del genoma, y la gran mayoría de ellas mueren. Algunas sobreviven y consiguen ser inmortalizadas a través del alargamiento de los telómeros mediante la telomerasa o el ALT, una enzima que se encuentra en mayores cantidades en el hígado. Gracias al mantenimiento de los telómeros por la telomerasa y al ALT, se podrían conseguir mejores resultados.

TELOMERASA

La telomerasa, también llamada *telómero terminal transferasa*, es una enzima producida por una proteína y por subunidades de ARN que se inserta mediante la adición de secuencias de cromosomas TTAGGG al final de los cromosomas existentes.

Esta *polimerasa* (complejo ribonucleoproteico) se encuentra en los tejidos fetales, en las células germinales y en las células tumorales y su función es proteger los extremos terminales de los cromosomas.

La actividad de la telomerasa está regulada durante el desarrollo embrionario y tiene una muy baja actividad, casi indetectable, en otras partes de las células somáticas. Estas células constituyen la mayoría de las células de nuestro cuerpo y contienen toda la información genética de un individuo, pero debido a que no suelen utilizar la telomerasa, estas células somáticas envejecen y, con ellas, el organismo en su conjunto. Si se activa la telomerasa en una célula, ésta continuará creciendo y dividiéndose.

Esta teoría de la célula inmortal es la más importante, tanto en el envejecimiento como en el cáncer y quizá todo radique en que el gen de la telomerasa esté inactivo la mayor parte del tiempo y por ello los telómeros se acortan con el envejecimiento. Al tratarse de una enzima que mantiene la longitud de los telómeros en las células germinales y las células madre, también actúa en las células cancerosas.

La telomerasa (una transcriptasa inversa), con su contenido en ARN que sintetiza el ADN de los telómeros mediante transcripción inversa, permanece activa durante la replicación del ADN y se cree que desempeña un papel esencial en la proliferación y aparente inmortalidad de las células en las que está presente. En las células que carecen de telomerasa, los telómeros de los cromosomas se acortan y, finalmente, desaparecen con las divisiones celulares repetidas. Por ello, la inhibición de la telomerasa de forma selectiva está siendo investigada como método para matar células cancerosas, evitando que proliferen.

La mayoría de los organismos poseen telómeros originados de muchas copias de repeticiones cortas y sencillas, y aunque la secuencia exacta varía de un organismo a otro, las características generales son las mismas.

Un organismo puede albergar 20.000 telómeros y la información para guiar la síntesis en las repeticiones depende de la telomerasa.

Localización

La mayor actividad de telomerasa la poseen las células embrionarias y las células germinales masculinas (células reproductivas, óvulos y esperma). Los óvulos son inusuales, pues no se dividen después del nacimiento, pero el esperma se genera continuamente y sus telómeros nunca se vuelven cortos. En concreto, sólo en células proliferativas de tejidos que necesitan una gran renovación, nos podremos encontrar una cierta actividad telomerasa, por ejemplo:
• Células madre hematopoyéticas
• Linfocitos activados (sistema inmunitario)
• Células basales de la epidermis
• Endometrio proliferativo
• Células de las criptas intestinales.

Las células madre son células somáticas especializadas, tienen una cierta actividad telomerasa y sus telómeros permanecen más largos que los de las células ordinarias somáticas; pero también envejecen, sólo que no tan rápido.

Función de la telomerasa

La función principal es sintetizar las secuencias repetitivas de los telómeros, estabilizando así la longitud de los mismos, siendo responsable de la extensión y el mantenimiento del telómero. Al activar bases en los extremos de los telómeros, y como resultado de esta actividad, las células parecen poseer una especie de teórica inmortalidad. Sin embargo, se ha comprobado que las células humanas en cultivo se dividen un máximo de unas 50-60 veces y a partir de ahí, cesa la división celular y entran en una fase de *senescencia* o *envejecimiento*.

Esto sugiere que existe un número determinado de duplicaciones celulares codificado en la información genética y que determina el máximo de prolongación de vida de cada individuo.

El acortamiento de los telómeros, debido principalmente a la incompleta replicación del ADN y a la ausencia de telomerasa, ocasionaría la fusión de los cromosomas. Sin embargo, la causa fundamental de la terminación de la replicación de las células, el fallo que ocasiona el acortamiento de los telómeros, está determinado por la proteína TRF2, cuya disfunción ocasiona inestabilidad y aberraciones cromosómicas, así como daños en el ADN. Además, el daño de un telómero se transmite a los otros.

Cuando el telómero se acorta y va llegando a su longitud final, los genes responsables del envejecimiento se ponen en contacto con el telómero y se activan, provocando el envejecimiento. Si consiguiéramos mantener la longitud de los telómeros e incluso aumentarla, se podría lograr que las células se dividieran una media de 93 veces. Esto podría traducirse en un aumento de la expectativa de vida de un 50%, lo que en los humanos significaría unos 120-135 años de vida.

Después de cada replicación celular los telómeros se acortan. En ese momento es cuando debe actuar la enzima telomerasa, que tiene como función reponer la secuencia de ADN. Para ello emplea una plantilla de ARN de una parte de su molécula, pero con el tiempo pierde esta propiedad. La pérdida de actividad de la telomerasa tiene como consecuencia el acortamiento de los telómeros y, por tanto, ocasiona el acortamiento de la vida celular, es decir, está directamente relacionada con el envejecimiento y las enfermedades asociadas. De esta manera, podríamos considerar a la telomerasa como la enzima que confiere longevidad a las células, manteniendo su vitalidad y capacidad para duplicarse de forma completa, sin perder información vital.

La actividad de los telómeros se ve afectada esencialmente por la erosión y la duplicación celular.

La erosión se produce cada vez que una célula se divide y determina la producción y actividad de la telomerasa. Esta enzima, con actividad polimerasa, replica los ácidos nucleicos cruciales para la mitosis o duplicación celular, y para la transmisión de la información contenida en el ADN. Al agregar telomerasa a las células humanas en cultivo, se extendía la supervivencia global de las células proliferativas.

Parece demostrado que, ya desde nuestro nacimiento, los telómeros comienzan un lento declive en su longitud a causa de numerosos factores y carencias nutricionales. Cuando la longitud alcanza cierto límite, se interrumpe la mitosis, quedando esas células en un estado inerte, sin posibilidad de cumplir sus funciones habituales. Aunque la telomerasa es la enzima natural que promueve la reparación de los telómeros, no está activa en la mayoría de las células. Curiosamente se encuentra muy activa en los folículos pilosos y en el 90% de las células cancerosas. La caída del cabello, por tanto, sería una de las señales de envejecimiento.

Las acciones de la telomerasa son necesarias porque sin telómeros en el extremo del ADN, la secuencia genética en el extremo del cromosoma se elimina y el cromosoma se hace más corto en repeticiones subsiguientes. El telómero evita este problema mediante el empleo de un mecanismo diferente para sintetizar ADN en este punto, preservando así la secuencia en el terminal del cromosoma. Esto evita el deshilachado cromosómico.

Si los telómeros se acortan demasiado, potencialmente se desarrollará una presunta estructura cerrada. Se cree que la célula detecta este cambio (desoperculación) como un daño del ADN y entra en un proceso de senectud, detención del crecimiento o *apoptosis*, dependiendo del fondo genético de la célula. Dado que este daño no puede ser reparado en las células somáticas normales, la célula puede incluso entrar en apoptosis.

Muchas enfermedades relacionadas con el envejecimiento están vinculadas al acortamiento de los telómeros, y los órganos afectados se deterioran a medida que van muriendo sus células o, simplemente, cuando entran en la senescencia celular.

Un estudio encontró que el aumento de peso y la resistencia a la insulina, se correlacionaban con un mayor acortamiento de los telómeros en el tiempo.

Envejecimiento y telomerasa

Leonard Hayflick en los años 60, insistió en que las células humanas normales tenían una vida finita. Después de aproximadamente 50 divisiones celulares, la población entraba en una fase de senescencia, donde se detiene la mitosis. Este lapso de vida finita podría resultar del material genético que se pierde en el problema de replicación terminal. El posterior descubrimiento de la telomerasa y su capacidad para replicar los confines del cromosoma, sugirió que la enzima no era activa en estas células mortales. Esta conjetura fue finalmente validada por una encuesta en 22 poblaciones de células humanas mortales que encontró que ninguna de ellos tenía la actividad telomerasa detectable, mientras que el 98 de 100 de las inmortales expresaban telomerasa.

En la mayoría de tipos de células, la telomerasa es ya sea indetectable o activa a niveles muy bajos. Sin embargo, la telomerasa es muy activa en las células que se dividen rápidamente, como las células que recubren los pulmones y el tracto gastrointestinal, las células en la médula ósea y células del feto en desarrollo. La telomerasa permite que estas células se dividan muchas veces sin llegar a ser dañadas o entrar en apoptosis.

El estudio de las células cancerosas y su limitada capacidad para la proliferación celular sin esta enzima, sugirieron que podría ser un objetivo útil para medicamentos contra el cáncer.

En los órganos humanos que dependen de la capacidad continuada para proliferar a lo largo de nuestras vidas (epitelio de la piel, mucosa intestinal, etc.), la telomerasa se expresa, pero en la mayoría de los tejidos somáticos, sin embargo, la telomerasa es generalmente indetectable y los telómeros se acortan con la edad.

Las correlaciones entre los telómeros cortos en las células blancas de la sangre y el aumento de la mortalidad humana y la enfermedad cardiovascular, son notorias, aunque no está claro si los telómeros cortos son una causa o un efecto (o ninguno).

En seguro que nuestra supervivencia como especie depende vitalmente de la telomerasa, sin embargo, la enzima es activa en la línea germinal, asegurándose de que nuestra descendencia herede un genoma completo.

Si la telomerasa es esencial para la replicación completa de los cromosomas, entonces la pérdida de esta actividad debe tener consecuencias desastrosas tanto para el genoma, como para el organismo en su conjunto. En ausencia de telomerasa, los telómeros se acortan en cada generación y mientras que las primeras generaciones son relativamente sanas y fértiles y después de cinco generaciones, los defectos de desarrollo eran evidentes en los órganos con una alta capacidad de regeneración celular. A partir de la quinta generación, las células germinales masculinas eran menos abundantes, y en la sexta generación, hubo una pérdida completa de la espermatogénesis.

La línea germinal femenina es funcional en una generación más, pero también se derrumba y también hay problemas con la hematopoyesis, y una capacidad reducida para responder a tensiones tales como la cicatrización de heridas.

La aparición de estas anormalidades se correlacionó con la aparición de fusiones cromosómicas y los análisis revelaron la inestabilidad del genoma, aparentemente provocado por la fusión de los extremos de los cromosomas.

Cáncer y telomerasa

En los procesos malignos la expresión genética de la telomerasa induce altos niveles de actividad, lo que permite la reconstitución de las secuencias teloméricas haciendo a la célula maligna inmortal. Sin embargo, la actividad de la telomerasa aumentada en forma aislada no es por sí sola suficiente para generar cáncer, como se observa en las células germinales que tienen actividad telomerasa elevada durante toda la vida sin generar procesos malignos, ya que para que se induzca una neoplasia es necesario sumar otras alteraciones del genoma (estimadas entre 3 – 6 mutaciones, translocaciones, etc.) que afecten por ejemplo al ciclo celular, apoptosis, adquirir capacidad de invasión sobre los tejidos adyacentes o pérdida de la capacidad de adhesión a su tejido de origen (metástasis).

En el cáncer avanzado las células requieren de un mecanismo para mantener los telómeros y permanecer en el tiempo para que se produzcan las mutaciones necesarias para la conversión maligna. Por lo tanto, podríamos resumir que en el cáncer en general se tendrían dos situaciones: 1) Activación del gen bcl-2 antiapoptótico que impide que muera la célula y 2) sobre expresión de la telomerasa que implica mantener activas las células y lograr la inmortalidad. Estas dos situaciones se podrían observar en cánceres agresivos y de curso agudo, es decir de rápida evolución, en tanto que aquellas células malignas de un proceso crónico o de crecimiento lento que generan acumulación de células no es posible.

Ello nos lleva a advertir no caer en el error de creer que mejorando la producción y expresión de la telomerasa a nivel general, tal y como recomendamos en la parte final de este libro, se podría reactivar los procesos malignos. Le recordamos que cada grupo de células activan su propia telomerasa, como un mecanismo de defensa.

Las otras, las malignas, poseen un metabolismo distinto e individual, ajeno al conjunto orgánico saludable. Podríamos considerar que no forman parte del mismo organismo, aunque conviven dentro de él. Un razonamiento más simple sería pensar que dejando al enfermo debilitado podríamos destruir igualmente el cáncer, lo que indudablemente conduciría a un agravamiento de la enfermedad.

En concreto:
Si la telomerasa hace que las células cancerosas sean inmortales, ¿podríamos evitar que las células normales envejecieran? ¿Podríamos extender la vida útil, preservar o restaurar la longitud de los telómeros con la telomerasa? En tal caso, ¿podría elevarse con ello el riesgo de cáncer? Lo que sabemos con certeza es que las células normales con telómeros acortados no se convierten en cancerosas cuando se restaura su longitud y que al utilizar la telomerasa las células continúan dividiéndose en los humanos mucho más allá de su límite normal.
Si la telomerasa pudiera utilizarse de forma rutinaria para "inmortalizar" células humanas, sería teóricamente posible producir en masa cualquier célula humana para el trasplante, incluyendo células productoras de insulina para curar a los pacientes de diabetes, células musculares para la distrofia muscular, células del cartílago para personas con ciertos tipos de artritis, y piel en las personas con graves quemaduras y heridas. Los esfuerzos para poner a prueba nuevos medicamentos y terapias genéticas también se verían favorecidos por una fuente ilimitada de células humanas normales cultivadas en el laboratorio.

Utilidad diagnóstica de la telomerasa

Diversas investigaciones han puesto de manifiesto, que aproximadamente en el 90% de los cánceres estudiados la telomerasa de esas células se encuentra elevada.

Para su determinación se han implementado diferentes métodos y se pueden realizar en células obtenidas por biopsias como así también en aquellas obtenidas por medios no invasivos como orina, lavados orales, lavados bronquiales y papanicolaou. Otra aplicación útil de la determinación de actividad de telomerasa, es en la formulación de un pronóstico en procesos malignos, ya que niveles altos de telomerasa se asocian con pronóstico malo en meningioma, neuroblastoma, leucemia aguda, cáncer de mama y gastrointestinal. En el caso de enfermedad maligna residual o recidiva también ha demostrado ser importante la determinación de telomerasa, como es el caso de biopsias en las cuales se puede detectar áreas de tejido con cáncer residual.

La Telomerasa como agente terapéutico

La regulación de la longitud de los telómeros tiene la potencialidad de vencer tanto al cáncer como al envejecimiento, por lo que la manipulación de la longitud de ellos mediante la activación o inactivación de la telomerasa puede ser de gran importancia.
Aparentemente las células malignas requieren de telomerasa para su proliferación continua, de tal modo que si se inhibe la actividad de esta enzima es probable que se pueda detener el crecimiento y la sobrevida del tejido maligno. Se han sintetizado oligonucleótidos inhibidores de la telomerasa que bloquean o impiden su actividad, induciendo un progresivo acortamiento de los telómeros con muerte celular por apoptosis. Cuando se suspenden estos oligonucleótidos, los telómeros vuelven a ganar en longitud, es decir, la actividad de este inhibidor de telomerasa es reversible. Sin embargo, esta terapia puede requerir tratamiento prolongado para acortar suficientemente los telómeros en las células malignas y así inducir su muerte, además puede ser necesario complementarla con terapia estándar (quimioterapia, radioterapia).

Se debe recordar que normalmente este efecto no se consigue en las células somáticas normales, por lo que la acción de los inhibidores se ejerce principalmente en las células del proceso maligno. El efecto que pudieran tener estos inhibidores en las células que normalmente tienen actividad telomerasa como las células de la médula ósea, al parecer sería mínimo si consideramos que estas células activan su propia telomerasa y bloquean la represión hTERT en los genes. Este efecto es importante en el proceso de cicatrización, como por ejemplo en úlceras por decúbito o de otra causa, regenerar o renovar vasos sanguíneos u otros tejidos dañados, reemplazar córneas, células retinales, islotes de Langerhans, etc., como así también en la prolongación de la vida.

"Ahora hemos encontrado una manera de alargar los telómeros humanos en hasta 1.000 nucleótidos, dando marcha atrás al reloj interno en estas células por el equivalente de muchos años de la vida humana", -dijo Helen Blau, profesora de microbiología e inmunología de Stanford.

Los investigadores utilizaron ARN mensajero modificado para extender los telómeros. El ARN usado llevaba instrucciones de los genes del ADN a las fábricas de proteínas de la célula, conteniendo el componente activo de la enzima telomerasa.
La técnica desarrollada tiene una ventaja importante sobre otros métodos potenciales: es temporal. El ARN modificado está diseñado para reducir la respuesta inmune de las células y desaparece dentro de aproximadamente 48 horas. Después de ese tiempo, los telómeros recién alargados comienzan a acortarse progresivamente de nuevo con cada división celular. Sería como cambiar nuestra alimentación para mejorar la calidad de vida: debe hacerse de forma perenne. A nivel biológico, esto significa que las células tratadas no van a dividirse indefinidamente.

Los investigadores encontraron que tan sólo tres aplicaciones del ARN modificado durante un período de unos pocos días, podrían aumentar significativamente la longitud de los telómeros en las células del músculo y la piel humana cultivada. Una adición de 1.000 nucleótidos representa un aumento de más del 10 por ciento en la longitud de los telómeros. Estas células se dividieron muchas veces más en la placa de cultivo que las células no tratadas: aproximadamente 28 veces para las células de la piel, y cerca de tres veces más de las células musculares.

Los intentos para codificar artificialmente el ARNm han causado una respuesta inmune contra la telomerasa, lo que podría ser perjudicial. En contraste, la aportación de elementos naturales y la mejora en las situaciones emocionales incorrectas, produce efectos lentos pero consolidados, hasta más allá de una década de vida.

En conclusión, los telómeros son importantes en la regulación de la vida celular, representando el reloj biológico que la controla. En los procesos malignos la expresión de telomerasa contribuye a mantener la vida de dichas células en forma indefinida. De aquí que la activación o inhibición de la telomerasa sea potencialmente importante del punto de vista clínico. Por una parte, la administración de inhibidores de la telomerasa podría detener el crecimiento celular maligno y por otra, la activación de la telomerasa sería de utilidad para reparar tejidos y prolongar la vida.

CAPÍTULO 12

EPIGENÉTICA

¿Qué es la Epigenética?

La epigenética es el estudio de los cambios potencialmente heredables en la expresión génica (genes activos frente a inactivos) que no implican cambios en la secuencia de ADN subyacente -un cambio en el fenotipo sin un cambio en el genotipo- que, a su vez afecta, a cómo las células leen los genes.

El término "epigenética" se utilizó por primera vez para referirse a las interacciones complejas entre el genoma y el medio ambiente que están implicados en el desarrollo y la diferenciación en organismos superiores. En la actualidad, este término se utiliza para referirse a alteraciones hereditarias que no se deben a cambios en la secuencia del ADN. Más bien, las modificaciones epigenéticas o "etiquetas", tales como la metilación del ADN y la modificación de las histonas, alteran la accesibilidad del ADN y la estructura de la cromatina, regulando así los patrones de expresión génica. Estos procesos son cruciales para el desarrollo normal y la diferenciación de distintos linajes celulares en el organismo adulto y pueden ser modificados por influencias exógenas y, como tales, pueden contribuir o ser el resultado de alteraciones ambientales del fenotipo o del patofenotipo.

En 2006, por ejemplo, se publicaron más de 2.500 artículos relacionados con la epigenética y en 2010, más de 13.000, alcanzando los 17.000 en 2013, sin embargo, este número está hoy en día sobrepasado, extendiéndose los conceptos epigenéticos a campos como la ecología y la psicología.

Las medicinas alternativas, por otra parte, quieren insistir en que modificando nuestro entorno y utilizando exclusivamente elementos naturales, podemos silenciar o activar comportamientos y características heredadas. El problema es que, hasta ahora, la asignatura "epigenética" no está incluida en los planes de estudios médicos.

La falta de una definición clara ha llevado a la confusión y el uso indebido del término, mientras que también hace que la investigación dentro del campo de la epigenética sea difícil de sintetizar y reconciliar. También deberíamos ampliar el campo de estudio de la epigenética a ramas como la química, la física, la ecología e incluso a la psicología, no delegando exclusivamente los experimentos y conclusiones a la biología. Y, como es habitual, aportaremos las sugerencias que proporciona la Medicina Natural -hasta ahora la gran excluida- en la solución de los problemas de salud mediante la epigenética.

Historia

Para entender el significado del término epigenética, hay que leer a Conrad Waddington, quien primero definió el campo en 1942, trabajó como embriólogo y biólogo del desarrollo. En 1947, fundó y dirigió el primer departamento de genética en el Instituto de Edimburgo y más tarde formó su propio grupo de investigación.

Waddington tenía un gran aprecio por la genética y era un importante defensor de la unión de los principios genéticos con otros campos de la biología, como la citología, la embriología y la biología evolutiva; sin embargo, estaba particularmente interesado en la embriología y la genética del desarrollo, específicamente los mecanismos que controlaban la diferenciación celular.

En esa época, había dos puntos de vista prevalecientes sobre el desarrollo, ambos derivados del siglo XVII: la preformación, que afirmaba que todas las características adultas estaban ya presentes en el embrión y necesitaban simplemente crecer o desplegarse, y la epigénesis, que postulaba que los nuevos tejidos fueron creados a partir de interacciones sucesivas entre los constituyentes del embrión. Es por eso que a través de la combinación de los conceptos se acuñó el término epigenética, como "la rama de la biología que estudia las interacciones causales entre los genes y sus productos que llevan el fenotipo a ser".

Es importante señalar que la genética era todavía un campo joven en ese momento, centrado en el trabajo de Mendel sobre la herencia de los rasgos, con el gen siendo aceptado como la unidad de la herencia; pero poco se sabía acerca de la naturaleza bioquímica del gen o cómo funcionaba. No fue hasta que Beadle y Tatum en 1941, publicaron su trabajo afirmando el concepto de gen y enzima, cuando la comprensión de la función de los genes tomó forma discreta y el trabajo posterior sobre la biología molecular definió la estructura del gen. Esta atmósfera genocéntrica, junto con el esfuerzo emergente para entender la regulación y expresión génica, tuvo una fuerte influencia en la creación de la epigenética, tanto como concepto como campo de estudio, algo que no llegó hasta 2002.

En ese momento, muchos estaban interesados en el proceso de control y expresión génica. Ciertos embriólogos experimentales y genetistas, estudiaron las mutaciones induciendo cambios en el desarrollo a través de la experimentación con productos químicos. Waddington (fallecido en 1975), por otra parte, estaba más interesado en los procesos celulares que provocaron estos cambios, que en los estímulos que los crearon.

Una de sus contribuciones más importantes fue su reconocimiento y énfasis en la relación flexible entre el genotipo y el fenotipo, y esta fue una idea que muchos de sus contemporáneos asumieron. Hoy en día, las opiniones de Waddington sobre la epigenética están más estrechamente asociadas con la plasticidad fenotípica, que es la capacidad de un gen para producir múltiples efectos. Pero también acuñó el término *canalización* para referirse a la estabilidad inherente de ciertos fenotipos (rasgos del desarrollo) a través de diferentes genotipos y ambientes.

En 1958, David Nanney publicó un artículo en el que utilizó el término epigenética para distinguir entre diferentes tipos de sistemas de control celular. Propuso que los componentes genéticos eran responsables de mantener y perpetuar una biblioteca de genes, expresada y no expresada, a través de un mecanismo de replicación de plantillas. Luego consideró los componentes epigenéticos como mecanismos auxiliares que controlaban la expresión de genes específicos. Lo más importante es que, además de discutir la variabilidad en los patrones de expresión, Nanney enfatizó el hecho de que los estados de expresión podrían persistir a través de la división celular.

Definiciones de Epigenética

Quizá podríamos redefinir la epigenética como "el estudio de los fenómenos y mecanismos que causan cromosomas vinculados, y los cambios heredables a la expresión de genes que no dependen de los cambios en la secuencia de ADN". Esta definición no excluye a priori ninguna unidad de herencia, incluyendo genes que codifiquen proteínas, telómeros, centrómeros, productos génicos de ARN funcionales, orígenes de replicación, inestabilidades del genoma, o cualquier otra cosa que pueda manifestar un fenotipo.

Se incluye igualmente el concepto de memoria hereditaria (más que "herencia"), y en el desarrollo se habla por vez primera de la influencia del estrés en la madre embarazada y sus descendientes.

Estos factores genéticos que son determinados por el ambiente celular en lugar de por la herencia, intervienen en la determinación de la ontogenia (desarrollo de un organismo, desde la fecundación del cigoto en la reproducción sexual hasta su senescencia, pasando por la forma adulta) y que igualmente interviene en la regulación heredable de la expresión genética sin cambio en la secuencia de nucleótidos. Se puede decir –simplificando- que la epigenética es el conjunto de reacciones químicas y procesos externos que modifican la actividad del ADN, pero sin alterar su secuencia.

Las modificaciones epigenéticas pueden manifestarse comúnmente, como cuando las células se diferencian para llegar a ser células de la piel, las del hígado, las cerebrales, etc. En ocasiones, estos cambios pueden tener efectos perjudiciales, resultando en enfermedades como el cáncer.

El silenciamiento de los genes, ocasionado por modificaciones en el ADN y ARN, puede iniciar y mantener el cambio epigenético. Tan importantes son estos cambios que muchos de los trastornos humanos y enfermedades mortales, pueden ser debidos a esto. En ocasiones, los genes se activan, dando lugar a enfermedades latentes. Sin embargo, la medicina predictiva, aquella que "predice" las enfermedades que se van a desarrollar –dentro de un marco de probabilidades-, desdeña las posibles modificaciones genéticas ocasionadas por el entorno del individuo. Como ejemplo pernicioso, es el daño que ocasionaron a la actriz Angelina Jolie para que permitiera una doble mastectomía y posteriormente la extirpación de los ovarios.

Más sugestiva –y plausible- es la posibilidad de restaurar el acortamiento telomérico relacionado con el crecimiento tumoral y los cambios disruptivos en la expresión génica. Mediante ejercicios de pensamiento positivo o mindfulness, algunos investigadores descubrieron que aquellos que participaron en estas terapias mantuvieron su longitud de telómeros. No es el único recurso terapéutico, pero parece adecuado. La influencia epigenética quedaba demostrada. Nos congratula ver que, por fin, el pensamiento del individuo tiene tanta o más importancia que la cuestión biológica.

Evolución hasta la epigenética actual

Lo que comenzó como una amplia investigación centrada en la combinación de la genética y la biología a cargo de científicos muy respetados,   ha evolucionado en el campo que actualmente se refieren como epigenética. El término epigenética inicial describía la influencia de los procesos genéticos en el desarrollo. Durante los años noventa se produjo un renovado interés por la asimilación genética y esto condujo a la observación en la cual el estrés ambiental causaba la asimilación genética de ciertas características fenotípicas. Desde entonces, los esfuerzos de investigación se han centrado en desentrañar los mecanismos epigenéticos relacionados con estos tipos de cambios. Actualmente, la metilación del ADN (un mecanismo epigenético usado por las células para controlar la expresión génica) es una de las modificaciones epigenéticas más ampliamente estudiadas y bien caracterizadas en donde se sugiere que la metilación del ADN puede ser importante en la función de memoria a largo plazo.

Otras modificaciones importantes incluyen la remodelación de la cromatina (complejo de ADN y proteínas dentro del núcleo de células de mamíferos), las modificaciones de las histonas (proteínas básicas que se unen al ADN) y los mecanismos de ARN no codificantes.

Este ARN no codificante, formado de pequeños trozos, se puede unir a moléculas específicas de ARN e impedir que las células usen ARN para elaborar una proteína o funcionar de otras maneras. El ARN no codificante, que se puede usar para bloquear la producción de las proteínas que la célula necesita para crecer, está asociado al silenciamiento de genes y se considera actualmente como elemento para iniciar y mantener el cambio epigenético.

Otra fuente de estudio es la relación entre los cambios epigenéticos y una serie de enfermedades incluyendo varios tipos de cáncer, trastornos mentales, inmunológicos, neuropsiquiátricos y pediátricos. Puesto que se trata de un hecho regular y natural, también puede ser influenciado por varios factores, incluyendo la edad, el medio ambiente, el estilo de vida y el estado de la enfermedad. Las modificaciones epigenéticas pueden manifestarse tan comúnmente como la forma en que las células terminalmente se diferencian hasta llegar a ser células diferentes. O, el cambio epigenético puede tener efectos más perjudiciales que pueden resultar en enfermedades como el cáncer.

Complementariamente, podemos decir que:

La epigenética controla los genes y ciertas circunstancias en la vida pueden hacer que los genes sean silenciados o expresados con el tiempo. En otras palabras, pueden ser apagados (volverse latentes) o encendidos (estar activos).

La epigenética nos rodea. Lo que comemos, dónde vivimos, con quién interactuamos, cuándo y dónde dormimos, cómo nos movemos, incluso el envejecimiento, todo esto pueden eventualmente causar modificaciones químicas alrededor de los genes que los activarán o desactivarán con el tiempo.

Además, en ciertas enfermedades como el cáncer o el Alzheimer, varios genes quedarán modificados, lejos del estado normal y saludable.

La epigenética determina lo que somos ahora. A pesar de que todos somos humanos, ¿por qué algunos de nosotros tenemos el pelo rubio o la piel más oscura? Bien, esto parece ser cosa de la genética. Pero ¿por qué algunos de nosotros odiamos el sabor de las setas o berenjenas? ¿Por qué algunos de nosotros somos más sociables que otros? ¿Por qué cambiamos con el tiempo y lo que antes nos gustaba ahora nos aburre? De esto sabe mucho el mundo social y familiar.
Las diferentes combinaciones de genes que se activan o desactivan es lo que hace que cada uno de nosotros sea único. Además, hay indicios de que algunos cambios epigenéticos pueden ser adquiridos a causa del entorno próximo o ¿quizá también por el lejano?

Con más de 20.000 genes, ¿es posible predecir el resultado de las diferentes combinaciones de genes que se activan o desactivan? Quizá para la mente humana no, pero piensen en los ordenadores de ahora y en los del futuro. Será tan fácil como cuando una vulgar calculadora nos da la respuesta en segundos. Los arreglos posibles son enormes. Cuando podamos correlacionar cada causa y efecto de las diferentes combinaciones, y si pudiéramos revertir el estado del gen para mantener el bien eliminando lo malo, entonces podríamos teóricamente curar el cáncer, disminuir el envejecimiento, detener la obesidad y hasta, quizá, ser felices.

Epigenética y el medio ambiente

Nuestro estilo de vida está ya influyendo en las nuevas generaciones que nos acompañan y en las aún no nacidas estamos dejando una impronta determinante. Les estamos haciendo ya su biografía, sus habilidades y temores.

Afortunadamente, el estudio de la epigenética está creciendo rápidamente y con él la comprensión de que tanto el medio ambiente como el estilo de vida individual, también pueden interactuar directamente con el genoma para influir en el cambio epigenético. Estos cambios pueden reflejarse en diversas etapas de la vida de una persona e incluso en generaciones posteriores. Por ejemplo, los estudios epidemiológicos humanos han proporcionado pruebas de que los factores ambientales prenatales y postnatales tempranos influyen en el riesgo adulto de desarrollar varias enfermedades crónicas y trastornos del comportamiento. Ya no hablaríamos de enfermedades genéticas y ni siquiera congénitas, sino epigenéticas, absolutamente controlables. Los estudios han demostrado que los niños nacidos durante el período de la hambruna holandesa de 1944-1945 han aumentado las tasas de enfermedad coronaria y la obesidad después de la exposición materna a la hambruna durante el embarazo temprano, en comparación con los no expuestos a la hambruna. Se encontró que la metilación del ADN del gen del factor II de crecimiento similar a la insulina (IGF2), un locus (marcador) epigenético bien caracterizado, estaba asociada con esta exposición. Asimismo, se ha demostrado que los adultos que estuvieron expuestos prenatalmente a condiciones de hambre, tienen una incidencia significativamente mayor de esquizofrenia.

Es importante destacar que la programación epigenética tiene un papel crucial en la regulación de los genes de pluripotencia, que se vuelven inactivos durante la diferenciación. Ya que todos los órganos contienen más de un tipo celular, la célula más adecuada en terapia regenerativa sería una célula madre que: 1) posea una alta capacidad de autorrenovación y potencial regenerativo y 2) sea capaz de generar tejidos con células de las tres capas germinales (por ejemplo, parénquima, tejido conectivo, vasos, tejido nervioso, etc.). Las células que cumplen estos requisitos serían células pluripotentes.

Cuando revisamos los mecanismos principales en la regulación epigenética, vemos que es destacable el papel de las modificaciones epigenéticas estables a largo plazo que implican la metilación del ADN. También es importante entender el papel de los retos nutricionales y ambientales en la herencia generacional y las modificaciones epigenéticas, concentrándonos en ejemplos que se relacionan con enfermedades cardiovasculares complejas, especialmente los mecanismos por los cuales la homocisteína modifica las marcas epigenéticas.

Recordamos que la homocisteína es un aminoácido azufrado importante en la transferencia de grupos metilos en el metabolismo celular, y que es considerado factor influyente en el desarrollo de enfermedades cardiovasculares y cerebrovasculares. También y esto es lo más importante, veremos las posibilidades de modificar las etiquetas epigenéticas adquiridas terapéuticamente, analizando los elementos actualmente disponibles y especulando sobre las direcciones futuras.

Epigenética y enfermedades

Tanto el medio ambiente como el estilo de vida individual, pueden interactuar directamente con el genoma para influir en el cambio epigenético. Los cambios que más influyen parecen ser la contaminación química y electromagnética, así como las perturbaciones mentales intensas. Nuevamente nos tendríamos que salir de la biología y la genética, y llegar a la física y la química ambiental, para poder comprender estos cambios y cómo influyen.

Estos cambios pueden reflejarse en varias etapas a lo largo de la vida de una persona e incluso en generaciones posteriores. Por ejemplo, los factores ambientales prenatales y postnatales tempranos influyen en el riesgo adulto de desarrollar varias enfermedades crónicas y trastornos del comportamiento.

El cáncer fue la primera enfermedad humana vinculada a la epigenética. Según estudios realizados en 1983, usando tejidos tumorales humanos primarios, encontraron que los genes de las células de cáncer colorrectal estaban sustancialmente hipometilados en comparación con los tejidos normales. Esta hipometilación del ADN puede activar los oncogenes e iniciar la inestabilidad cromosómica, mientras que la hipermetilación del ADN inicia el silenciamiento de los genes de tumores. Una acumulación de errores genéticos y epigenéticos, puede transformar una célula normal en una célula tumoral invasiva o metastásica. Así que los cambios epigenéticos pueden ser utilizados como biomarcadores para el diagnóstico molecular del cáncer temprano.

Hay varias pruebas que muestran que la pérdida de control epigenético sobre complejos procesos inmunológicos contribuye a la enfermedad autoinmune, especialmente el lupus e incluso la artritis reumatoide, por la sobreexpresión de genes sensibles a la metilación.

De igual modo, los errores epigenéticos también juegan un papel en el desarrollo de trastornos psiquiátricos, autistas y neurodegenerativos en los adultos. La esquizofrenia, por ejemplo, y los trastornos del estado de ánimo alteran la formación del ácido gamma-aminobutírico (GABA), mientras que la hipermetilación reprime la expresión de Reelin (una proteína necesaria para neurotransmisión normal, formación de memoria y plasticidad sináptica) en el tejido cerebral de pacientes con esquizofrenia, enfermedad bipolar y psicosis. También, la metilación aberrante mediada por los niveles de folato se ha sugerido como un factor en la enfermedad de Alzheimer. Los hallazgos en la autopsia de tejido cerebral de pacientes con autismo, han revelado que podría ser consecuencia de la expresión reducida de varios genes relevantes.

El conocimiento de la epigenética nos permite comprender mejor la interacción entre el cambio epigenético, la regulación de genes y las enfermedades humanas.

Ello nos conducirá al desarrollo de nuevos enfoques para el diagnóstico molecular y los tratamientos.

Epigenética y daño en el ADN

Los estudios mostraron que la senescencia celular está comúnmente desencadenada por varias formas de daño del ADN ocasionadas por el humo de tabaco, radiación ionizante, contaminación electromagnética y fármacos genotóxicos, así como fuentes intrínsecas de células, tales como errores de replicación, roturas programadas de doble hebra y agentes dañinos del ADN.

Las especies de oxígeno reactivo (ROS), como el anión superóxido, el radical hidroxilo, el peróxido de hidrógeno y el óxido nítrico, son subproductos normales del metabolismo que se produjeron en las mitocondrias, y se cree que son una fuente importante de daño en el ADN.

El ROS puede dañar el ADN de la mitocondria (ADNmt) y las proteínas, y el mutante mtDNA a su vez son más propensos a producir subproductos ROS. Por lo tanto, se establece un bucle de retroalimentación positiva de ROS. Con la edad, el número de mutantes mtDNA aumenta y las funciones mitocondriales disminuyen, lo que conduce a un aumento en la producción de ROS.

La mayor generación de ROS puede causar peroxidación de lípidos, daño de proteínas, y varios tipos de lesiones de ADN en las células. Por lo tanto, se consideran factores importantes en los mecanismos de enfermedades como la diabetes, el cáncer, la aterosclerosis, ataques cardíacos, la enfermedad de Alzheimer, así como en el envejecimiento. La evidencia ha demostrado que las especies que viven más tiempo generalmente muestran mayor resistencia al estrés oxidativo celular y menores niveles de producción de ROS mitocondrial, en comparación con las especies que viven menos.

DAÑOS EPIGENÉTICOS

Estar sentados

De acuerdo con una investigación reciente, si las personas redujeran la cantidad de tiempo que pasan sentados, podrían incrementar los años de su esperanza de vida.

Desafortunadamente, la mayoría de las personas pasan gran parte del día en una posición sentada. Es difícil de evitar en estos días, ya que trabajar frente a un ordenador es lo que predomina, lo mismo que ver la televisión, socializar y comer estando sentados. Además, la mayoría pasa muchas horas a la semana desplazándose hacia y desde el trabajo, algo en principio poco gratificante.

El estudio estima que reducir el tiempo promedio que pasamos sentados a menos de tres horas al día, podría aumentar dos años en nuestra esperanza de vida. No son muchos, la verdad, pero al menos sabemos que reducir el tiempo que pasamos viendo la televisión ayuda a estar sano. Y es que el ser humano es bípedo, y estamos diseñados para andar erectos y descansar tumbados. Somos una de las pocas especies que se sienta con mucha frecuencia, demasiada. La silla, además, no es el mejor invento del hombre, anatómicamente hablando.

Ciertos estudios han encontrado que nuestra cultura de permanecer sentados, puede ser responsable de cerca de 173.000 casos de cáncer cada año.

Debido a que los adultos occidentales en promedio pasan sentados entre 4,5 y cinco horas al día, se necesitaría un cambio significativo en el comportamiento de toda la población para tener un efecto en la esperanza de vida. Esto podría lograrse a través de cambios en el lugar de trabajo, como el uso de escritorios de pie y viendo menos televisión...

No obstante, debemos considerar el tiempo que pasamos sentados comiendo, una posición que, además, no facilita el recorrido de los alimentos a través del tránsito intestinal.

Recuerden los grabados que representan comiendo a las personas de la antigua Roma y Grecia, y sabrán cuál es la postura correcta.

Para poner esto en perspectiva, los autores lo compararon con fumar, pues cada cigarrillo reduce casi 11 minutos de la esperanza de vida. Si este cigarrillo se fuma después de comer, sentados o viendo la televisión, la cifra es ciertamente preocupante.

En general, los investigadores descubrieron que los adultos que pasan un promedio de seis horas frente a la televisión, reducirán su esperanza de vida en poco menos de 5 años, en comparación con alguien que no ve televisión. No parece mucho, pero si lo sumamos a fumar y las frecuentes situaciones de estrés, los años perdidos son muchos.

Un estudio reciente publicado, en que se analizaron a 800.000 personas, descubrió que aquellos que se sentaron durante períodos más largos de tiempo tenían el doble de probabilidades de tener diabetes o enfermedades cardíacas, en comparación con los que pasaron menos tiempo sentados.

Daños por campos electromagnéticos (EMFS) y frecuencias extremadamente bajas (ELF)

La energía de las ondas electromagnéticas está contenida dentro de paquetes de "cuantos" indivisibles que tienen que ser radiados o absorbidos como un todo.

Sensibilidad eléctrica (ES), sensibilidad electromagnética, sensibilidad EMF, electrosensibilidad, hipersensibilidad electromagnética (EHS), intolerancia a los campos electromagnéticos, hipersensibilidad a la electricidad, enfermedad por microondas, enfermedad por radiación, enfermedad por ondas de radio... muchos términos diferentes que se utilizan para describir esta condición. El término global será sensibilidad electromagnética.

El profesor Olle Johansson de Suecia, uno de los principales científicos que trabajan en esta área, define la sensibilidad eléctrica como un deterioro funcional que significa diferentes cosas para diferentes personas.

A medida que las sociedades se industrializan y la revolución tecnológica continúa, ha habido un aumento sin precedentes del número y la diversidad de campos electromagnéticos (CEM). Estas fuentes incluyen las unidades de visualización de vídeo (VDU) asociadas con los ordenadores, los teléfonos móviles y sus estaciones base. Aunque estos dispositivos han hecho nuestra vida más rica, más segura y más fácil, han estado acompañados por preocupaciones sobre los posibles riesgos para la salud debido a las emisiones electromagnéticas.

No existe una definición ampliamente aceptada y la Organización Mundial de la Salud (OMS) declara sobre este tema: "La EHS se caracteriza por una variedad de síntomas no específicos, que afecta a individuos y que se atribuye a la exposición a los campos electromagnéticos." El enunciado "que se atribuye a la exposición a los campos electromagnéticos", también da fe de la controversia en torno a este tema. La OMS reconoce que existen estos síntomas pero no los atribuye, al menos de forma oficial, a la exposición a campos electromagnéticos, algo que para las personas afectadas, es totalmente indignante.

Desde hace tiempo, un gran número de personas han manifestado una gran variedad de problemas de salud que se relacionan con la exposición a los CEM (Campos electromagnéticos). Mientras que algunas personas hablan de síntomas leves y reaccionan evitando los campos de la mejor manera posible, los demás están tan severamente afectados que han tenido que dejar el trabajo y cambiar a otro estilo de vida.

Esta sensibilidad ha creado una mala fama hacia la radiación electromagnética EMF, que se denomina "hipersensibilidad electromagnética" o EHS.

Campos magnéticos estáticos

Existen pocos estudios sobre los efectos de los campos eléctricos estáticos. Según los resultados obtenidos hasta el momento, los únicos efectos agudos están asociados con movimiento del vello cutáneo y malestar provocado por descarga de chispas. No existen investigaciones efectivas acerca de los efectos crónicos o retardados de los campos eléctricos estáticos y se cree que sólo es probable que se produzcan efectos agudos cuando existe movimiento en el campo, como el desplazamiento de una persona o en el movimiento corporal interno, como el flujo sanguíneo o los latidos cardíacos. Una persona que se desplace en un campo de más de 2 T (T=inducción magnética) puede tener sensaciones de vértigo y náuseas, acompañadas en algunos casos por un sabor metálico en la boca y percepciones de destellos luminosos. Aunque sólo son temporales, esos efectos pueden incidir en la seguridad de las personas que ejecutan operaciones delicadas.

Los campos magnéticos estáticos influyen en las cargas eléctricas que se mueven con la sangre, como los iones, y generan corrientes y campos eléctricos alrededor del corazón y los grandes vasos sanguíneos, que pueden alterar ligeramente la circulación de la sangre. Entre los efectos posibles cabe mencionar ligeras alteraciones de los latidos cardíacos y un aumento del riesgo del ritmo cardíaco anormal (arritmia), que pueden poner en peligro la vida del paciente (como la fibrilación ventricular). Sin embargo, estos efectos agudos sólo tienden a producirse en caso de exposición a campos de más de 8 T.

Hasta el momento no se ha podido determinar si existen consecuencias sanitarias a largo plazo incluso en el caso de exposición a campos cuya intensidad se mide en militeslas, porque no se han realizado estudios epidemiológicos adecuados y a largo plazo con animales.

Por ejemplo, no es posible clasificar la carcinogenicidad de los campos magnéticos estáticos para los seres humanos. La falta de preparación médica es la causa del retraso en estos estudios. Los síntomas más comúnmente experimentados incluyen síntomas dermatológicos (enrojecimiento, hormigueo y sensación de ardor), así como síntomas de neurastenia y vegetativos (fatiga, cansancio, dificultades de concentración, mareos, náuseas, palpitaciones del corazón y trastornos digestivos). El conjunto de síntomas no es parte de ningún otro síndrome reconocido, así que la relación causa-efecto queda comprobada.

La EHS se asemeja a la sensibilidad química múltiple (MCS), otro trastorno asociado con las exposiciones ambientales de bajo nivel a los productos químicos. Eléctricamente, las personas sensibles reaccionan a los ordenadores, televisión, equipos de radio y música, las luces fluorescentes, los teléfonos, los sistemas de seguridad electrónicos, las herramientas eléctricas, las máquinas de costura eléctricas, los calentadores eléctricos y los trenes eléctricos.

Electromagnéticamente las personas sensibles son normalmente sensibles a los perfumes, los pesticidas, los disolventes, los limpiadores fluidos, los productos petroquímicos, el diesel y el formaldehido. También reaccionan a las partículas aerotransportadas y ciertas comidas.

Tanto EHS como MCS se caracterizan por una serie de síntomas no específicos que carecen de base toxicológica o fisiológica aparente o verificación independiente.

Un término más general es la Intolerancia Ambiental Idiopática (IEI), un descriptor sin ninguna implicación de etiología química, sensibilidad inmunológica o susceptibilidad EMF, que incorpora una serie de trastornos que comparten síntomas sin explicación médica, no específicos, similares y que afectan negativamente a las personas. Sin embargo, el término de EHS es de uso común y se sigue utilizando.

Estudios sobre personas con EHS

Ciertos estudios han sido realizados en personas con EHS que fueron expuestas a campos electromagnéticos similares a los que se atribuyen la causa de sus síntomas. El objetivo era provocar síntomas en condiciones controladas de laboratorio.

La mayoría de los estudios indican que las personas con EHS no pueden detectar la exposición a los CEM (Campos electromagnéticos) con más precisión que los no-EHS. Los estudios doble ciego controlados siempre han dado resultados controvertidos.

Se ha sugerido que los síntomas que experimentan algunas personas con EHS pueden surgir de factores ambientales no relacionados con EMF (Radiación electromagnética). Los ejemplos pueden incluir "parpadeo" de luces fluorescentes, el brillo y otros problemas visuales con las pantallas de ordenadores, y un mal diseño ergonómico de las estaciones de trabajo. Otros factores que pueden desempeñar un papel, incluyen la mala calidad del aire interior o el estrés en el lugar de trabajo o condiciones de vida.

Los médicos, en ocasiones, alegan que hay algunos indicios de que estos síntomas pueden ser debidos a pre-existentes condiciones psiquiátricas, así como a reacciones de estrés como consecuencia de la preocupación de efectos sobre la salud de los CEM, en lugar de la exposición a los CEM en sí. El enfermo, siempre según su erróneo criterio, estaría convencido del origen de su mal, quizá por haber leído noticias alarmistas, especialmente de quienes venden herramientas para "eliminar" los campos electromagnéticos que nos rodean. Sin embargo, basta que recordemos el uso desafortunado de las amalgamas de aleación de mercurio puestas en la boca de millones de pacientes, en apariencia inofensivas, para darnos cuenta cómo algunos científicos minimizan los severos daños producidos por los agentes contaminantes. Una vez que se demuestra, todo el mundo pide disculpas.

Y no nos podemos olvidar del gas freón de los frigoríficos, el amianto y el teflón antiadherente, antaño elementos inocuos que el tiempo, y los muertos, demostraron que eran venenos para el ser humano, aunque en su momento fueron considerados por los "científicos", como inofensivos.

Datos

Los efectos neurológicos de la RFR (Radiación de la radiofrecuencia) publicados entre 2007 y mediados de 2012, se perfilan. De ellos, 98 (63%) mostraron efectos y 57 (37%) no mostraron efectos.

Evidencia para la leucemia infantil:
Excepto la radiación ionizante, ningún otro factor ambiental se ha establecido tan firmemente como factor de riesgo en la leucemia infantil. De ser así, se confirmaría la insistencia sobre la afectación primaria del sistema inmune.
Hay suficiente evidencia a partir de estudios epidemiológicos de un mayor riesgo de exposición a los campos magnéticos de frecuencia industrial EMF que no se pueden atribuir a la casualidad, los sesgos o factores de confusión.
Por lo tanto, de acuerdo con las reglas de la IARC (Agencia Internacional para la Investigación del Cáncer), estas exposiciones puede ser clasificadas como un carcinógeno del Grupo 1 (carcinógeno conocido).

Melatonina
Los 13 estudios residenciales y ocupacionales epidemiológicos publicados, consideran que la alta exposición ELF MF (Campos magnéticos de frecuencia extremadamente baja) puede resultar en la disminución de la melatonina. Una nueva investigación indica que la exposición ELF MF, in vitro, puede disminuir significativamente la actividad de la melatonina a través de efectos sobre MT1, un receptor importante de la melatonina.

Aunque no afectan per se la supervivencia, la exposición prolongada ELF MF altera la morfología de las células proliferativas y diferenciadas, y deteriora significativamente la homeostasis antioxidativa y el contenido de tiol, desencadenando un aumento en la carbonilación de proteínas.

ENFERMEDAD DE ALZHEIMER (EA)

Ahora hay pruebas de que los altos niveles del beta amiloide periférico son un factor de riesgo para la EA y que la alta exposición a los campos magnéticos (MF) puede aumentar el beta amiloide periférico.

¿Cuáles son las causas subyacentes de la Enfermedad de Alzheimer?

A menudo, se dice que las causas subyacentes de la enfermedad de Alzheimer son desconocidas, pero existen numerosas teorías. Cada vez más investigaciones sugieren que podría tener un componente infeccioso, que se ha vuelto tan abundante como para ignorarlo.

Además de los virus, bacterias y hongos, hay una proteína infecciosa, llamada TDP-43, que se comporta como las proteínas infecciosas conocidas como priones, que también ha sido relacionada con la enfermedad.

La investigación presentada en la Conferencia Internacional de la Asociación de Alzheimer (AAIC) del 2014, también reveló que los pacientes que padecen Alzheimer y tienen TDP-43, eran diez veces más propensos a presentar un deterioro cognitivo al momento del fallecimiento, en comparación con los que no la tenían.

Además, cada vez más investigaciones sugieren que la enfermedad de Alzheimer está intrincadamente conectada a la resistencia a la insulina; inclusive el hecho de que aumenten ligeramente los niveles de azúcar en la sangre, está asociado con un elevado riesgo de demencia.

La diabetes y enfermedades cardiacas también elevan el riesgo, ya que las tres enfermedades son ocasionadas por tener resistencia a la insulina.

Incluso la rigidez arterial (aterosclerosis) está relacionada con un proceso característico de la enfermedad de Alzheimer; es decir, una acumulación de placa beta-amiloide en su cerebro.

Es posible que la enfermedad de Alzheimer está basada principalmente en las opciones de estilo de vida, y en pocas palabras, cualquier cosa que promueva la resistencia a la insulina, como consumir alimentos procesados, lo que finalmente también aumentará su riesgo de Alzheimer.

Evite los anticolinérgicos y estatinas

Los medicamentos que bloquean la acetilcolina, un neurotransmisor del sistema nervioso, han demostrado aumentar el riesgo de demencia.

Estos medicamentos incluyen a ciertos analgésicos para el dolor nocturno, antihistaminas, somníferos, ciertos antidepresivos, medicamentos para controlar la incontinencia y ciertos analgésicos narcóticos.

Las estatinas son particularmente problemáticas porque suprimen la síntesis de colesterol, agotan los niveles cerebrales de la coenzima Q10 y los neurotransmisores, también evitan que se entreguen de forma adecuada los ácidos grasos esenciales y antioxidantes hidrosolubles en el cerebro, al inhibir la producción de biomoléculas trasportadoras indispensables, conocidas como lipoproteínas de baja densidad.

ADN y estrés

Las proteínas del estrés y el ADN actúan como una antena fractal para la RFR. La estructura espiral de la bobina de ADN en el núcleo hace que la molécula reaccione como una antena fractal para una amplia gama de ADN, haciéndolos particularmente vulnerables a los daños por EMF.

El mecanismo implica la interacción directa de los campos electromagnéticos (CEM) con la molécula de ADN.

La respuesta al estrés por el móvil activado, es un mecanismo para que las células expuestas a una amplia gama de frecuencias de EMF estimulen las proteínas de estrés (lo que indica un asalto a la célula). Los doctores Lai y Singh descubrieron roturas en la cadena del ADN expuesto a la radiación de radiofrecuencia dentro de los niveles considerados "seguros" en EE.UU., Reino Unido y Canadá.
El problema es que la vida en la Tierra no evolucionó con protecciones biológicas o respuestas biológicas de adaptación a estas exposiciones a radiaciones EMF. El cuerpo humano no está preparado para ello.

Calefacción
Los EMF dañan a las células menos que la calefacción eléctrica convencional.

Células madre
Las células madre humanas no se adaptan a las exposiciones crónicas a microondas no térmico (no se puede reparar el ADN dañado), y el daño al ADN en los genes en otras células generalmente no se repara de manera eficiente.

Microondas
Los efectos no térmicos de las microondas dependen de diversos parámetros biológicos y físicos que deben tenerse en cuenta en el establecimiento de las normas de seguridad.
Nuevas evidencias sugieren que el concepto SAR (Specific Absorption Rate), esto es, el nivel de exposición a radiación de un terminal, que ha sido ampliamente adoptado por las normas de seguridad, no es útil para la evaluación de riesgos para la salud de las microondas no térmicas de la comunicación móvil. Otros parámetros de exposición, tales como la frecuencia, la modulación, la duración y la dosis, deben tenerse en cuenta.

Las frecuencias de resonancia pueden ocasionar efectos biológicos en muy bajas intensidades comparables a la estación base (torre de telefonía) y otras fuentes de microondas utilizadas en las comunicaciones móviles.

Polimerasa

La enzima Polimerasa I, que tiene como una de sus funciones la reparación de daños causados en el ADN, así como su replicación, ve interferida su acción por las ondas electromagnéticas pudiéndose producir mutaciones.

Miastenia

La miastenia, un trastorno de transmisión neuromuscular que conduce a debilidad fluctuante y cansancio anormal y fatiga, se atribuye al bloqueo de receptores de acetilcolina como consecuencia de las radiaciones.

Polimiositis

Puede originarse igualmente Polimiositis de carácter leve. Esta enfermedad inflamatoria relativamente infrecuente, conlleva debilidad, hinchazón, sensibilidad y daño en los músculos, perteneciendo al grupo de las miositis.

Cómo los folatos afectan a la Epigenética

Existen tres factores nutricionales que afectan de distinta manera a la epigenética más que otros: los folatos, metionina y S-adenosilmetionina (SAMe).
Los folatos son promotores de la recaptación de serotonina. Sin embargo, incluso si una persona es submetilada y tiene un problema relacionado con la actividad de tener bajos niveles de serotonina, como depresión o ansiedad, no deben suministrarse folatos. La razón de esto es que si los proporciona, su metilación mejorará y el paciente realmente empeorará.

La razón de que podría empeorar se debe a que, en términos epigenéticos, los folatos actúan como inhibidores de la desacetilasa y presentan una actividad serotoninérgica mucho más baja.

La mayoría de las personas que padecen autismo no tendrán un problema de serotonina y se mejorarán con el folato de metilo. Sin embargo, un 10 % de los niños y adultos autistas tiene un problema con los niveles de serotonina, y tendrá un retroceso severo si se le administra folato de metilo.

En contraste, la metionina y SAMe son inhibidores naturales de la recaptación de serotonina. Básicamente, hacen lo mismo que Prozac y Paxil, pero los folatos tienen el efecto contrario. Estos últimos son maravillosos si quiere disminuir el nivel de dopamina en las personas que padecen esquizofrenia o las personas que tienen altos niveles de ansiedad -personas sobremetiladas-. Lo que parece contradictorio porque los folatos son excelentes agentes metilantes.

CAPÍTULO 13

FACTORES QUE HAN CONDUCIDO A LA PÉRDIDA DE LONGEVIDAD

Un día antes de la jubilación ya ha comenzado el deterioro del envejecimiento acelerado. El día después, ya nada es igual. Parece que son ancianos inútiles a quien el Estado debe mantener.

Promedio de vida actual

Aunque ya hemos indicado que la fiabilidad de los datos estadísticos sobre el promedio de vida es muy pequeña, no queda más remedio que analizarlos. En Estados Unidos, la media de vida está situada ahora en los 76 años de edad, frente a los 47 años de 1900, aunque deberíamos recordar la Guerra de secesión entre 1861 y 1865, durante la cual murieron 1.030.000 personas (un 3% de la población), entre ellos 620.000 soldados. Ello nos lleva a reconsiderar poco fiable la esperanza de vida en el siglo XIX.

En nuestro siglo XXI, los mayores de 85 años es el sector de población que más crece en Estados Unidos, donde ya hay 120.000 personas que tienen más de 100 años, lo que indica una longevidad extrema en un país al que se critica por su "comida basura".

En Canadá, el porcentaje de la población mayor de 65 años es hoy del 13%, pero pasará al 21% en 2026. En Japón, la esperanza de vida era de 76-78 años de edad en 1950 (no olvidar las dos guerras mundiales) y hoy es de 85 años para las mujeres, lo que se cree será la media de los países industrializados en 2050. Tampoco es mucho y lo que más nos interesa en la cifra de centenarios, ya que la mayoría de las personas del mundo que hoy tiene más de 110 años son japoneses.

China tendrá 470.000 centenarios antes del año 2050, contra los 7.000 que tiene en la actualidad. De aquí a 2036, más del 20% de su población superará los 65 años de edad. India será el país más poblado en 2050, antes incluso que China, momento en que la media de vida en este país se situará en los 74 años de edad, no demasiados para un país con una rica filosofía de vida.

En Pakistán (165 millones de habitantes), y si las guerras no lo impiden, se alcanzará también esa expectativa de vida en el mismo año, siendo los mayores de 60 años 4,7 veces más numerosos en 2050, pasando de los 9,3 millones actuales a los 44,1 millones.

Otros países aún no desarrollados económicamente también aumentarán sus cifras de longevidad, lo que confirma la hipótesis de un aprendizaje genético para llegar a longevo. Las guerras, por tanto, disminuirían el promedio de vida de la población, pero no afectarían al aumento de vida en los más longevos, pues no tienen que acudir al frente de batalla.

Thailandia, con un sólo 7% de la población con más de 60 años, tendrá en veinte años más del 14% de su población sexagenaria, cifra que algunos países desarrollados han tardado más de un siglo en alcanzar, lo que siembra la duda sobre el factor clave de la longevidad.

En África austral la esperanza de vida ha caído espectacularmente debido al sida, mientras que la mortalidad infantil está estancada en el África subsahariana. En Mozambique la esperanza de vida no llega a los 34 años. No tenemos datos sobre las personas centenarias de esos países.

Ya sabemos que las enfermedades acortan el promedio de vida, pero ¿sabemos qué promedio tienen aquellas personas que nunca han padecido enfermedades graves? O ¿qué enfermedades son las que más acortan la vida? La verdad es que no lo sabemos con certeza, pero lo podemos deducir.

Aunque los demógrafos calculan constantemente esta esperanza de vida, sus previsiones son desmentidas por la realidad cada cierto tiempo, y un ejemplo lo tenemos en que en 1951 se creía que la esperanza biológica de la vida humana era de 76 años para los hombres y de 78 años para las mujeres. En 1986, sin embargo, los norteamericanos estimaron que la esperanza de vida natural de una persona no sobrepasaría los 85 años, un límite que los japoneses superaron al poco tiempo.

En dos siglos y medio, la esperanza de vida al nacer ha pasado de menos de 30 años a los 80 años en los países desarrollados. En gran parte esta evolución se debe a la ausencia de conflictos bélicos o accidentes naturales (sequía, inundaciones, terremotos…), constituyendo también como factor positivo la purificación del ambiente y sus aguas, así como la mejor higiene en los alimentos. No obstante, nuevamente insistimos es que lo más determinante es la capacidad de adaptación que trasmitiremos genéticamente a nuestros hijos y que ellos, a su vez, perfeccionarán.

Lo que sabemos al respecto es que la longevidad de cada especie viva está contenida en su patrimonio genético actual: una mosca vive tres días, un ratón, tres años, una ballena azul, 80 años, una secuoya, 4.000 años, una tortuga marina, 200 años, y una persona al menos hasta 122 años.

Pero ¿cuál será la longevidad genética dentro de 50 años? ¿Es la suma de los factores vividos, lo que se denomina como calidad de vida, más importante que la genética? Con seguridad lo es, como se explica mediante la epigenética. Hay indicios de que esto pueda ser así y esto es lo que ha llevado a plantear la necesidad de profundizar en la experiencia de las personas mayores para determinar las causas que frenan el envejecimiento de otras épocas.

Es necesario insistir en que una cosa es el promedio de vida y otra la longevidad, siendo esta última la que nos interesa en este libro.

Control del envejecimiento

La realidad es que asistimos a un fenómeno que ha sido descrito así: de una época en que la muerte se produce en torno a un grupo de edades que ha variado poco a lo largo de los años, estamos pasando a otra en la que la edad media de vida se prolonga gracias a un control progresivo del envejecimiento biológico.

En los países desarrollados, la supervivencia de grupos de personas con más de 110 años de vida comenzó en los años ochenta. Una vez que se alcanzan los 110 ó 112 años de edad, las probabilidades de morir no crecen: son las mismas para el año siguiente. Se ha hablado de que el promedio de vida aumentará en el siglo XXI, lo mismo que los centenarios se contarán por millones en el mundo entero. Pero si tenemos en cuenta las recientes guerras entre Ucrania y Rusia, así como entre Israel y Palestina, mucho me temo que todo se va a complicar. Cuando el hambre llegue al mundo, las personas centenarias comerán solamente las migajas sobrantes.

Ciencia, medicina moderna y expectativas de vida

Con lo expuesto creo dejar claro, que la idea de la longevidad recientemente adquirida se está presentando como atributo de la ciencia y el sistema económico imperante, con un montaje enmarcado dentro de una idea de progreso, cuyas raíces son netamente occidentales. Pero cuando las afirmaciones de quienes defienden esa creencia se analizan con cierto detenimiento y sin prejuicios, queda en evidencia su falta de rigor. Como se ha visto, la cuestión consiste en asociar una corta duración promedio de la vida humana, desde la Edad Media hasta ahora. Si se establece que antes se vivían menos años, los años que alcanzamos ahora nos parecerán un progreso. Buen truco científico y estadístico, pero engañoso.

Se ha pintando un cuadro dramático de las condiciones de vida primitivas, haciendo aparecer a nuestros antepasados como inmersos en una constante y despiadada lucha. Por esta razón se extraen las mismas conclusiones para aquellas poblaciones que actualmente conservan modos de vida primitivos, como es el caso de los campesinos e indígenas.

Respecto al verdadero papel de la ciencia, en especial, la médica, en los cambios producidos en la expectativa de vida promedio, algunos de los autores consultados y referidos a lo largo de nuestra exposición, se encargan de desvirtuar las afirmaciones que tan gratuitamente circulan por doquier. Así, por ejemplo, dice René Dubos: "Pero si bien la ciencia moderna puede jactarse de incontables y sorprendentes logros en el campo de la salud, su desempeño no ha sido tan formidable ni su eficacia tan grande como comúnmente se afirma. En realidad, el monstruoso espectro de las infecciones era ya una sombra difusa en el momento en que se descubrieron los sueros, vacunas y drogas para combatir a los microbios. De hecho, muchas de las enfermedades microbianas más terribles -la lepra, la peste, el tifus y el paludismo, por ejemplo-, estaban poco menos que erradicadas de Europa mucho antes de que se formulara la teoría de los gérmenes".

Y aunque la medicina ha contribuido por un lado al nacimiento de niños sanos, el fomento del aborto impulsado por los propios médicos que deberían cuidar la vida, está dejando a la población mundial sin niños para el relevo generacional.

Las citas acerca de una concepción crítica de la medicina moderna podrían multiplicarse, puesto que de un tiempo a esta parte ha proliferado la literatura enjuiciadora y hasta decepcionada. Por un lado tenemos a las enfermedades crónicas (enfermedades no resueltas) que aumentan cada vez más y que obligan a los enfermos a tomar medicamentos de por vida… aunque no se curen. Y por otro lado, esos mismos medicamentos que no resuelven las enfermedades ocasionan las denominadas enfermedades iatrogénicas, esto es, una enfermedad adquirida por la ingestión del medicamento.

Cualquier acusación a la medicina convencional de estos dos factores es totalmente anulada, cuando no prohibida, evitando su divulgación en los medios de difusión habituales.

En definitiva, una longevidad elevada será posible, en la medida en que evitemos el uso de medicamentos químicos y nos centremos en las plantas medicinales.

El hecho de que la longevidad es un corolario natural de la vida de los seres humanos, se demuestra mediante las poblaciones longevas de varias partes del mundo: el Cáucaso, Paquistán, Ecuador, Japón. De estas poblaciones no se ha dicho que posean características biológicas o genéticas diferentes al resto de la especie. Es más, a poco que indaguemos, vemos que estas poblaciones no se encuentran precisamente en ambientes penetrados por la medicina científica.

El deterioro de la vida ante un entorno hostil es diferente según se trate de las comunidades indígenas y rurales contemporáneas, donde se les asignan un papel primordial a los ancianos, como es el caso de los consejos de ancianos, mientras que en occidente se les aparta. Estos hechos carecerían de sentido si la ancianidad fuese un evento extraño en la vida de esas comunidades y si además estuviese acompañada de enfermedades. Cuando no es así, cabría preguntarse, ¿cómo es que tales comunidades ponen su destino político en manos de personas tan mayores? Así que en vista de los argumentos expuestos, lo correcto sería averiguar las causas que le impiden a la mayoría de los seres humanos la longevidad, en lugar de atribuírselo falsamente a la ciencia o al desarrollo.

Para darle un matiz concreto a la discusión, hay que señalar que la esperanza de vida en Venezuela, según una fuente oficial, está alrededor de los 67 años, lo cual, comparado con el promedio de 72 años de la población de los Estados Unidos, da una diferencia de apenas cinco años.

Es decir, que un país que es la primera potencia mundial, apenas aventaja en un lustro de esperanza de vida a la subdesarrollada Venezuela, que, a pesar del alto ingreso por habitante debido al petróleo, presenta cuadros de pobreza e insalubridad graves, especialmente en las zonas marginales de las grandes ciudades. Este contraste termina de poner en entredicho todas las afirmaciones de la medicina científica, ya que un gigantesco equipamiento científico y tecnológico, respaldado por un enorme gasto para la salud, apenas se traduce en una "ganancia" de cinco años de vida media para los estadounidenses.

Necesariamente tenemos que concluir que la campaña de difusión de la idea de la longevidad recientemente adquirida, persigue hacer creer que se trata de una conquista de la ciencia médica y la bonanza económica, a la vez que se hace más marcada la imagen de miseria y dificultades que prevalece acerca de la vida de los pueblos durante la edad media, y en las comunidades primitivas, menoscabando la crueldad y los crímenes que allí hubo.

Al final nos encontramos con la sensación de que el promedio de vida de que el ser humano es potencialmente capaz, es mucho mayor del que disfruta o dispone en el presente, en las condiciones de vida occidentales. Dicho más crudamente, todavía son muchos los años de vida que no alcanzamos a vivir, debido a que nos rodea un medio contaminado que nos intoxica y nos enferma, unido a un modo de vida insano, en el que la mayoría de las personas viven para trabajar y se ensalza exageradamente el hecho de ser joven, todo lo cual hace dolorosa y llena de incertidumbre la vida recortada que vivimos, y nos condena a una muerte angustiosa y cruel.

La propia ciencia médica a veces proporciona estadísticas que nos indican dentro de lo que este sistema considera normal, los años de vida que se pierden por fumar o alimentarse mal.

También por respirar aire viciado, por trabajar en ambientes y condiciones nocivas, por carecer de actividades recreativas, por falta de tranquilidad espiritual y de recompensas afectivas y emocionales, etc. Pero inmediatamente, nos presionan para que acudamos a ellos periódicamente y paguemos los altos honorarios que nos piden. En ellos está la salvación, parecen decirnos. Al final y si fuéramos objetivos, lo que resulta normal en este modo de vida es un estado de disminución y deterioro con respecto a lo que sería un estado de vida natural, pues la degradación ambiental, de tierras, aguas, atmósfera y seres vivos, es prácticamente global, planetaria, y nos envuelve a la manera de un cobijo que debiendo ser maternal se ha hecho hostil.

Nos quieren descontaminar el aire de las ciudades con coches eléctricos, sin contarnos como fabrican las baterías y lo que harán con ellas cuando caduquen. Tampoco dedican ni un solo euro al desarrollo de la medicina natural, ni quitan los impuestos a las plantas medicinales; es más, en las universidades no se estudia fitoterapia, ni medicina ayurvédica o tradicional china.

La duración de la vida no depende de los avances médicos, sino del aprendizaje genético que posee toda especie

La ciencia insiste en que puede controlarlo todo… y luego vendernos las soluciones. Desde siempre nos han dicho de que existe un límite biológico de la vida, pero que puede ser ampliado mediante la mejora de las condiciones de vida y los progresos de la medicina. Por ello, numerosas personas con recursos económicos importantes han recurrido a los científicos en su intento para prolongar la vida, aunque los resultados nunca se han correspondido con la cantidad de dinero empleado en ello. Es más, parece ser que la longevidad está reñida con la opulencia económica.

Repasen la edad en que murieron las personas más ricas del planeta en los últimos años y verán los pobres resultados.

Y eso que tenían a su disposición los mejores médicos.

Aunque nos han insistido en que la esperanza de vida no ha dejado de crecer desde 1840, estos datos estadísticos están mal interpretados y en ocasiones falseados deliberadamente, tal y como ya hemos señalado. De centenarios está la historia de la Humanidad llena, y si el índice de supervivencia media ha aumentado se debe exclusivamente a la ausencia de guerras generalizadas. Si en un país determinado se han desatado una o más guerras durante un siglo, obviamente el índice de supervivencia disminuye drásticamente, lo mismo que de centenarios. Y si en estos casos la ciencia no es la culpable, tampoco debería asumirse el mérito cuando en un país no asolado por la guerra la supervivencia aumenta.

Lo que parece ser más cierto es que las condiciones de vida favorables están modificando los condicionantes genéticos, como si de un aprendizaje evolutivo se tratase. La longevidad, nuevamente, no tendría nada que ver con la ciencia, sino con la línea de la evolución de las especies. Si la esperanza de vida aumenta en una especie, se debe a su capacidad de adaptación a las circunstancias adversas; capacidad que se transmite de generación en generación en un proceso acumulativo de datos que posiblemente no tenga límite. De ser cierto, los 120 años de vida que proponemos en este libro serían una realidad dentro de muy poco y, además, seguramente nos quedaríamos cortos en el próximo siglo.

DAÑOS POR IATROGENIA

Debemos admitir humanamente, que algunos pacientes tienen que morir. No es humillante ni vergonzoso para el profesional, y humildemente se tiene que admitir que, tanto al médico general como al especialista, se le mueran algunos pacientes que ya no pueden rescatarse por lo incurable de sus males.

Pero ahora debemos insistir en la iatrogenia y las enfermedades nosocomiales.

Empezando por la segunda, diremos que enfermedades nosocomiales son aquellas desarrolladas mientras se permanece en un hospital, especialmente las infecciones. Estas enfermedades no estaban presentes en el momento del ingreso y son la causa de no pocas muertes.

Es iatrogenia cuando se interfiere con la supervivencia, el crecimiento y el desarrollo adecuado de los niños, primero por no promover la lactancia materna y segundo, porque más bien se recomienda el destete desechando la leche materna y recomendando leches de vaca, desde la etapa de recién nacido, que aun cuando estén deshidratadas, sean leches "maternizadas" o leches "íntegras", siguen siendo leches de vaca (para los terneros).

También es iatrogenia, cuando se utilizan medicamentos que interfieren con el crecimiento y el desarrollo de los niños o la ecología interna natural de los pacientes, tal como la prescripción, sin motivos, de esteroides, de andrógenos por una baja talla, de medicamentos que alteran el metabolismo, de sustancias que interfieren en los cartílagos de crecimiento, de protectores gástricos que interfieren en la vitamina B12, de antibióticos que producen complicaciones hematológicas, de analgésicos que bloquean la capacidad defensiva del organismo enfermo, de antiinflamatorios, anticoagulantes y hasta de sustancias que disminuyen el colesterol tan imprescindible para la vida.

Lo lamentable, y que constituye mala práctica –mala praxis-, es que el abuso de medicamentos y antibióticos, se hace al amparo de una "ciencia" médica que anula cualquier otra opción.

Se utilizan antibióticos como preventivos de infecciones, olvidando que cuando las bacterias puedan aparecer después, la presencia en sangre del antibiótico será ya tan pequeña que se generará una pronta resistencia bacteriana.

En otras ocasiones se utilizan poderosos antibióticos, que arrastran incluso con toda la flora bacteriana normal.

CAPÍTULO 14

PSICOLOGÍA Y LONGEVIDAD

Hemos hablado tanto del cuerpo humano que nos hemos olvidado de la mente… y el espíritu, en cuando al factor longevidad. Veamos a continuación cómo la razón, las emociones, los deseos y el determinismo de longevidad, tienen tanto valor para alcanzar los 120 años de vida con plenitud, como el propio organismo físico.

ESTOS SON LOS 10 FACTORES PSICOLÓGICOS QUE HE ENCONTRADO:

1) sentido de propósito en la vida,
2) capacidad psicológica para adaptarse a la adversidad,
3) actitud de fe en uno mismo,
4) seguir siendo útil a las personas,
5) ser feliz con lo que se tiene y no sufrir por lo que no se tiene,
6) realizar actividades que estimulen la actividad intelectual,
7) ausencia de rencor y envidia,
8) humildad y perseverancia,
9) empatía y capacidad para perdonar.
10) sentirse diferente a los demás

Analicémoslos por separado:

1) Sentido de propósito en la vida:

Cuando leí al Dr. Lavergne sobre qué le gustaba de su vida, dijo "haber podido dar… compartir con los demás y haber enseñado a otros lo que yo sabía".

La investigación científica parece estar de acuerdo con sus observaciones y muestra que las personas longevas han mantenido una sensación de propósito a lo largo de sus vidas. Tal parece que sentir que la vida tiene sentido da, en efecto, "vida" a las personas longevas. Para los longevos, generalmente la vida no ha sido fácil, han sufrido sacrificios y cada uno de los logros ha sido duramente trabajado. Para los longevos, muchas veces el trabajo, realizado con vocación e integridad -independientemente de si fue remunerado o no-, les ha dado sentido a sus vidas. Cada uno estamos en la vida por una razón, no solamente para vivir, y puesto que formamos parte del universo, nuestro sentido de la vida debe orientarse a averiguarlo y llevarlo a cabo.

2) Capacidad psicológica para adaptarse a la adversidad:

Una de las características que con mayor frecuencia nos sorprende de las personas longevas es su capacidad de encontrar el lado humorístico de las situaciones difíciles. Esa actitud cautiva, deslumbra y cuestiona a los demás. Normalmente las personas más enfermas son quienes no tienen sentido del humor, quienes prefieren ver siempre el lado malo de su existencia. El humor, que no la risa, sirve para reconocer realidades difíciles y para protegernos del dolor de las heridas emocionales. Cuando creas que en tu vida todo va mal, piensa en las cosas que aún tienes (casa, comida, compañía…), y recréate en ellas para que el destino no te las quiete. Nos adaptamos a las adversidades con la mente, no con el cuerpo.

3) Actitud existencial de fe en uno mismo y la divinidad:

Tal parece que, a medida que van llegando a edades más avanzadas, las personas tienden a irse acercando más a un Dios. No te avergüences si decides ponerte a rezar y hablar con tu dios. Te sentirás cómodo en tu relación personal con Él y te asombrarás de la respuesta.

Los científicos saben que la espiritualidad ayuda a que la gente viva más, pero exactamente cómo ocurre esto es, aún, un misterio. Quitar los símbolos religiosos de los hospitales ha sido una mala idea promocionada por personas vacías de mente y alma. Si quieres vivir más y mejor, mantén tus creencias sólidas, sin necesidad de aprobación por los incrédulos. Además, llegado el momento de tu muerte, realizarás el cambio con felicidad. Toda esta posición favorable a las creencias místicas te llevará a la fe en ti mismo, a creer en sus habilidades, a estar orgulloso de tus logros y modo de pensar.

4) Seguir siendo útil a las personas:

Aún cuando estés enfermo o seas un anciano, podrás seguir siendo útil a los demás. La sabiduría que hayas adquirido a lo largo de tu vida les servirá a quienes te rodean.
Notarás que eres útil a los demás cuando veas que se acercan a ti con frecuencia, quizá solamente para hablar o pedirte un consejo. Compañía, consejos y afecto son fáciles y baratos de dar, lo mismo que ese dinero que ya no te podrás llevar a la tumba. Incluso aunque estés recluido en una residencia, allí seguramente encontrarás personas más indefensas que tú que requieren una ayuda que puedes darles.

5) Ser feliz con lo que se tiene y no sufrir por lo que no se tiene:

Da la impresión de que las personas longevas tienen una actitud de aceptación de las cosas como son. Pareciera que no pelean tanto con la realidad como otras personas. El destino a veces está tan bien escrito que es mejor dejarse llevar por los acontecimientos. El factor psicológico que más diferencia a las personas longevas del resto de la población es la capacidad de "no pelear con la realidad", de aceptar las cosas como son.

Como grupo, las personas longevas se enojan mucho menos y son menos impulsivas que el resto de la población, y éste es un rasgo que los acompaña desde siempre. ¿Para qué mirar los bienes del vecino? Siempre encontrarás a tu alrededor alguien que parece más afortunado que tú, pero esto es solamente porque vemos el escaparate de la vida ajena, no la trastienda.

6) Realizar actividades que estimulen la actividad intelectual:

Además de realizar las labores de tu profesión, deberás buscar un hobby o pasatiempo que te guste, que te apasione. Quizá debas rescatar algo que hacías en tu juventud y que dejaste por la familia o el trabajo. Volver a la universidad es una buena opción, lo mismo que conocer la naturaleza, los parques de tu ciudad, ir al cine o al teatro, escribir, pintar, jugar al ajedrez. Busca también el placer en la conversación, en los coloquios o conferencias, aunque quizá las puedas impartir tú a los demás. Los neurólogos geriátricos comentan que las personas longevas que mantienen actividades complejas, que requieren de la participación de diferentes áreas cerebrales (como escribir, realizar manualidades o tocar un instrumento musical, etc.), logran crear constantemente nuevas reservas para compensar las alteraciones neuronales y circulatorias del proceso de envejecimiento.

7) Ausencia de rencor y envidia:

¿Existe alguna razón práctica para guardar en tu mente los malos pensamientos hacia determinadas personas? O los transformas en comprensión, perdón y benevolencia, o los olvidas, pero no te recrees en el odio. La moderación tiene su mejor manifestación en el campo de las emociones, especialmente cuando modificamos positivamente todo lo relacionado con el enojo, la ira y el resentimiento.

La hostilidad hacia los demás no nace en nuestro interior, la dejamos entrar cuando queremos. Así que cierra bien la puerta de tus pensamientos hacia estas emociones insanas.

8) Humildad y perseverancia:

La soberbia es sinónimo de altivez, arrogancia, vanidad e ignorancia. Los antónimos son la humildad, la modestia, la sencillez, etc. Mira a un soberbio y no verás a una persona feliz, ni siquiera cuando hace daño. Observa a un humilde y solamente verás la sonrisa en su rostro. El orgulloso lo es por sus buenos logros; el soberbio solamente es una pose. El orgulloso acepta el perdón; el soberbio lo exige y se recrea maliciosamente en quien lo pide.
Nada te será dado gratis y sin esfuerzo en tu vida, mucho menos la felicidad, así que persevera en tus correctas acciones. Si delegas en los demás tu bienestar o felicidad, siempre estarás insatisfecho.

9) Empatía:

Las personas con empatía son aquellas capaces de escuchar a los demás y entender sus problemas y motivaciones; por eso poseen normalmente alto reconocimiento social y popularidad, ya que se anticipan a las necesidades antes incluso de que sus acompañantes sean conscientes de ellas, y saben identificar y aprovechar las oportunidades comunicativas que les ofrecen otras personas.
Ponte en el lugar de los sentimientos ajenos y te será más fácil comprenderles y llevarte bien con ellos.

10) Siéntete diferente a los demás:

Al destino tienes que darle una razón para hacerte longevo. ¿Por qué razón tú, en especial, te mereces cumplir 120 años?

La mayoría de los superlongevos dejaron una huella en la historia o a su alrededor, así que aporta algo diferente y grandioso en tu vida que justifique vivir muchos años.

**Estos factores nos llevan a lo que denomino como
LOS MANDAMIENTOS DE LA LONGEVIDAD**

Quizá algún lector desearía encontrar en estos diez mandamientos de obligado cumplimiento para alcanzar los 120 años, o al menos llegar a centenario, el nombre de alguna píldora o planta medicinal que se mencione como el elixir de la eterna juventud. De existir, hace tiempo que estaría en peligro de extinción por uso abusivo. Y no es que no existan productos naturales que nos puedan ayudar a llegar a estas míticas edades (en este libro se detallan la mayoría de ellos), sino que por delante de los productos milagrosos están otros requisitos mucho más decisivos. Así que repase la siguiente lista, por orden de importancia:

- **Querer llegar a ser muy logevo.** Si su idea de la vejez es buena y deseable, ya tiene dado el primer paso, y el más imprescindible. Solamente se alcanza lo que deseamos.

- **Estar convencido de que llegará.** Ese pensamiento debe permanecer en su mente todos los días de su vida, y no es cuestionable. Usted llegará a cumplir 120 años sin lugar a dudas.

- **Tener una razón para llegar.** Es eso que llaman el *leit motiv*, el motivo conductor de su vida. Aquello por lo cual merece la pena luchar, perseverar o vivir.

La mayoría de los grandes longevos tenían un motivo importante, como por ejemplo dejar huella en este mundo, alcanzar sus sueños, o cuidar de familiares o personas desvalidas.

- **Tener una creencia espiritual sólida**. Si su mente racional le dice que no hay nada más allá de lo que ven sus sentidos, su misión en la vida será muy corta. Intente comprender y estudiar las creencias religiosas y místicas que han perdurado en el tiempo. Seguro que se identificará con una de ellas y ese impulso vital le hará casi eterno.

- **Dieta hipocalórica**. Es el primero de los mandamientos de longevidad que no tiene relación con la mente o el alma. También es el más fácil de cumplir y el más económico de todos. No más de 2.000 calorías/día.

- **Actividad mental variada**. Su mente racional debe estar siempre en activo, en total renovación. Solamente se oxida y muere lo que no tiene función. Estudie, investigue, pruebe cualquier opción que obligue a su mente a que permanezca en plenitud. Y eso durante toda su vida. Hay tanto que aprender…

- **Ejercicio físico moderado**. Si quiere puede acudir periódicamente a un gimnasio, aunque no le será imprescindible. Trabaje suavemente, no se fatigue y sienta placer por el movimiento, sin competir con nadie. Y lo más importante: estírese ampliamente todos los días. Si su cuerpo se dobla, su vitalidad también.

- **Consuma alimentos saludables**. Este requisito ya es de dominio universal.

Sin embargo, la gente no tiene claro en qué consiste un alimento saludable. Consuma alimentos de la tierra o del mar, nada más. Si son cercanos a su casa, mejor.

• **Rodéese de un ambiente saludable.** Y esta recomendación no solamente está relacionada con el aire o la contaminación en general, sino con su entorno más cercano. Aléjese de las personas hostiles, de las masas vociferantes, de los programas de televisión degradantes, y busque grupos o personas afines a sus creencias y deseos. Si tiene pareja estable, reviva su amor; y si está solo, busque alguien con quien caminar por la vida. El ser humano es social, gregario, no debe vivir solo.

• **Consuma nutrientes específicos y plantas medicinales.** Ahora hay un arsenal de productos dietéticos y plantas medicinales inocuas que le ayudarán a permanecer sano y fuerte. Asesórese mediante un profesional o libros sobre cuáles le convienen a usted. Deberá consumirlos de forma alternativa durante toda su vida, del mismo modo que deberá dormir, comer y amar.

CAPÍTULO 15

SUSTANCIAS ANTIENVEJECIMIENTO

Aunque la mayoría de las personas sienten un gran interés por encontrar la "fuente de la eterna juventud", aquella sustancia que nos garantice larga vida a cambio de ningún esfuerzo, los intentos por encontrar una analogía del Santo Grial han sido infructuosos. No obstante, y sin que la lista que describimos a continuación pudiera dar lugar a desmesuradas ilusiones y errores de apreciación, hay una larga serie de nutrientes y plantas medicinales que han demostrado utilidad para conservar la salud durante el paso de los años, y si hay salud probablemente llegaremos a longevos.

El lector deberá consumir de manera continuada varios de estos complementos que describimos a continuación, pues la mayoría de ellos poseen una larga reputación como rejuvenecedores. Los experimentos efectuados con ellos en personas voluntarias han demostrado su gran eficacia, y otros son producto de recomendaciones ancestrales muy fiables. Una vez demostrada su efectividad como factores de longevidad e inocuidad, se han puesto a la venta en algunos países y en otros están prohibidos, así que sugerimos a la persona interesada en algunos de ellos que los adquiera a través de Internet en firmas de reconocido prestigio.

REJUVENECEDORES GENERALES

SUSTANCIAS FARMACOLÓGICAS

Metformina

El fármaco actúa **suprimiendo la producción de glucosa en el hígado** y aumentando la sensibilidad de los receptores celulares de la insulina.

También se sabe que mejora la actividad de la enzima AMPK, **capaz de simular los efectos de la restricción calórica**, lo que podría explicar esta capacidad de la metformina para incrementar la longevidad en animales de laboratorio.

La metformina se utiliza sola o con otros medicamentos, incluyendo insulina, para tratar diabetes tipo 2. Es una clase de medicamentos llamados biguanidas y disminuye la cantidad de glucosa que se absorbe de los alimentos y la cantidad de glucosa que forma el hígado. Sin embargo, no está recomendada en mayores de 65 años y tampoco si han tenido un infarto, apoplejía, o enfermedad cardíaca o hepática.

Rapamicina

La rapamicina o sirólimus se extrae de una bacteria que se encuentra en el suelo de Rapa Nui (Isla de Pascua) e inhibe el crecimiento del hongo cándida albicans.

Se utiliza también como inmunosupresor para evitar el rechazo en el trasplante de riñón, así como para ciertos tipos de cáncer.

Se sabe que prolonga la vida de los ratones de laboratorio, por lo que abre expectativas sobre su uso en tratamientos para retrasar el envejecimiento humano.

En 2009 un equipo de tres investigadores americanos comprobaron que la rapamicina alargaba la vida media de los ratones en un 13% en el caso de las hembras y en un 9% en el caso de los machos, incluso aunque empezaran a ingerirla a una edad avanzada.

Lo más sorprendente no es que detenga enfermedades como el cáncer o mejore algún órgano dañado, lo mejor es que retrasa el deterioro general del cuerpo.

En ratones, la rapamicina frena la pérdida de masa ósea, mejora la función cardiaca, disminuye la inflamación crónica y mejora los síntomas de enfermedades neurodegenerativas como el Alzheimer.

Aún no se sabe la dosis que sería óptima en humanos y tampoco cómo neutralizar los efectos secundarios, ya que al ser un inmunodepresor deja al organismo más expuesto a infecciones.

Sirtuinas

Las proteínas llamadas sirtuinas pueden retrasar el proceso de envejecimiento en muchas especies animales, además de mejorar la memoria y capacidad intelectual, así como el Alzheimer y otros trastornos neurológicos. Está en fase experimental.

Se trata de una familia de proteínas que se encargan de reparar el ADN; el problema es que esta reparación es muy costosa en términos de energía, pues consumen NAD+.

NAD

La nicotinamida adenina dinucleótido es una coenzima que se halla en las células vivas y se usa como agente terapéutico en las enfermedades neurodegenerativas como el Alzheimer y el Parkinson, así como antioxidante.

Se trata de uno de los cofactores imprescindibles en los fenómenos redox y también actúa como molécula de la transmisión de señales en diversos procesos metabólicos y otros caminos biológicos.

A medida que vamos cumpliendo años cada vez tenemos menos cantidades de esta molécula.

En los estudios en los que se ha conseguido estimular este sistema se ha comprobado un retraso en la aparición de las enfermedades asociadas al envejecimiento.

Los amplificadores auxiliares del NAD se emplean para proteger desordenes cardiovasculares y del riñón, aumentando la proliferación de célula endotelial y reduciendo la inflamación, respectivamente. Son también efectivos en perfeccionar la fertilidad.
La niacina (vitamina B3) es precursora del NAD+.

Trasplantes

La lista es larga y no solo se hace con órganos, sino con tejidos. Se pueden trasplantar riñones, pulmones, corazón, hígado, páncreas, la medula del hueso (órganos hematopoyéticos), así como córneas, cara, extremidades o parte de ellas, e incluso el pene.

Senolíticos (medicina celular)

Encauzada por científicos de la clínica Mayo en Estados Unidos, los fármacos senolíticos son capaces de matar solamente las células que se encuentran en senescencia, las que han dejado de dividirse. La diferencia con las células quiescentes es que estas últimas están en un paso intermedio en el ciclo celular previo a la división. Las células senescentes han entrado ya en un estado terminal de no división. Estas células senescentes tienen elevados niveles de una serie de proteínas antiapoptóticas o de supervivencia. Mediante este mecanismo nuestro organismo mantiene control sobre las células de una manera ordenada.

Uno de los problemas que hacen que los tejidos se desvitalicen es que las células ancianas que ya no son capaces de realizar su función no se autodestruyen y hacen que el tejido no funcione bien y aparezcan las enfermedades. Cuando se eliminan estas células del tejido, este se regenera llamativamente.
Se están investigando métodos para eliminar de forma segura estas células mediante ingeniería genética, con resultados positivos hasta la fecha.

Fisetina

La fisetina es un potente activador de las sirtuinas, por lo tanto, actúa en contra de los efectos del envejecimiento y tiene un efecto beneficioso sobre la memoria a largo plazo.

AKG

El alfa-cetoglutarato es un compuesto esencial que regula el metabolismo energético, la expresión del ADN, la formación de aminoácidos y la respuesta a la inflamación. Este cetoácido polifacético disminuye unas 10 veces entre los 40 y los 80 años, lo que lo convierte en un objetivo primordial para los suplementos de longevidad. Los estudios en animales son prometedores y demuestran resultados impactantes de la suplementación con AKG, incluida la prolongación de la vida y un retraso significativo en la aparición de afecciones y enfermedades relacionadas con la edad.

Células madre

Las células madre son la materia prima del cuerpo; a partir de ellas se generan todas las demás células con funciones especializadas.
La investigación en este campo se ha desarrollado ampliamente y a día de hoy se está consiguiendo convertir células normales en células madre. Ya hay estudios en los que se ha mostrado que la inyección de estas células puede ayudar a la recuperación de un corazón tras un infarto. Futuras líneas de investigación pasan por regenerar las células beta pancreáticas (la curación de la diabetes) y mejorar el estado inmunitario, articular, pulmonar, etc.

Células madre embrionarias.
Estas células madre provienen de embriones que tienen de tres a cinco días de vida.
Células madre adultas.

Estas células madre se encuentran en pequeñas cantidades en la mayoría de los tejidos adultos, como la médula ósea o la grasa.

Células adultas.

Los científicos han transformado satisfactoriamente las células adultas normales en células madre mediante la reprogramación genética. Al modificar los genes de las células adultas, los investigadores pueden reprogramar las células para que actúen de manera similar a las células madre embrionarias.

Células madre perinatales.

Los investigadores han descubierto células madre en el líquido amniótico, así como en la sangre del cordón umbilical.

Horméticos (Temperaturas extremas)

En toxicología y farmacología los fenómenos horméticos se investigan para encontrar la ventana terapéutica de un fármaco donde una dosis alta puede ser letal y una dosis muy baja no produce respuesta. La respuesta hormética es la dosis donde se produce la respuesta beneficiosa en el organismo.

La creación de un preacondicionamiento a situaciones básicas como el ayuno, el frío, calor, la hipoxia, etc., dará como resultado una respuesta beneficiosa en pos de una mayor resistencia orgánica y flexibilidad metabólica que nos preparan para los desafíos de la vida moderna con mayor grado de salud y menor riesgo de contraer enfermedades.

La capacidad de mantenimiento adecuado del organismo dentro de sus valores normales de temperatura, presión arterial, glucemia, etc. (homeostasis), se va perdiendo con la edad. Un hallazgo sorprendente es que un efecto nocivo de baja intensidad promueve un beneficio, permitiendo al cuerpo ser más capaz de regenerarse y mantenerse los niveles adecuados. Se está estudiando cómo los estímulos de **temperaturas extremas**, alteraciones en el patrón de la comida, **ayunos** y otros factores pueden ser de ayuda.

Trasplante de órganos bioidénticos

Cuando nuestros órganos han fallado irremediablemente una opción es el trasplante. En el futuro el trasplante no tendrá la limitación de disponibilidad de órganos o rechazo a los mismos, ya que se está desarrollando la tecnología para hacer crecer órganos bioidénticos en animales con ingeniería genética, o incluso "imprimir en 3D" órganos con células madre.

SUSTANCIAS DE USO LIBRE NO FARMACOLÓGICAS

DHEA

Fue aislada por el médico alemán Adolf Buternandt en 1931 en la orina humana, pero tuvieron que pasar veinte años para que gracias al trabajo de los investigadores Mijeon y Plager se encontrara en la sangre y se detectara su origen en las glándulas suprarrenales. En ese mismo año se confirma que los niveles de esta hormona disminuyen tanto en la mujer como en el hombre a medida que se envejece y se estudian los resultados de la administración de esta sustancia tanto por vía oral como por inyección intravenosa. En un principio las pruebas se realizaron tan sólo en varones, sin experimentar con esta sustancia en mujeres.

Ya en la década de los 70 se empiezan a constatar de una manera más palpable los efectos beneficiosos de esta sustancia en los animales (ratas y ratones), a los cuales se suministra dicha hormona a través de la alimentación. Así se llega a comprobar que los animales sometidos al experimento vivían más, al mismo tiempo que adelgazaban y tenían más energía y vigor.

A pesar de estos descubrimientos, su utilización en la clínica humana se demoró hasta el 1994, cuando el profesor Samuel Yen de la Universidad de San Diego, California, publicó los resultados positivos de sus experimentos, confirmando el efecto anti-envejecimiento de esta hormona. Así, el profesor constata que la administración de la DHEA en pacientes de edad madura conlleva una serie de cambios no sólo biológicos, sino físicos y psicológicos muy beneficiosos. A partir de este momento la DHEA se presenta ante la prensa como la revolucionaria hormona de la juventud.

Lo que ahora sabemos es que la dehidroepiandrosterona es una hormona producida por las glándulas suprarrenales y es la precursora de las hormonas esteroides testosterona y estrógenos. El DHEA disminuye con el avance de la edad tanto en hombres como en mujeres y existen numerosos estudios que indican que administrado por vía oral puede mejorar las funciones neurológicas e inmunes, así como los desórdenes ocasionados por el estrés y proteger contra algunos tipos de cáncer y enfermedades cardiovasculares.

Realmente se trata de una hormona endógena que actúa como precursora de las hormonas sexuales masculinas y femeninas, precisamente aquellas que comienzan a disminuir después de los 30 años, siendo más baja en algunas personas con anorexia, enfermedades renales en etapa terminal, diabetes tipo 2 (diabetes que no depende de la insulina), SIDA, insuficiencia suprarrenal y en pacientes gravemente enfermos. Los niveles de DHEA también se pueden reducir de forma drástica por un determinado tipo de drogas, entre las que se incluyen la insulina, los corticosteroides, los opiáceos y el danazol (esteroide).

La podemos encontrar también con el nombre de androstenediona, clenbuterol, dehidroepiandrosterona, DHA, DHAS, metiltestosterona, nandrolona y oxandrolona, siendo sintetizada a partir del extracto de Ñame silvestre (diosgenina). Podríamos considerar al DHEA como una pre o pro hormona, siendo esta la razón por la cual se ha comercializado como un complemento dietético. Una vez ingerida interviene en la formación y excreción de ciertas hormonas sexuales. Nuestro organismo comienza a producir pequeñas cantidades de esta hormona a la edad de 7 años hasta los 25 años que es cuando alcanza su máximo nivel para después decrecer su producción un 20% cada diez años.

Sus efectos a corto plazo son notorios, mejorando la vitalidad y bienestar de una manera espectacular, fortaleciendo el sistema inmunológico.

También reduce los malestares de la menopausia, ayudando con la prevención de osteoporosis, así como la mejora de las funciones neurológicas, memoria, y la calidad del ciclo de sueño.

A largo plazo encontramos mejoras en la respuesta positiva contra el cáncer, a las enfermedades cardiovasculares, a la diabetes, a la obesidad, al lupus eritematoso sistémico, y al Alzheimer. Otros estudios clínicos realizados en la universidad de California en San Diego, indican que incrementa la masa y fuerza muscular. El mismo estudio demostró que las personas que recibían este tipo de tratamiento presentaban una sensación física y psíquica de bienestar. La dosis diaria recomendada es de 25 a 50 mg en una toma por la mañana.

Estos son los efectos reconocidos, siendo más notorios en las personas de más edad:

Anti-envejecimiento y longevidad.
Aumento de energía y vigor.
Mejora del apetito sexual.
Preserva la masa muscular e incrementa el funcionamiento atlético.
Mejora el equilibrio de la insulina (enfermos de diabetes).
Mejora el estado y la densidad de los huesos (enfermos de osteoporosis).
Desarrolla la memoria y el sistema cognitivo.
Combate enfermedades de tipo degenerativo como el Alzheimer y el Parkinson.
Puede mejorar el bienestar, la calidad de vida, la capacidad en los ejercicios, el apetito sexual y el nivel hormonal en personas con función adrenal insuficiente (enfermedad de Addison).
Depresiones.
La mayoría de los ensayos clínicos que investigan el efecto de la DHEA en la pérdida de peso o grasa apoyan su uso para este propósito.
Lupus sistémico eritematoso

Se han observado incrementos en la densidad mineral ósea.

Investigaciones iniciales recomiendan el uso de DHEA por vía intravaginal para promover la regresión de las lesiones cancerosas en el cuello del útero.

Fatiga crónica.

Enfermedades terminales.

Enfermedad de Crohn

Demencia

Insuficiencia cardiaca

VIH/SIDA

Trastornos de ovulación y menopausia acompañada de dolor vaginal, osteoporosis, oleadas de calor, alteraciones emocionales como fatiga, irritabilidad, ansiedad, depresión, insomnio, dificultades de concentración y memoria o una disminución en el apetito sexual.

Esquizofrenia, así como síntomas de ansiedad y síntomas depresivos y negativos que la acompañan.

Disfunción eréctil y disminución de la libido en hombres y mujeres.

Síndrome de Sjogren (ojos secos)

En forma tópica para combatir el envejecimiento de la piel

Precauciones

Esta hormona se puede recetar a varones que se hayan sometido previamente a controles de próstata, y a mujeres en periodos menopáusicos, aunque está contraindicada en casos de cáncer o predisposición.

En medicina deportiva se considera sustancia doping.

PREGNENOLONA

Se obtiene a partir del metabolismo del colesterol, presentando un potencial muy variado como precursor de numerosas e importantes hormonas naturales.

La Pregnenolona es la sustancia básica para la producción de hormonas sexuales (estrógeno, testosterona), las hormonas del estrés (cortisona, cortisol) y de la DHEA. Teniendo en cuenta que la cantidad de Pregnenolona producida por el organismo desciende con la edad, las funciones metabólicas que dependen de hormonas esteroideas se verán de la misma forma reducidas. El aporte regular de un complemento de Pregnenolona puede reactivar las funciones metabólicas, tener efectos positivos sobre numerosas enfermedades, y proteger contra el envejecimiento debido a la edad. Por eso, la Pregnenolona está considerada –igual que la DHEA– una hormona antienvejecimiento.

Su metabolismo es muy complejo. Todos los miembros pertenecientes a esta clase de substancias con base hormonal, presentan una característica común: la estructura químicamente definida de esteroides. La Pregnenolona es el primer metabolito de lípidos de origen alimenticio –los colesteroles–, y constituye el elemento de construcción más importante para que el organismo pueda realizar la síntesis de las hormonas esteroideas. Como la Pregnenolona es un precursor, el organismo puede producir gracias a ella la cantidad de elementos esteroideos que necesita en cada momento. La cantidad de Pregnenolona endógena (puesta a disposición por el organismo) desciende con la edad, sin que se pueda identificar claramente una regresión específica de sexo.

La Pregnenolona puede presentarse en el cuerpo sin ser modificada, o ser transformada en dehidroepiandrosterona (DHEA) y actuar como tal. Pero si se necesita, puede ser transformada en progesterona y utilizada para regular algunas funciones sexuales femeninas como el ciclo de menstruación. Esta transformación en DHEA o en progesterona se lleva a cabo en función de la necesidad física o psíquica, derivadas de enfermedades o de condiciones particulares (menopausia).

También permite la síntesis de otras hormonas (hormonas del estrés, hormonas sexuales). Una administración conjunta de Pregnenolona y de DHEA aumenta la eficacia de las dos substancias, ya que la Pregnenolona es un precursor directo de la DHEA.

Algunos sus efectos, como la mejora de las funciones cognitivas, se atribuyen directamente a la acción de la Pregnenolona. Otros muchos efectos se deben a la acción indirecta de las hormonas intermediarias derivadas de la Pregnenolona.

Aplicaciones

Cerebro

La Pregnenolona desempeña una importante función en la salud del cerebro. Merced a los probados efectos bioquímicos sobre el cerebro y la química cerebral, bien se puede prever que sería una solución en el tratamiento de enfermedades tales como la ansiedad, el Trastorno Obsesivo Compulsivo, la demencia, la depresión, la depresión maníaca, el mal de Alzheimer, el mal de Parkinson y el envejecimiento en general. Todo ello se traduce en un mejoramiento de la memoria, del estado de ánimo y de la sensación de bienestar; estimula así la tranquilidad, la euforia leve, la claridad de pensamiento, la capacidad de alerta mental, la energía psíquica, la creatividad, la habilidad expresiva y la visión.

Estrés

El estrés, cualquiera sea su origen, aumenta los niveles de cortisol, lo cual incrementa los niveles de azúcar, inhibe el sistema inmunológico y provoca pérdida de calcio (causa de osteoporosis).

La Pregnenolona, especialmente combinada con la Melatonina, ha demostrado ser efectiva en el alivio del estrés y sus síntomas.

Energía

Combate el cansancio, tanto en el plano fisiológico ("más ánimo") como psíquico (más energía mental).
En la visión y audición, existen pruebas suficientes de que la mejora la percepción visual y auditiva.
En la terapia de reemplazo de Estrógenos y de Hormonas como la TRE y TRH, es posible que las reemplace, especialmente en complemento con la DHEA (dehidroepiandrosterona), y otras hormonas femeninas humanas. La clave radica en encontrar no sólo la combinación adecuada entre las hormonas complementarias para cada individuo (Pregnenolona, DHEA, Melatonina, etc.) y las hormonas de reemplazo (estrona, estriol, estradiol), sino también el justo equilibrio entre ambos tipos de hormonas. No cabe duda de que deben realizarse más investigaciones al respecto; sin embargo, se ha recorrido ya un largo trecho, y la información general que figura es que debe considerarse "segura y eficaz".

Artritis y desórdenes autoinmunes

El tratamiento a base de Pregnenolona ha demostrado una notable mejoría en pacientes afectados de espondilitis anquilosante, lupus, artritis ósteo-reumatoidea y esclerodermia.

Ayuda neurológica

La Pregnenolona se ha utilizado también para el tratamiento del mal de Alzheimer, la esclerosis múltiple, las lesiones nerviosas, el mal de Parkinson y las convulsiones.

Otras enfermedades

El tratamiento a base de Pregnenolona ha resultado eficaz para combatir todo tipo de depresión e insomnio.

Se utiliza, además de su efecto como antienvejecimiento, en:
Enfermedades inflamatorias de las articulaciones (artritis).
Cansancio crónico, estrés y agotamiento.
Memoria.
Protege contra los problemas de la función cerebral y de las demencias asociadas con la edad, como por ejemplo la enfermedad de Alzheimer. Las personas jóvenes y las personas sanas también pueden sacar provecho de las virtudes estimulantes de la Pregnenolona a nivel de rendimiento cerebral.
Afecciones ginecológicas.
Al tratarse de un precursor de las hormonas sexuales femeninas (progesterona y estrógeno), un aporte de Pregnenolona puede estabilizar la función sexual de la mujer, por ejemplo en caso de molestias de la menstruación o de la menopausia.
Diabetes.
Se recomienda un tratamiento con Pregnenolona a todos los diabéticos de más de cuarenta años, y a veces conviene administrarla a pacientes más jóvenes y a quienes sufren de diabetes juvenil. Varios ensayos han probado que la Pregnenolona renueva las células beta del páncreas y puede ser así eficaz contra la diabetes.
Sueño
Puede ser igualmente utilizada de manera óptima en colaboración con la melatonina: La Pregnenolona activa la energía y la capacidad de rendimiento durante el día; mientras que la melatonina garantiza la regeneración de la energía durante la fase de reposo nocturno. Las dos hormonas proporcionan el equilibrio energético, la resistencia al estrés y la regeneración.

Éstas aumentan la resistencia a las perturbaciones de la salud en todos los sistemas del organismo hasta bien entrada la edad madura.

Precauciones:
El producto sólo puede ser utilizado a partir de los 25 años de edad en dosis entre 15 a 200 mg/ día. No administrar a personas afectadas de epilepsia.

ACETIL- L- CARNITINA

La acetil-L-carnitina es un éster del aminoácido L-carnitina (Lisina + metionina), que a su vez puede ser sintetizado por el cuerpo a partir de la lisina y la metionina. La acetil-L-carnitina misma se forma a partir de una enzima transferasa en el hígado, los riñones y el cerebro humanos. En lo que se refiere a sus efectos biológicos, la acetil-L-carnitina aumenta la absorción de la acetil-CoA en las mitocondrias, las centrales nucleares de las células, durante la oxidación de los ácidos grasos. Así, se estimula la producción de acetilcolina y se favorece la síntesis de las proteínas y de los componentes de las membranas celulares.
Debido a estos efectos bioquímicos basales, la L-carnitina y su éster se convierten en una especie de carburante para la disposición de energía en las células. Por eso una carencia de esta sustancia en todas las células del cuerpo se hace evidente, siendo esta sustancia muy necesaria en tejidos sobrecargados (musculatura, músculo cardíaco, cerebro, etc.) que pueden fallar.
El mecanismo exacto de acción de la acetil-L-carnitina todavía no ha podido ser descifrado. Según estudios realizados recientemente, el éster actúa como un parasimpatomimético debido a sus similitudes estructurales con la acetilcolina. Así, la acetil-L-carnitina actúa como un neurotransmisor colinérgico que estimula el metabolismo neuronal en las mitocondrias.

197

Grupos de investigadores atribuyen ese efecto colinérgico de la acetil-L-carnitina al bloqueo de la inhibición posináptica. Según otros autores, ese efecto obedece a una estimulación directa de la sinapsis. Es significativo el hecho de que la acetil-L-carnitina puede estabilizar la fluidez de las membranas, mediante la regulación de los niveles endógenos de esfingomielina. Esto se puede relacionar con el aumento del metabolismo energético celular en las mitocondrias. La acetil-L-carnitina se manifiesta como una reserva de sustratos para producir nueva energía. El mantenimiento de unos niveles adecuados de acetil-L-carnitina puede ser la clave para evitar una muerte excesiva de células neuronales. También se ha demostrado que la acetil-L-carnitina podría favorecer la eficacia de algunos factores de crecimiento neuronal en determinadas regiones del cerebro.

De forma natural, la acetil-L-carnitina aparece sobre todo en el cerebro, pero también en otros tejidos. Por eso, existe esta sustancia como suplemento nutricional. Aunque es difícil constatar una verdadera carencia de acetil-L-carnitina, puesto que lo sintetiza el propio cuerpo, con la edad desciende el nivel del éster en los tejidos.

Se ha demostrado que produce una mejoría de las funciones cognitivas en personas mayores sanas y en pacientes con enfermedad de Alzheimer y fortalece al músculo cardíaco. La idea que la ALC puede disminuir el envejecimiento proviene de la evidencia de que la ALC mejora la función mitocondrial en varias maneras. Las mitocondrias son las centrales de energía de las células, donde se produce toda la energía necesaria para mantener los procesos vitales. Se ha especulado que la causa del envejecimiento está determinada por una declinación de la producción de energía por las mitocondrias.
En general, se ha demostrado que un aporte extra de acetil-L-carnitina puede resultar útil en:

Enfermedad de Alzheimer:

En muchas investigaciones clínicas se ha podido comprobar que la acetil-L-carnitina puede influir positivamente en pacientes con demencia cognitiva del tipo Alzheimer.

Depresión:

En pacientes con depresión grave un suplemento de acetil-L-carnitina puede contribuir a un cambio en el ciclo circadiano de la secreción glucocorticoide y a un aumento del nivel de cortisol total.

Trastornos circulatorios cerebrales:

Existen estudios relacionados con la isquemia cerebral y la repercusión que muestran resultados positivos del suplemento de acetil-L-carnitina. Estos estudios también han demostrado que la sustitución de acetil-L-carnitina puede mitigar las consecuencias neurológicas de estas enfermedades.

Trastornos cardiovasculares:

Al igual que la L-carnitina, la acetil-L-carnitina favorece el transporte de ácidos grasos para la producción de ATP en las mitocondrias de la musculatura esquelética y del músculo cardiaco, protegiendo de la acción nociva de los radicales libres.

Consecuencias negativas de la diabetes:

Un suplemento intravenoso de acetil-L-carnitina en los diabéticos podría aliviar los dolores neuropáticos y mejorar la función nerviosa periférica. La sustancia posee efectos positivos sobre trastornos metabólicos y funcionales derivados de la polineuropatía diabética.

Abuso del alcohol:

Numerosos estudios atribuyen tanto a la L-carnitina como a la acetil-L-carnitina un efecto de desintoxicación etílica del hígado.

COENZIMA Q10

También conocida como ubiquinona, se trata de uno de los elementos más importantes en la producción de energía.

Se encuentra presente en cantidades significativas en el corazón y el hígado, esencialmente en las mitocondrias, lugar en donde se produce ATP, la molécula encargada de ceder la energía necesaria en todos los procesos celulares. Además, se ha comprobado su gran capacidad antioxidante, capaz de lograr un proceso reversible en los procesos oxidativos anormales, lo que representa un gran potencial terapéutico en las terapias antienvejecimiento, enfermedades malignas y como potenciador del rendimiento deportivo. Sin embargo, la absorción de CoQ10 oral a través del intestino es muy baja, y por ello se ha sugerido que para que tenga valor terapéutico se necesitan altas dosis (1200 mg/por día).

El Coenzima Q-10 ayuda al resto de enzimas a realizar su función, y participa en numerosos procesos corporales. Se ha comprobado una gran similitud entre las propiedades antioxidantes de la vitamina E y las de la coenzima Q-10, jugando ambas un papel muy importante en la generación de energía celular, siendo también un estimulante del sistema inmunitario, de la circulación, ayudando por ello a proteger el sistema cardiovascular.

Se extrae de la caballa, salmón, sardinas, nueces y carnes.

Si la tomamos en pastillas, en mejor unirla a ácidos grasos esenciales para mejorar su biodisponibilidad.

Se emplea ampliamente en:

Como coadyuvante en el tratamiento del cáncer de mama, aunque requiere dosis altas.

Para reducir la frecuencia de arritmias cardíacas, mejorar la función ventricular izquierda, y prevenir la deficiencia congestiva cardiaca. Además, la Q10 mantiene la coordinación y la fuerza del corazón.

Estabiliza la tensión arterial sistólica.

Algunos ensayos clínicos muestran un aumento del HDL y disminución del LDL, aunque no parece impedir el desarrollo de las placas ateroscleróticas en los vasos sanguíneos.

Impide la toxicidad de las antraciclinas, medicamentos que se emplean para tratar el cáncer y que inducen afecciones cardiacas.

Mejora levemente la fecundidad.

Alivia los síntomas del SIDA.

Previene la progresión de la enfermedad de Parkinson si se emplea dosis de 1200 mg/por día.

Para tratar la enfermedad de Huntington (una alteración neurológica degenerativa).

Contribuye a mejorar la salud de las encías y dientes, especialmente si están afectados de periodontitis.

Disminuye los efectos perniciosos de la radioterapia en el cáncer de pulmón.

Parece eficaz para prevenir las jaquecas en unión a la vitamina B2.

Ataxia de Friedreich. Las investigaciones preliminares parecen ser prometedoras en el tratamiento de esta enfermedad.

Varios estudios han demostrado beneficios de la coenzima Q10 en personas con diagnóstico de insuficiencia cardiaca crónica (con o sin cardiomiopatía), incluidos los receptores de transplantes. En algunas partes de Europa, Rusia y Japón, la Q10 se considera una terapia estándar para pacientes con insuficiencia cardiaca congestiva.

A menudo se recomienda la Q10 en pacientes con enfermedades mitocondriales, entre las que se incluyen miopatías, encefalomiopatías y síndrome de Kearns-Sayre.

En las distrofias musculares se han descrito cierto mejoramiento en la capacidad para efectuar ejercicio, en la función cardiaca y sobre todo en la calidad de vida.

Con el paso del tiempo la capacidad de biosíntesis de la coenzima Q10 desciende considerablemente, por lo que en las personas mayores su deficiencia se puede acusar de forma notable si tenemos en cuenta que:

Frena en envejecimiento.

Es capaz de aumentar la energía y la tolerancia ante el esfuerzo.

Mejora la función inmune.

Tiene una potente actividad antioxidante.

Es capaz de actuar frente a los efectos tóxicos de algunos fármacos.

También puede ser de utilidad en:

Esclerosis lateral amiotrófica, asma, parálisis de Bell, dificultades para respirar, cáncer.

Síndrome de Ménière.

Fatiga crónica.

Ataxia cerebral, síndrome de fatiga crónica, enfermedad crónica de obstrucción pulmonar.

Sordera, disminución de la motilidad de los espermatozoides (astenozoospermia idiopática), gingivitis, caída del cabello (alopecia por quimioterapia).

Palpitaciones irregulares del corazón, hepatitis B, colesterol alto, corea de Huntington, enfermedades del sistema inmunológico, infertilidad.

Insomnio, insuficiencia renal, inflamación de las piernas (edema), longevidad, enfermedad hepática o agrandamiento del hígado.

En los enfermos de Alzheimer la unión de la coenzima Q10 con el hierro y la vitamina B6 puede minimizar los síntomas de demencia y retrasar de forma progresiva la pérdida de memoria.

Cáncer de pulmón, enfermedad del pulmón, degeneración macular, síndrome de Melas, diabetes mellitus y sordera de herencia materna.

Prolapso de la válvula mitral, nutrición parenteral, obesidad, síndrome Papillon-Lefevre, enfermedad de Parkinson.

Bajo rendimiento físico, prevención del daño muscular causado por las drogas "estatinas" que reducen el colesterol, trastornos psiquiátricos.

Reducción de los intervalos QT, disminución de los efectos secundarios de la droga fenotiazina, disminución de los efectos secundarios de los antidepresivos tricíclicos.

Úlcera estomacal.

Ayuda a adelgazar al mejorar la combustión de las grasas de reserva.

Contraindicaciones

Puede disminuir la eficacia del anticoagulante warfarina.

Puede disminuir la eficacia de doxorubicina, un medicamento empleado para las enfermedades del corazón.

No la use si está embarazada o amamantando.

La Q10 puede bajar los niveles de azúcar en la sangre.

La Q10 puede reducir la presión arterial.

Se recomienda precaución en las personas con enfermedades hepáticas o que toman medicamentos que pueden causar daño al hígado.

En teoría, la Q10 puede alterar los niveles de las hormonas en la tiroides como la levotiroxina, aunque esto no se ha probado en humanos.

NADH

Aunque la hemos estudiado con anterioridad como fármaco, en la actualidad se encuentra a la venta en forma libre.

La nicotinamida adenina dinucleótido (NAD) es una coenzima que encuentra en todas las células vivas. El compuesto es un dinucleótido, ya que consta de dos nucleótidos que se unieron a través de sus grupos de fosfato, con un nucleótido que contiene una base de adenina y nicotinamida.

En el metabolismo la NAD participa en reacciones redox llevando a los electrones de una reacción a otra. La coenzima por lo tanto puede encontrarse en dos formas en las células: NAD como un agente oxidante que acepta electrones de otras moléculas, y como NADH, que puede ser utilizado como un agente reductor de donar electrones.

Estas reacciones de transferencia de electrones son la principal función del NAD. Sin embargo, es también utilizado en otros procesos celulares, en particular, como sustrato de las enzimas para añadir o eliminar grupos de sustancias químicas de las proteínas, de modificaciones post.

En el organismo, la NAD puede ser sintetizada a partir de los aminoácidos triptófano o ácido aspártico. Como alternativa, los componentes de las coenzimas son tomados de los alimentos a partir de la vitamina niacina. Algunos compuestos NAD también se convierten en fosfato de nicotinamida adenina dinucleótido (NADP), similar a la NAD pero con diferentes funciones en el metabolismo.

El NADH tiene un rol importante en la generación de ATP (adenosina trifosfato), la forma en el organismo utiliza la energía y ha demostrado ser efectiva para el tratamiento del Parkinson y Alzheimer, en estudios realizados en Europa. También es necesaria para la regeneración del glutatión oxidado.

El NADH se deriva de la nicotinamida (o vitamina PP), siendo indispensable para múltiples reacciones bioquímicas y encontrándose en estado natural en todas las células del organismo. Su presencia es especialmente crucial en el cerebro, el sistema nervioso central, los músculos y el corazón. En realidad, cuanta más cantidad de NADH tenga una célula, más puede producir energía para funcionar eficazmente.

El NADH se encuentra en el tejido muscular del pescado, el pollo y la carne de res, así como en los productos alimentarios hechos con levadura. Sin embargo, se desconoce si el organismo puede absorber o usar de manera eficiente el NADH de estos alimentos. También está disponible como suplemento nutricional.

El NADH parece ser una molécula químicamente inestable que se descompone rápidamente. Por este motivo, se han desarrollado técnicas para estabilizar el NADH que se vende en comprimidos.

En la actualidad, se desconoce cuáles de los productos de NADH comercialmente disponibles son los más eficaces.

En estudios de investigación se han usado 10 mg al día, tomados sólo con agua y con el estómago vacío.

Los estudios demuestran que:

Es un antioxidante potente que regenera la coenzima Q10 y el ácido alfa lipoico.

Estimula la producción de los neurotransmisores noraldrenalina, dopa y serotonina, mejorando así el carácter, la concentración y la rapidez de la reflexión.

Mejora la memoria celular.

Es especialmente útil para las personas que sufren de cansancio crónico, depresión, hipertensión, y enfermedades de Alzheimer y Parkinson.

Es útil para mejorar la resistencia de los atletas.

Puede ser empleada para:

Aumentar la producción de energía celular (cada molécula de NADH produce 3 moléculas de ATP).

Intervenir en la regulación celular y reparación del ADN.

Potenciar el sistema inmunitario (aumenta de forma especialmente notable la Interleukina-6).

Como antioxidante. Actúa regenerando los antioxidantes naturales de nuestro organismo.

Estimula la biosíntesis de la dopamina, la adrenalina y la noradrenalina. Tiene un efecto positivo sobre las funciones fisiológicas como la fuerza, el movimiento, la coordinación, el estado de alerta, las funciones cognitivas, el estado anímico, el deseo sexual y la secreción de la hormona de crecimiento.

Proteger contra los efectos dañinos del alcohol (el NADH interviene en la enzima alcohol deshidrogenasa, presente en la metabolización del alcohol).

Mejorar las facultades atléticas (al aumentar el transporte de oxígeno a los tejidos, disminuir el tiempo de reacción y mejorar la agudeza mental y la capacidad de alerta). El NADH aumenta la energía atravesando la membrana celular y alcanzando el citoplasma de la célula dando como resultado un aumento de energía en forma de ATP. Al incrementar la producción de ATP en la célula y estimular la biosíntesis de dopamina, permite combatir las alteraciones funcionales del cerebro y la somnolencia provocada por el jet-lag (alteración del reloj interno por cambios bruscos de horario).

Mejorar resultados en pruebas o exámenes cognitivos, en la mejora del estado de ánimo y en disminuir la somnolencia.

Potencia la memoria (está constatado que el aumento de dopamina, adrenalina y noradrenalina incrementan las funciones cognitivas).

Aprovechar el efecto antienvejecimiento. Debido a su potente acción antioxidante y a su intervención para reparar el ADN, una mayor cantidad de NADH protege frente a enfermedades degenerativas como la arteriosclerosis, el cáncer, la diabetes y las enfermedades autoinmunes, entre otras.

Síndrome de fatiga crónica (SFC).

Depresión.

ATP (TRIFOSFATO DE ADENOSINA)

Es la principal fuente de energía de los seres vivos y se alimenta de casi todas las actividades celulares, entre ellas el movimiento muscular, la síntesis de proteínas, la división celular y la transmisión de señales nerviosas. Se origina por el metabolismo de los alimentos en unos orgánulos especiales de la célula llamados mitocondrias.

El ATP se comporta como una coenzima, ya que su función de intercambio de energía y la función catalítica (trabajo de estimulación) de las enzimas están íntimamente relacionadas.

La mayoría de las reacciones celulares que consumen energía están potenciadas por la conversión de ATP a ADP, incluso la transmisión de las señales nerviosas, el movimiento de los músculos, la síntesis de proteínas y la división de la célula.

La energía adquirida por las células se conserva en ellas para ser utilizada principalmente cuando se requiera en forma de adenosín trifosfato (ATP). Tanto si proviene de la luz solar o de la oxidación de compuestos orgánicos, se invierte en la formación de ATP, en una proporción muy alta. El ATP es entonces el "fluido energético" que pondrá en marcha las demás funciones de la célula.

El metabolismo tiene dos componentes, uno de degradación y otro de síntesis; en pocas palabras, la fase degradativa produce ATP y la de síntesis lo utiliza. El ATP es probablemente la molécula más utilizada del organismo; esto ha hecho que un gran número de grupos de investigación en el mundo se hayan interesado en estudiar los mecanismos de síntesis de este compuesto.

GEROVITAL
Procaína (GH3 y KH3)

Ana Aslan nació en Braila (Rumania) el 1 de enero de 1897 y los resultados de sus investigaciones en los procesos de envejecimiento fueron tan espectaculares que asombraron a médicos y a científicos de todo el mundo. En 1946, había descubierto las múltiples acciones de una sustancia conocida y usada en terapéutica: la procaína, una sustancia que había probado con un estudiante con artritis reumática con muy buenos resultados, siendo fue el comienzo de su fuerte interés en lo que llegaría a ser el medicamento Gerovital H3.

Entre los años 1952 y 1974, la doctora Ana Aslan fue profesora y directora del Instituto de Geriatría de Bucarest (Rumanía), y, finalmente, desde 1974 directora general del Instituto de Gerontología y de Geriatría.

En 1985 (con 88 años de edad), la Dra. Ana Aslan estaba en la cumbre de su celebridad. Títulos, órdenes, medallas, distinciones, premios... iban entrando a su despacho mientras su terapia del envejecimiento para el organismo y la piel, daba la vuelta al mundo. Sus enfermos eran innumerables tanto anónimos como famosos (De Gaulle, Hö Chi Minh, Tito, Sukarno, Indira Gandhi, Marlene Dietrich, Silvester Stallone, Zsa Zsa Gabor, Omar Sharif...). Murió el 20 de mayo de 1988 con 91 años.

Treinta y cinco años de investigación y sus estudios en más de 300.000 personas se convirtieron en una poderosa evidencia para Gerovital. En reconocimiento por esta cualificada investigación acerca del envejecimiento y enfermedades relacionadas, recibió cerca de 40 premios nacionales e internacionales. El único premio que la faltó para que su colección estuviera completa fue el Premio Nobel de Medicina.

Sus logros se materializaron en dos productos básicos:

Gerovital H3
Con el paso de los años, las membranas celulares van perdiendo los lípidos que contribuyen a mantener su elasticidad; en consecuencia, se vuelven más rígidas y tienden a romperse. La falta de oxigenación de las células se traduce en una pérdida de la luminosidad de la piel; ello se debe a que la circulación sanguínea se va haciendo más lenta y le llegan menos nutrientes. También la alteración de la circulación linfática produce sus efectos sobre el cutis. Este sistema paralelo a los vasos sanguíneos es el encargado de purificar los tejidos de las grandes macromoléculas que no pueden ser eliminadas a través de la sangre.
En cuanto a la flaccidez, que se debe a la pérdida de la elasticidad de la dermis, produce como consecuencia una caída de la piel y una pérdida de la nitidez del óvalo facial.

Gerovital H3 en loción y crema contiene principios activos extraídos del pepino e iones de magnesio que les confiere las siguientes propiedades:

Acción regeneradora y nutritiva.
Aumentan la conductividad eléctrica al nivel de las células epiteliales y mejoran el aporte de oxígeno, fenómeno que favorece el efecto regenerador y nutritivo sobre la piel.
Acción vasodilatadora.
Estimula el riego sanguíneo, un factor indispensable para que el oxígeno y las distintas sustancias nutritivas lleguen a la piel y ésta pueda deshacerse de sus productos de desecho.
Acción inhibidora de la insolubilidad de los precursores del colágeno.
Impiden la formación de colágeno insoluble que afecta los mecanismos bioreguladores de la piel.
Acción eutrófica.
Aumenta la elasticidad y la resistencia de las membranas de las células epiteliales, lo que se refleja en una recuperación de la turgencia y la tersura de la piel.
Acción reguladora del pH de la piel.
Favorece la producción del manto ácido, una delicada película que protege la piel e impide la proliferación bacteriana.
Acción tonificante.
Gracias a su contenido en ácido hialurónico, la loción presenta notables efectos tonificantes.
Prevención de las manchas del embarazo.

La fórmula original contenía:
Procaína clorhidrato, y pequeñas cantidades de ácido benzoico, y metabisulfito de potasio.
Las fórmulas posteriores, el denominado como GEROVITAL EVOLUCIÓN H3, son ampollas con ácido hialurónico y superóxido dismutasa (SOD).

KH3

Este es un preparado en cápsulas, aunque en algunas clínicas rumanas se aplica en inyectable. El tratamiento debe hacerse al menos durante 5 meses seguidos, con un intervalo de 2 a 4 semanas sin medicación. Se requiere un tratamiento anual.

Una capsula contiene: Procaína HCL 50,0mg, Hematoporfirina 0,2mg, Carbonato de Magnesio 30,0mg, Fosfato de sodio h 0,60mg, Cloruro de Potasio 0,6mg, Fosfato de Magnesio H 0,6mg.

Se emplea en personas de edad avanzada en:

Disminución de la capacidad física y psíquica

Disminución de la circulación cerebral y sus consecuencias como déficit de la memoria, perdida de la concentración, declinación de la vigilancia

Trastornos de la audición y de la circulación causada por la edad

Disturbios en la circularon periférica

Elasticidad vascular reducida

Dolor como consecuencia de artropatías

Envejecimiento de la piel.

PRODUCTOS NATURALES MEDICINALES

L-ARGININA

Este es un aminoácido que es ampliamente utilizado en todo el mundo desde su síntesis. Precursor del aminoácido ornitina y de la urea, es un constituyente esencial de la hemoglobina, de las proteínas elastina y colágeno, así como de la formación de la insulina pancreática y del Glucagón, compuestos empleados en medicina.

Sintetizado parcialmente por el aminoácido esencial citrulina, la arginina se piensa que es capaz de estimular la producción de la hormona hipofisaria Somatotropa, la cual es la máxima responsable del crecimiento humano mientras dura la actividad de la glándula pituitaria. Sin embargo, estudios posteriores han demostrado que esta facultad puede extenderse a edades muy superiores e incluso a la vejez, lo que explicaría su uso cada vez más extendido en los tratamientos rejuvenecedores. Esta propiedad y el hecho de que forme parte del líquido seminal han motivado un creciente interés por este aminoácido tanto en la dietética como en medicina.

Funciones orgánicas:

La mayoría de las posibilidades terapéuticas que se nombran a continuación no han sido confirmadas por todos los investigadores y esto nos deja la duda de cuál es el factor o las circunstancias que motivan el que este aminoácido haga efecto en algunas personas y en otras no. Su unión al aminoácido Lisina, el cual comparte muchas de sus acciones terapéuticas, tampoco proporciona resultados más estables que cuando se emplea en solitario.

Se trata de un precursor del óxido nítrico, una molécula producida por la enzima óxido nítrico sintasa en muchos tejidos y que en el endotelio vascular se comporta como vasodilatadora, antiaterogénica y antiagregante plaquetaria. El estudio detallado de esta reacción enzimática indica que el óxido nítrico sintasa tiene una gran afinidad por su sustrato, la arginina, que se encuentra en concentraciones altas en el endotelio. Por tanto, resultaba sorprendente que el funcionamiento de esta enzima estuviera condicionado por las variaciones en las concentraciones de arginina debidas al aporte nutricional. A esto se le llamó "paradoja de la arginina". Sin embargo, se ha demostrado recientemente la existencia de un inhibidor endógeno del óxido nítrico sintasa denominado dimetilarginina asimétrica.

Este compuesto disminuiría la formación del óxido nítrico por inhibición competitiva con el sustrato natural, la arginina. De ahí la importancia de la suplementación con arginina para contrarrestar este efecto. Además de la arginina, existen otros componentes de la dieta que pueden influir también en la síntesis de óxido nítrico por el endotelio vascular.

En la mujer la L-Arginina estimula la vasodilatación del clítoris, aumentando su capacidad de erección, que es en el estado que se vuelve más sensible al roce y, en consecuencia genera placer y propicia el orgasmo.

En el varón, aumenta la vasodilatación de los vasos sanguíneos del pene y la llegada de sangre.

A nivel fisiológico la arginina tiene de forma resumida las siguientes funciones:

Es necesario para el catabolismo de la urea.

Estimula la liberación de hormonas anabólicas y factores de crecimiento. También se ha demostrado su efecto en la secreción de hormonas prolactina, vasopresina, insulina, somatostatina, y aldosterona.

Interviene en el proceso de cicatrización y ejerce una actividad reguladora del mismo. Es un proceso muy complejo en el que interviene el óxido nítrico.

Sirve como sustrato en la síntesis de poliaminas a partir de la ornitina.

La arginina proporciona el grupo amidino para la síntesis de la creatina, interviniendo de manera fundamental en la reserva de fosfatos de alta energía y en la regeneración del ATP muscular.

Efectos inmunomodeladores:

Incrementa la acción fagocitaria (neutralizadora) de los polimorfonucleares.

Disminuye la adhesión leucocitaria.

La actividad bactericida de los macrófagos activados depende de la arginina.

Estimula la diferenciación y proliferación de los linfocitos T, mediante la producción de óxido nítrico.

Es el único sustrato para la síntesis del óxido nítrico, de gran importancia en los enfermos críticos.

Estas son algunas de sus aplicaciones más confirmadas:

Precursor de la síntesis del Óxido Nítrico (NO).

Ayuda a bajar la presión sanguínea.

Estimula la formación de la hormona del crecimiento, aunque se cree que solamente cuando existe déficit. En este sentido un niño cuya genética le obligue a ser de estatura pequeña no crecerá más con su administración.

Estimula el desarrollo de la masa muscular en los adultos por su efecto favorable a la síntesis de las proteínas.

Ayuda a bajar de peso en los pacientes cuyas grasas corporales se movilicen poco como energía, especialmente si la unimos a la Carnitina.

Mejora la respuesta del sistema inmunitario, especialmente de los linfocitos de la serie T3 e impide la proliferación de células malignas aún no metastásicas. También impide la acumulación excesiva de amoníaco cerebral, por lo que ayuda a eliminar rápidamente el alcohol etílico en las borracheras.

Favorece la acción de otros aminoácidos, especialmente los ramificados de cadena larga (BCAA) y aquellos cuya acción es decisiva en el cerebro.

Junto a la vitamina E ayuda a la producción del líquido seminal, favoreciendo la proliferación y madurez de los espermatozoos.

Protege al hígado de la acción de los tóxicos e impide su degeneración grasa.

Mejora la cicatrización de las heridas y restablece la piel normal en las quemaduras.

Tiene un importante efecto rejuvenecedor masculino por sus efectos sobre la esfera genital, la próstata, la calidad de la pared arterial y el metabolismo del calcio.

Colabora en el aprovechamiento del manganeso corporal, el cual es uno de los oligoelementos más importantes.
Controla los niveles de colesterol.
Tiene algún efecto positivo en la memoria del anciano, especialmente unido a la Glutamina.
Mantiene los tendones con buena elasticidad.

Otras aplicaciones no carenciales:

Estrés, cansancio extremo, envejecimiento prematuro y desgaste físico en los deportistas.
Golpes o traumatismos en personas mayores.
Consumo de alcohol continuado, junto a vida sedentaria y exceso de colesterol en sangre.
Deportistas que utilizan anabolizantes hormonales.
Obesidad y vida sedentaria con exceso de grasas animales en la dieta.
Coma insulínico.
Fibrosis cística.

Otros datos de interés

Es un aminoácido indispensable cuya producción en situaciones de estrés es insuficiente, encontrándose niveles disminuidos en casos de lesiones y heridas.

Otros efectos:
Aumento del peso del timo (glándula endocrina que posiblemente se atrofie en la madurez) con incremento del número de linfocitos totales, así como de la respuesta blastogénica (crecimiento celular).
La inmunidad celular se encuentra incrementada en sujetos que recibían suplementos de arginina.
En personas con infecciones, se produce con la administración de arginina, un aumento de la síntesis de proteínas de fase aguda, y una mejoría de la supervivencia.

En quemaduras hay una disminución de la mortalidad cuando la arginina constituye el 4% del aporte energético.
Hay una recuperación morfológica de la mucosa gástrica, con mayor eficacia de la flora bacteriana, y con un incremento de la proliferación celular, en personas aquejadas de gastroenteritis y lesiones.
Hay una cicatrización acelerada y aumento del colágeno de las heridas.
Hay una reducción significativa de las complicaciones infecciosas. Se recomienda realizar una mezcla inmunoestimuladora con arginina, RNA y ácidos grasos poliinsaturados omega 3.

En algunas publicaciones se asegura que la ornitina y arginina, unidas a un programa de entrenamiento de fuerza, pueden incrementar la masa magra muscular y la secreción de hormonas del crecimiento, pero esto no siempre es posible. Aunque estos activadores de las hormonas del crecimiento pueden incrementar la masa magra muscular en personas de edad con deficiencia de esta hormona, no ocurre así en individuos jóvenes entrenados a nivel de fuerza.
La producción de ion amonio se considera una de los factores determinantes de la fatiga, y la administración de arginina tendría efectos positivos sobre el rendimiento al reducir dicha producción.

JALEA REAL

Nos encontramos con el rejuvenecedor por excelencia y el de mayor venta en el mundo entero. Cuando la Jalea Real se comercializó en todo el mundo constituyó un impacto entre la población y su consumo llega ya a las personas de cualquier edad y condición física.

Estas son algunas de sus virtudes más reconocidas:

Mejora el estado general del cuerpo, aumentando la capacidad física y mental.
Mejora el humor y el optimismo.
Especialmente recomendable para ancianos y niños.
Provoca un aumento del metabolismo basal de un 2,4%, rebaja las tasas de azúcar en sangre un 34% a las tres horas de ingerirla, lo mismo que las cifras altas de colesterol.
Influye favorablemente en la angina de pecho, la arteriosclerosis, la anemia y la astenia.
Ayuda a controlar las alergias, potencia las defensas naturales y la producción hormonal, siendo un moderado estimulante sexual.
Se le atribuyen propiedades para mejorar las bronquitis, tosferina, los dolores de cabeza y la ansiedad.
Por su riqueza en nutrientes es adecuada en el acné, la caída del pelo y las dermatitis en general.
Ayuda en las dismenorreas, la distrofia muscular, el estreñimiento, las hemorroides y las varices.
Tiene efectos positivos en las hernias inguinales recientes, el herpes, las náuseas y la falta de apetito.

Se recomienda una dosis diaria de 1.000 mg de jalea real en ampollas bebibles, o 500 mg de jalea real liofilizada en cápsulas.

PRÓPOLIS

El Própolis o Propóleos, es una resina elaborada por las abejas para proteger el interior de la colmena de bacterias, parásitos y polvo ambiental. Aunque no se trata de un rejuvenecedor en el sentido estricto, se recomienda su uso continuado durante los cambios de estación, especialmente en invierno.

Su efecto sobre el sistema inmunitario es tan notorio que evita las enfermedades infecciosas más comunes y minimiza las ya declaradas.

Se compone de:

Ácidos orgánicos (benzoico y gállico).
Ácidos aromáticos no saturados (caféico, cinámico, p-cumárico, isofenílico y fenílico).
Esencias aromáticas (vainillina e isovainillina).
Flavonoides, flavonas, flavonoles (quercetina, butelenol, rhamnacina, ermanina), flavononas (pinoccembrina, pinostrobina, sakuranetina).
Minerales como el aluminio, plata, bario, boro, cromo, cobalto, cobre, fósforo, sílice, estaño, hierro, magnesio, manganeso, molibdeno, níquel, plomo, selenio, estroncio, titanio, vanadio y zinc.
Respecto a las vitaminas encontramos la A como provitamina, la niacina, la B-1 y el ácido nicotínico.
También aparecen taninos, cumarinas y terpenos.

Propiedades

Aunque es un producto milenario y sobre el cual se han realizado ya numerosas investigaciones (cientos de ellas empíricas y otras in vitro), todavía no se conocen todas sus posibles acciones, ni sus contraindicaciones y ni siquiera su dosificación exacta. En extracto se recomiendan 20 gotas tres veces al día, y las cápsulas dos cada ocho horas en caso de infección, o solamente dos en el desayuno como estimulante de las defensas.

Si importante es la acción del Própolis sobre las bacterias, el hecho de que también tenga un efecto muy positivo sobre el sistema inmunitario le hace doblemente interesante.

Hasta ahora no se conocen entre los antibióticos químicos obtenidos por síntesis, ninguno que sea capaz de fortalecer el sistema defensivo y tener efecto antibacteriano. Es más, lo que suele ocurrir es que en la medida en que un antibiótico es eficaz contra las bacterias, aumentan su efecto depresor sobre las células del sistema inmunitario.

Estas son las conclusiones sobre la actividad del Própolis sobre el sistema inmunitario:

Uno de los mejores índices de la respuesta inmunológica del organismo es la reacción plasmocitaria, y en este sentido los experimentos han demostrado que el extracto de Própolis estimula esta reacción y con ella la formación de anticuerpos en los órganos linfáticos, tanto regionales como periféricos.
Es probable que estimule la actividad de los macrófagos, factor que contribuye a la desaparición de las bacterias del lugar de la infección.
Cuando se administra Própolis conjuntamente con antibióticos las defensas naturales quedan menos afectadas e incluso en algunos casos aumentadas y, por tanto, más eficaces.
Asociándolo con antitoxinas específicas se potencia la formación de anticuerpos (específicos y no específicos), la acción fagocitaria y el contenido de gammaglobulinas.
La acción inmunológica del Própolis depende mucho de su forma galénica y en este sentido son más eficaces los extractos hidroalcohólicos, mientras que mezclado con etanol pierde parte de sus propiedades, aunque parece que conserva su acción antibacteriana.
La absorción, asimilación y disponibilidad del Própolis es muy alta, comprobándose que aumenta la fagocitosis (proceso por el cual las amebas y los fagocitos engloban y digieren otros cuerpos), que produce un equilibrio en los monocitos y un aumento de los linfocitos T3.

Como resumen, éstas serían las propiedades del Própolis:

Su efecto antibiótico es bactericida y bacteriostático y se manifiesta especialmente contra estafilococos, estreptococos, salmonellas, proteus vulgaris y otros.

Tiene una acción local anestésica comparable a la novocaína.

Las propiedades antifúngicas son debidas a la presencia de los ácidos caféico, pinocembrina y pinobanksina.

Tiene propiedades como antiinflamatorio y cicatrizante.

Influencia muy positiva en los procesos inmunológicos, tanto como preventivo como curativo, incluso en enfermedades virales y quizá tumorales.

Favorece la labor fagocitaria, la formación de anticuerpos y antitoxinas e incrementa la resistencia a las infecciones.

POLEN

Su riqueza alimenticia es tal que solamente 100 gramos de polen equivalen en aminoácidos esenciales a 500 gramos de carne de vaca o 30 huevos, a lo que hay que añadir que tanto su valor biológico, como su Utilidad Neta, son superiores a los demás alimentos procedentes de mamíferos.

Es fácil comprobar también la gran riqueza en azúcares, los cuales llegan a constituir el 85% del total, siendo éstos de fácil y rápida asimilación, en parte por estar unidos a sustancias claves para su metabolismo, como son la vitamina B-1 y el calcio.

También es de destacar la presencia importante de vitamina A y E, así como una cantidad significativa de ácidos grasos insaturados contenidos en la cutícula que los rodea. Entre estas grasas están los fitosteroles, sustancias cuyo parentesco químico con las hormonas sexuales es notorio.

Otros componentes igualmente importantes son los deoxirribósidos, cuya misión es la maduración intelectual de los seres en crecimiento.

También contiene el Factor Inhibidor de la Estreptolisina, sustancia cuya propiedad antibiótica es notoria, actuando incluso en virus en estado de maduración y en la mayoría de las infecciones del aparato digestivo y pulmonar.

Aplicaciones

Tratamiento de las prostatitis y la hipertrofia prostática, utilidad que ya ha sido ampliamente experimentada por la medicina oficial con rotundo éxito. Unido a ciertas normas dietéticas y controlando las posibles infecciones urinarias, los enfermos se ven pronto libres de las molestias en la micción y al sentarse, prueba inequívoca que la inflamación ha remitido. Es imprescindible tomar una dosis alta en ayunas, al levantarse, resultando conveniente unirlo a las pipas de calabaza.
Efecto antidepresivo importante, sin efectos secundarios, aunque de acción algo lenta. No posee efectos sedantes ni euforizantes y es compatible con cualquier otro tipo de medicación.
Efecto energético gracias a sus azúcares de absorción inmediata (glucosa, fructosa, sacarosa).
Estados de debilidad crónica o por enfermedades.
Desnutrición o mal nutrición, por carencias alimentarias o por mal absorción. Tres dosis de polen al día pueden proporcionar suficientes nutrientes para mantener con vida a personas que no pueden ingerir otros alimentos. Este factor es sumamente importante en alpinistas, espeleólogos y cualquier otro profesional que necesite llevar consigo alimentos para sobrevivir varios días o semanas.
Afecciones digestivas diversas, tanto diarreas, como estreñimiento (regula la flora intestinal).
Tratamiento rejuvenecedor, no solamente por la aportación de tanta cantidad de nutrientes, sino por la combinación equilibrada de todos ellos.

Si tenemos en cuenta que cada grano de polen es capaz de generar una vida, entenderemos que en el ser humano debe tener propiedades importantísimas como nutriente. En los ancianos la mejora es más notoria que en los jóvenes, aportando una gran vitalidad, alegría, energía muscular y mejor circulación cerebral.

Efecto potente sobre la piel a la cual mejora, da color y contribuye a eliminar las arrugas, controlando tanto la piel seca como la grasa.

Acción afrodisíaca eficaz y continuada, especialmente en el varón. Aumenta la cantidad de semen y la potencia. Hay estudios que demuestran que también mejora la fertilidad, tanto en número de espermatozoides como en su calidad.

Es una ayuda para casos crónicos de anemia.

También posee, entre otras, la virtud de controlar la hipertensión, acelerar el bronceado, mejorar las funciones hepáticas, cicatrizar las úlceras duodenales, agudizar la visión nocturna, potenciar la inteligencia y la memoria, al mismo tiempo que se comporta como un adaptógeno para situaciones de estrés.

Puede emplearse como preventivo de las infecciones invernales. Una compañía farmacéutica comercializó una mezcla de aspirina y polen para el tratamiento de la gripe con bastante éxito, mientras que otra mezcló polen, Própolis y vitamina C como preventivo, con el mismo resultado satisfactorio. Con estas mezclas se realizaron experimentos en fábricas y casi ningún empleado tuvo que dejar de trabajar ese invierno a causa de la gripe.

Tratamiento preventivo de las alergias al polen primaveral. Para ello se deberán tomar pequeñas dosis desde el mes de enero hasta el comienzo de la polinización, aproximadamente en mayo. Es bien sabido que el polen ingerido no suele producir alergia, sino que evita la predisposición a padecerlas, ya que insensibiliza al organismo contra los efectos alérgicos.

Lo que parece probable es que el polen no sea el responsable en sí mismo de las alergias primaverales, sino las numerosas partículas (algunas proteicas) que se adhieren a él en su viaje por el aire. El polen muy purificado no parece tener ningún efecto alergénico, mucho menos el ingerido, ya que en este caso los jugos gástricos neutralizan sus posibles efectos secundarios. No obstante, ante un caso de fuerte reacción alérgica se deben hacer pruebas con un simple grano, masticándolo lentamente.

Para disminuir los efectos secundarios en los tratamientos por radioterapia, en especial los que afectan al hígado y hematíes.

Potenciación de la memoria y la capacidad de concentración.

Para los atletas por su efecto anabolizante inocuo y su gran poder energético.

Aumento del apetito.

Ligero efecto normotensor, especialmente en casos de tensión arterial alta.

Efecto antibiótico en enfermedades broncopulmonares.

Prevención de adenomas prostáticos.

Mejoramiento de hemorroides y varices.

Mejoría del asma bronquial de tipo alérgico.

Aporte de nutrientes esenciales para embarazadas, lactantes y niños con poco desarrollo.

Mejora de la visión en lugares oscuros.

Estabilización de los trastornos psíquicos menores, como la ansiedad, el estrés, y el nerviosismo.

DMAE

La DMAE (dimetiletanolamina o dimetilaminoetanol) es el precursor de la acetilcolina, un neurotransmisor. En estado natural se encuentra en pescados como la sardina o la anchoa. En tres experimentos, la sustancia DMAE prolongó la vida de animales de laboratorio en un 49.5% cuando se les administró la medicación en el agua

El DMAE se ha vuelto popular como suplemento dietario y, en combinación con el Gingko Biloba como tratamiento para mejorar la memoria.

Se ha visto también eficaz en el tratamiento de alteraciones neurológicas ocasionadas por el envejecimiento y en la reducción en la acumulación de pigmentos asociada con la edad en neuronas, células musculares y células de la piel.

Estudios en humanos han demostrado que puede mejorar tanto el aprendizaje como la memoria y por ello es comúnmente utilizada como "droga inteligente".

Se ha utilizado con éxito en el tratamiento de diferentes problemas cognitivos y perturbadores, incluidos la hiperactividad/déficit de atención (TDAH) y lagunas de memoria.

En animales, la ingestión de DMAE aumenta los niveles de colina en el cerebro, aumentando su capacidad para producir acetilcolina, lo que redunda en una mejora de la memoria.

En estudios realizados en niños que padecían TDAH, el DMAE tuvo efectos beneficiosos comparables a los obtenidos con Ritaline (metilfenidato). Incrementó la capacidad de atención, la memorización a corto plazo y la capacidad de aprendizaje.

También se emplea como tratamiento interno y externo para revertir el envejecimiento de la piel.

ENZIMAS CON PROPIEDADES ANTIOXIDANTES

La respiración en presencia de oxígeno resulta esencial en la vida celular de nuestro organismo, pero como consecuencia de la misma se producen unas moléculas, los radicales libres, que ocasionan a lo largo de la vida efectos negativos para la salud por su capacidad de alterar el ADN (los genes), las proteínas y los lípidos o grasas.

Radical libre es un átomo o molécula que posee uno o más electrones no apareados girando en sus órbitas externas.

Esta condición, químicamente muy inestable, le vuelve muy activo puesto que el electrón impar busca otro electrón para salir del desequilibrio atómico. Para esto quita un electrón a cualquier molécula vecina, es decir que "oxida" la molécula, alterando su estructura y convirtiéndola a su vez en otro radical libre deseoso por captar un electrón. Se genera así una reacción en cadena.

Al tomar electrones de los lípidos y proteínas de la membrana celular, estos elementos no podrán cumplir sus funciones básicas, entre ellas el intercambio de nutrientes o descartar los materiales de desecho celular, haciendo imposible el proceso de regeneración y reproducción celular. Así, los radicales libres contribuyen al proceso del envejecimiento.

Puesto que en nuestro cuerpo hay células que se renuevan continuamente (piel, intestino, huesos…) y otras que no (células hepáticas, neuronas…), con los años, los radicales libres pueden producir una alteración genética sobre las primeras, aumentando así el riesgo de padecer enfermedades degenerativas, y reducir la funcionalidad de las segundas (las células que no se renuevan), lo que nos lleva al envejecimiento. Hábitos tan comunes como practicar ejercicio físico intenso y competitivo, el tabaquismo, el consumo de dietas ricas en grasas saturadas y la sobreexposición a las radiaciones solares, así como la contaminación ambiental y electromagnética, aumentan la producción de radicales libres.

Afortunadamente no todos los radicales libres son peligrosos pues, por ejemplo, las células del sistema inmune crean radicales libres para matar bacterias y virus, pero si no hay un control suficiente por los antioxidantes, incluso las células sanas pueden ser dañadas.

ANTIOXIDANTES

Se definen como antioxidantes a aquellas sustancias que presentes a bajas concentraciones respecto a las de un sustrato oxidable (biomoléculas), retardan o previenen su oxidación. El antioxidante, al chocar con el radical libre cede un electrón, se oxida y se transforma en un radical libre débil no tóxico.

Afortunadamente en estos últimos años se ha investigado científicamente el papel que juegan los antioxidantes en las patologías cardiovasculares, en numerosos tipos de cáncer, en el Sida e incluso otras directamente asociadas con el proceso de envejecimiento, como las cataratas o las alteraciones del sistema nervioso. Los estudios se centran principalmente en la vitamina C, vitamina E, beta-carotenos, flavonoides, selenio y zinc.

La relación entre estos antioxidantes y las enfermedades cardiovasculares y, probablemente, las cerebrovasculares, está hoy suficientemente demostrada. Se sabe que la modificación del colesterol LDL desempeña un papel fundamental tanto en la iniciación como en el desarrollo de la arteriosclerosis (engrosamiento y dureza anormal de las cubiertas internas de los vasos sanguíneos debido a un depósito de material graso, que impide o dificulta el paso de la sangre). Los antioxidantes pueden bloquear los radicales libres que modifican este colesterol, reduciendo así el riesgo cardiovascular. Por otro lado, los bajos niveles de antioxidantes pueden constituir un factor de riesgo para ciertos tipos de cáncer.

Se ha demostrado que el organismo posee un número de mecanismos a través de los cuales produce y a la vez limita, la producción de especies reactivas de oxígeno. La defensa antioxidante protege a los tejidos del daño oxidativo a través de enzimas como la superóxido dismutasa, la glutatión peroxidasa, la glutatión reductasa y la catalasa. Un exceso de radicales libres suele iniciar el daño de la pared vascular y en este proceso se encuentra implicado el colesterol LDL.

Se ha demostrado una disminución en la incidencia de enfermedades cardiovasculares con suplementos individuales de antioxidantes.

Todo ello nos lleva a afirmar que los radicales libres son protagonistas de numerosas enfermedades que provocan reacciones en cadena; estas reacciones sólo son eliminadas por la acción de otras moléculas que se oponen a este proceso tóxico en el organismo, los llamados sistemas antioxidantes defensivos. Un primer grupo trabaja sobre la cadena del radical inhibiendo los mecanismos de activación, un segundo grupo neutraliza la acción de los radicales libres ya formados, por tanto detiene la cadena de propagación. En este grupo pueden encontrarse enzimas como las anteriormente citadas, que producen peroxidasas particularmente importantes, como la glutatión peroxidasa

EL complejo A, C, E, SELENIO

Supuso en su momento la mezcla de antioxidantes más empleada, aunque ahora ha caído algo desuso, pero no en eficacia. Se recomiendan tratamientos anuales, especialmente cuando existan enfermedades degenerativas o una aceleración del proceso de envejecimiento.

ACIDO ALFA LIPOICO

El Acido Alfa Lipoico es un suplemento nutricional que funciona como un potente antioxidante. Se trata de una sustancia natural producida en pequeñas cantidades por nuestro organismo, que juega un rol importante en el metabolismo de los azúcares y provee energía a las células. Tiene una acción protectora de la función hepática y es importante en el tratamiento de la neuropatía diabética.

En los años 80 el Alfa-Lipoico fue descubierto como un poderoso antioxidante y hay quienes sostienen que es el antioxidante ideal.

Esto se debe a que restaura la habilidad de otros antioxidantes para barrer los radicales libres incrementando su efectividad. Particularmente ocurre esto con la vitamina E que es reciclada en el organismo cada vez que neutraliza a un radical libre, evitando que lesione las membranas celulares. También restaura la acción de la vitamina C, el glutatión y la Coenzima Q10.

Es considerado como el "antioxidante universal" ya que además de tener sus propias acciones antioxidantes da paso a todas las células (mitocondrias) permitiendo así tener mayor capacidad para atrapar los radicales libres donde estos estén.
La formación principal de radicales libres es originada por diferentes causas como son el stress, la contaminación del medio ambiente, alcohol, cigarros, alimentos procesados y fármacos. Siendo estos los principales causantes de muchas enfermedades como artritis, cáncer, problemas cardiacos, y envejecimiento prematuro.
También se sabe que este antioxidante puede mejorar el sentido del olfato.

Beneficios del Acido Alfa Lipoico:
Importantes estudios han demostrado que el Acido Alfa Lipoico, en la dieta de Diabéticos tipo II aumenta un 30% los niveles saludables de insulina, incrementando notablemente la utilización de glucosa en la sangre.
En pacientes con cataratas mejora notablemente la agudeza visual, ya que estimula la producción del antioxidante glutatión y este a su vez protege nuestros ojos para que no se desarrolle dicha catarata.
Neuropatía Diabética: Se ha demostrado científicamente que el Acido Alfa Lipoico, reduce los síntomas de neuropatía diabética, principalmente dolor, entumecimiento en extremidades inferiores y ardor. La dosis recomendada para pacientes con dicha enfermedad es de 600 mg 3 veces al día, disminuyendo así los síntomas en un 50%.

Glaucoma: Esta enfermedad que ocasiona daño en el nervio óptico y que puede llegar a resultar una ceguera, afecta a gran número de americanos. A pacientes con estado I y II de glaucoma de ángulo abierto se les administró 75 mg de Acido Alfa Lipoico durante dos meses con resultados muy satisfactorios, mejorando así la función visual en dichas personas.

El Acido Alfa Lipoico entra al cerebro y protege directamente las células donde más lo necesita. Una vez allí incrementa los niveles de glutatión protegiéndolo de los radicales libres. Otras investigaciones han probado que niveles bajos de glutatión en el cerebro se asocian con desordenes cerebrales como: Parkinson, Alzheimer y Demencia.
Ayuda a mejorar la salud cardiaca aumentando la eficiencia del músculo cardiaco.
Protege las arterias capilares y venas.

El Acido Alfa Lipoico se considera como el mejor antioxidante que protege al hígado, siendo también muy importante para enfermedades como la hepatitis C. En Europa es usado para intoxicaciones de drogas, hepatitis alcohólica, intoxicaciones originadas por veneno y pacientes sometidos a radiaciones

ÁCIDO TIÓCTICO

El ácido tióctico es un compuesto sulfurado que actúa como factor de crecimiento en algunos microorganismos y como coenzima o grupo prostético en los tejidos de los mamíferos. En algunos países, el ácido tióctico se asocia a preparados multivitamínicos y en otros, en los que se comercializa sin asociar, se utiliza como suplemento alimentario. Se le considera como un factor nutriente esencial y por ello se le utiliza como antioxidante, como quelante del cobre en la enfermedad de Wilson y detoxicante hepático en el envenenamiento por algunas setas y metales pesados.

Mecanismo de acción

La acción beneficiosa del ácido tióctico se debe a su elevado poder antioxidante que le permite capturar numerosos radicales libres como los radicales hidroxilo, hipocloroso y oxígeno. El ácido tióctico atraviesa fácilmente las membranas celulares actuando tanto en medios lipófilos como hidrófilos, por lo que puede actuar frente al estrés oxidativo y prevenir el daño celular a muchos niveles. También actúa indirectamente regenerando o reciclando otros antioxidantes presentes en la sangre. Así, por ejemplo, la vitamina E oxidada es reducida por el ácido lipoico volviéndose nuevamente eficaz como antioxidante. De igual forma, la vitamina C y el glutatión son regenerados por el ácido tióctico. Algunos estudios preliminares en los que se administró ácido tióctico como suplemento alimentario en pacientes con deficiencia de CD4+ (unos linfocitos que juegan un importante papel en la inmunidad), mostraron un aumento de los niveles plasmáticos de vitamina C y de glutatión.

En el hígado, el ácido tióctico participa en numerosas reacciones metabólicas aumentando los niveles de glutatión, siendo este probablemente el mecanismo de sus efectos detoxicantes y regeneradores hepáticos. En algunos estudios, administrado con la silimarina del cardo mariano, el ácido tióctico mostró reducir las transaminasas elevadas por alcoholismo, fármacos o hepatitis.

Como otros derivados sulfurados (glutation, penicilamina, cisteamina, etc.), el ácido tióctico es capaz de secuestrar los metales pesados. Se ha utilizado sobre todo en el tratamiento de la enfermedad de Wilson (un desorden metabólico que ocasiona depósitos de cobre en varias partes del cuerpo).

Estudios

Algunos estudios señalan que el ácido tióctico tendría propiedades *in vitro* e *in vivo* como agente antiretrovírico, actuando a un nivel diferente del de los antivirales derivados de los nucleótidos.

In vitro, sus efectos son sinérgicos con los del AZT (zidovudina). Sin embargo, sus efectos en la clínica no son conocidos, debidos probablemente a que, por tratarse de un producto fuera de patente, no interesa a las grandes multinacionales hacer estudios sobre él.

Finalmente, hay que destacar que en algunos países europeos el ácido tióctico se ha empleado empíricamente durante muchos años para el tratamiento de la polineuropatía diabética. Se han realizado varios estudios clínicos controlados que han demostrado sin lugar a dudas, la eficacia del ácido tióctico reduciendo el dolor y las contracturas observadas en esta enfermedad. De hecho, su uso como medicamento en esta indicación está aprobado en Alemania. Aunque no existen estudios que lo avalen, probablemente el ácido tióctico debe ser útil en las neuropatías producidas por el SIDA.

Indicaciones
Con la excepción de su uso para el tratamiento de la polineuropatía diabética, en el que las dosis recomendadas son de 300 mg una o dos veces al día, no existen otras recomendaciones, aunque se puede emplear en hepatopatías (transaminasas altas), infecciones víricas (incluido el SIDA), enfermedad de Wilson (intoxicación genética por cobre), y envenenamiento por metales y setas. También para potenciar la acción de otros antioxidantes, especialmente vitaminas C y E.
En Alemania, para el tratamiento de la neuropatía diabética se comercializa una especialidad con el nombre de Thioctacid. En otros países se comercializan cápsulas con 100 o 200 mg de ácido tióctico como suplemento alimentario.

CISTEÍNA (y Procisteína)

Este aminoácido no esencial, es importante para la producción de enzimas contra los radicales libres, como la glutatión peroxidasa.

El hígado y nuestras defensas lo utilizan para desintoxicar el cuerpo de sustancias químicas y otros elementos nocivos. La cisteína, que se encuentra en carnes, pescados, huevos y lácteos, es un detoxificante potente contra los agentes que deprimen el sistema inmune, como el alcohol, el tabaco y la polución ambiental.

Aminoácido azufrado, posee unas interesantes propiedades como antioxidante, además de ser un elemento decisivo en la eliminación del mercurio. Sintetizado a partir del azufre, la serina y la metionina, todos ellos nutrientes azufrados, es, sin embargo, el más activo de todos, empleándose abundantemente en medicina como homocisteína. Su forma primaria, la cisteína, es el paso previo para formar cistina, aunque ambas pueden tener las mismas propiedades terapéuticas dada su fácil conversión.

Funciones orgánicas

Su papel como antioxidante ya le confiere propiedades muy interesantes en la lucha contra la formación de radicales libres y toda la patología que conlleva. Forma parte del glutatión reducido, enzima que posee propiedades muy importantes para el tratamiento de las enfermedades hepáticas, las cataratas incipientes, las alergias y la fatiga, sin olvidar su efecto como rejuvenecedor.

La cisteína interviene en la formación de la coenzima A, en la maduración de los linfocitos macrófagos (aquellos que digieren a las bacterias) y que evitan los residuos tóxicos que quedan después de una invasión bacteriana, actuando como un agente conductor de ciertos metales pesados los cuales elimina a través del aparato digestivo.

Actúa como eficaz mucolítico en todas las enfermedades bronquiales, manteniendo la elasticidad del tejido bronquial evitando la fibrosis pulmonar.

Forma parte de numerosas proteínas corporales, como las del pelo, uñas, elastina y colágeno.

Por ello mantiene la integridad y la salud de la piel y tejidos anexos, por lo que es normal verle incluido en numerosos productos cosméticos.

Es un protector de numerosos nutrientes, como los aminoácidos taurina, alanina y glicina, así como de la piridoxina, por lo que se considera un catalizador importante para el aprovechamiento de ellos y recomendándose su utilización conjunta en casos de avitaminosis o carencias proteicas. Como antioxidante protege además de todo tipo de radiaciones negativas, sean procedentes de los rayos X o ultravioleta.

Es un eficaz agente contra los efectos perniciosos del tabaco, bien sea a través de su acción sobre la mucosa bronquial, limpiando los bronquiolos de elementos mucosos, o actuando directamente sobre la nicotina.

Estimula la síntesis de las proteínas, ayuda a la absorción del hierro, evita la acumulación excesiva de cobre en los tejidos y contribuye a formar las sales biliares.

Su presencia es importante en la diabetes por su acción sobre el factor de tolerancia a la glucosa y el metabolismo del cromo, actuando en la digestión a través de las enzimas digestivas.

Aplicaciones no carenciales:
Intoxicación por metales pesados, radiaciones o tabaco.
Deficiencias de antioxidantes o vitaminas B-6 y Biotina.
Fallos en el sistema inmunitario de los macrófagos.
Enfermedades bronquiales que cursen con mucosidad abundante y fibrosis.
Carencia de elasticidad en la piel, el pelo o las uñas.
Enfermedades cutáneas con descamación, eczemas o piel seca.
Heridas que no cicatrizan por falta de elasticidad cutánea.
Quemaduras.
Falta de grasas en la alimentación, especialmente insaturadas.
Riesgo de formación de trombos por hiperviscosidad sanguínea.
Poca elasticidad en la pared venosa.

Nota:

Para los problemas de piel hay que administrarla como L-cistina.

Es útil administrarla unida a otros aminoácidos azufrados, entre ellos la metionina, ya que así se facilita su absorción, en unión también a la vitamina B-6, la B-1 y la C.

N- ACETIL CISTEÍNA

La N-acetilcisteína (NAC) proviene del aminoácido L-cisteína. Nos encontramos con un antioxidante que podría desempeñar un papel en la prevención del cáncer. Como medicamento, los médicos lo usan para tratar la intoxicación por acetaminofén (Tylenol) a nivel hepático.

Las personas comúnmente usan N-acetilcisteína para la tos y otras afecciones pulmonares en las cuales el moco está adherido a los tejidos y es necesario fluidificarlo. También se usa para la gripe, el ojo seco y algunas otras patologías.

GLUTATIÓN PEROXIDASA

Su actividad está estrechamente ligada a la presencia de selenio y al superóxido dismutasa y la catalasa.

La forma Glutatión reducido dona un electrón a otras moléculas inestables como la ROS y forma disulfuro de glutatión, más activo y eficaz.

Cuando los organismos han sido expuestos a fármacos, radiaciones, sustancias oxido-reductoras, estará disminuida la síntesis de glutatión, llegando a ser insuficientes sus concentraciones y reduciéndose las posibilidades defensivas de la célula frente a estos radicales libres.

La administración de N-Cisteína aumenta los niveles de Glutatión en la célula.

Una dieta equilibrada puede llegar a aportar unos 150 mg de GSH al día.

Funciones corporales:

Una de las funciones más importantes del glutatión es proteger a la célula contra la acción de los radicales libres H_2O_2, además de proteger a los lípidos de la membrana celular de la peroxidación.

Resulta de utilidad en la recuperación de las vitaminas C (ácido ascórbico) y E (alfa-tocoferol), después de participar en la eliminación de radicales libres generados in situ o a distancia. Interviene además en la detoxificación de compuestos xenobióticos, en el almacenamiento y transporte de cisteína, la regulación del balance redox de la célula, el metabolismo de los leucotrienos y las prostaglandinas, la síntesis de los desoxirribonucleótidos, la función inmunológica y la proliferación celular.

Indicaciones:

Cáncer. Parece ser que este compuesto induce la resistencia al daño oxidativo, ya que la eliminación de esta resistencia revierte la capacidad de metástasis. En pacientes con cáncer del pulmón se observó una relación inversa entre la sensibilidad a la quimioterapia y la abundancia de GSH.

Obesidad. Se plantea que la ingestión de dietas ricas en grasa favorece la disminución de la actividad de la glutatión peroxidasa en el corazón y otros órganos, lo mismo que del selenio. En conclusión, dietas altas en grasas y en colesterol inducen un desbalance de la defensa antioxidante lo cual provocará un aumento en el peso.

Úlcera péptica. La participación de la enzima en esta enfermedad es relevante ya que en ensayos realizados se encontró un déficit enzimático, tanto en el tejido hepático, como en la mucosa gástrica.

Enfermedad de Parkinson. Esta enfermedad se caracteriza por una disminución de las concentraciones de glutatión peroxidasa en la sustancia nigra del cerebro.

Ejercicio físico y envejecimiento. Se ha demostrado que durante el ejercicio físico y el envejecimiento, el sistema antioxidante sufre una importante alteración.

Las enzimas antioxidantes SOD y CAT del hígado y el miocardio muestran una disminución general a edades mayores. Tanto el envejecimiento como el ejercicio intenso pueden provocar estrés oxidativo al organismo y la suplementación con Glutatión previene en parte los daños ocasionados por la oxidación.

SUPERÓXIDO DISMUTASA (SOD)

Una de las enzimas antioxidantes más importantes es la superóxido dismutasa o SOD, el mecanismo maestro de defensa de las células para atrapar a los radicales libres y prevenir las enfermedades.

Una mutasa es un tipo de enzima que inicia la reorganización de los átomos en una molécula, y la función primaria de la SOD es convertir al radical libre superóxido (O2) en peróxido de hidrógeno, un radical libre menos dañino. Entre los radicales libres, el superóxido es el más poderoso y peligroso. Esto es porque debido a su estructura química requiere 3 electrones para reequilibrarse. Cuando arrebata esos 3 electrones de otras moléculas, se crea un desequilibrio aún mayor que cuando hay un desequilibrio convencional producido por un solo electrón. También tiende a reequilibrarse así mismo más rápidamente creando más superóxidos con el potencial de causar mucho más daño.

La especie de oxígeno reactivo (ROS) ha sido asociada con toda clase de enfermedades degenerativas, artritis, cáncer, la enfermedad de Alzheimer y la enfermedad de Parkinson. Además, el superóxido junto con el óxido nítrico nos lleva a la generación de peroxinitrito, el cual es principalmente responsable de la muerte de las células.

Debido a que el superóxido es tan potencialmente dañino, la SOD existe en 2 formas en la célula. En las mitocondrias, las cuales son las estructuras productoras de energía de la célula, la SOD está presente como una enzima que contiene manganeso. En el citoplasma de la célula, el cobre y el zinc son los metales principales encontrados en la estructura de la SOD. La presencia de la SOD en ambos lugares, en la mitocondria y el citoplasma asegura que mucho del superóxido sea convertido en peróxido de hidrógeno.

La superóxido dismutasa ha provocado un gran interés por parte de los investigadores médicos desde su descubrimiento en 1968. Primero se utilizó en forma inyectable para tratar la artritis en adultos y problemas respiratorios en los infantes y para servir como una terapia coadyuvante en el tratamiento del cáncer.

Mientras en el pasado se usaron fuentes bovinas para obtener SOD inyectable, hoy tenemos la SOD/gliadina: la primera fuente oralmente accesible y vegetariana de la SOD y un avance revolucionario en el desarrollo de los complementos alimentarios.

Funciones corporales:
Actúa neutralizando los radicales superóxido convirtiéndolos en peróxido de hidrógeno en concentraciones inferiores a 10, siempre en presencia de cinc.
La SOD es imprescindible para todos los organismos aerobios, habiéndose establecido una correlación entre los niveles de SOD y el índice la longevidad.

Aplicaciones terapéuticas:

Artritis. Varios estudios apoyan la idea de que los radicales libres contribuyen al daño en las articulaciones encontrado en la artritis. Al reducir los niveles de radicales libres, la SOD puede retrasar el desarrollo y el progreso de la artritis.

Asma. Aunque no se conocen las causas exactas del asma, la investigación ha sugerido que ciertos radicales libres ROS, incluyendo el peróxido, pueden dañar al tejido pulmonar y ocasionar problemas asmáticos. Un estudio hace algunos años sugiere que la SOD complementaria puede contrarrestar el daño tisular relacionado con el peróxido, y prevenir enfermedades pulmonares crónicas y otros problemas relacionados con la deficiencia respiratoria.

Alergias. En un estudio clínico se encontró que la SOD puede reducir la severidad de un ataque de asma provocado por alérgenos y otros agentes químicos. Los investigadores han encontrado que los niveles adecuados de la SOD reducen el efecto constrictor de los alérgenos y hace más fácil la respiración.

Cáncer. Los radicales libres ROS pueden alterar el ADN y la membrana de las células resultando en un código genético mutado dentro de la célula. Esto al final nos puede llevar al cáncer.
La SOD puede inhibir la metástasis, retrasar el crecimiento tumoral y prevenir el daño celular inicial que puede llevarnos al cáncer. Además, la SOD puede ayudar a proteger y reparar el tejido sano que es dañado por los tratamientos de quimioterapia y radioterapia.
Algunos estudios han demostrado que la SOD no solamente inhibe la propagación de los tumores, sino que además cuando se combina con la quimioterapia la hace más efectiva. Por otro lado, la evidencia muestra que la SOD reduce la efectividad de ciertas sustancias químicas que son responsables de la reproducción de los genes dañados que pueden llevarnos a la generación de células malignas.
Inclusive una sola exposición a la radiación UV puede causar una disminución importante en la SOD antioxidante hasta por 72 horas después de dicha exposición.

Un estudio clínico implica que la SOD no solo puede prevenir el cáncer de la piel lo mismo que otras enfermedades dermatológicas, sino que puede realmente aumentar la capacidad del cuerpo para producir más SOD.

Un estudio sugiere que la SOD usada en conjunto con la terapia de radiación no sólo puede prevenir el daño inmediato de la radiación, sino también protege contra el daño que puede ocurrir más tarde.

En un estudio clínico de pacientes con cáncer tratados con radiación, se demostró que la SOD ayuda a aliviar -y a veces hasta revertir- la fibrosis inducida por la radiación. Lo mismo se demostró en otro estudio con relación a la quimioterapia. En nuestras investigaciones hemos logrado constatar que los niveles inferiores de la SOD están asociados con tumores agresivos y metales tóxicos.

La SOD, finalmente, es una de las defensas importantes preliminares contra la invasión y la propagación del cáncer en los leucocitos y mejora las acciones de otros medicamentos anticancerosos.

LICOPENO

El licopeno es un pigmento vegetal, soluble en grasas, que aporta el color rojo característico a los tomates, sandías y en menor cantidad a otras frutas y verduras. Pertenece a la familia de los carotenoides como el *b*-caroteno, sustancias que no sintetiza el cuerpo humano, sino los vegetales y algunos microorganismos, debiéndolo tomar en la alimentación como micronutriente. El licopeno es uno de los primeros carotenoides que aparecen en la síntesis de este tipo de compuestos, constituyendo la base molecular para la síntesis de los restantes carotenoides. Su obtención por síntesis química aún no está totalmente establecida y, a diferencia de otros carotenoides como el β-caroteno producido a gran escala por síntesis, el licopeno se obtiene fundamentalmente a partir de fuentes naturales, y muy especialmente tomates.

Sin embargo, los sistemas de extracción son costosos y el licopeno presenta una baja estabilidad, lo que ha limitado su utilización como colorante alimenticio.

Cada vez existen más estudios que sugieren que el consumo de licopeno tiene un efecto beneficioso sobre la salud humana, reduciendo notablemente la incidencia de las patologías cancerosas sobre todo de pulmón y próstata, así como para prevenir afecciones cardiovasculares y envejecimiento. También existen evidencias científicas de que previene el síndrome de degeneración macular, principal causa de ceguera en la gente mayor de 65 años.

Un estudio realizado por investigadores de la Universidad de Harvard, reveló que el consumo de licopeno redujo en un 45% las posibilidades de desarrollar cáncer de próstata en una población de 48.000 sujetos que tenían en su dieta por lo menos 10 raciones semanales de tomate o subproductos de éste. La investigación duró seis años.

Otras investigaciones descubrieron que el licopeno también reduce los niveles de colesterol en forma de lipoproteína de baja densidad (LDL), que produce aterosclerosis, por lo que la ingesta de tomates reduce la incidencia de enfermedades cardiovasculares.

Los primeros estudios se centraron en los beneficios que aportaban en la prevención de ciertos cánceres, mostraban que aquellas personas que lo consumían con frecuencia estaban menos expuestas a cánceres que afectaban al sistema digestivo y al reproductor tales como el de colon y de próstata.

Otros posteriores venían a demostrar las propiedades del antienvejecimiento del licopeno. Un ejemplo es el llevado a cabo con un grupo de 90 monjas, en el sur de Italia, con edades comprendidas entre los 77 y los 98 años. Aquellas con índices mayores de licopeno en la sangre tenían una mayor agilidad a la hora de realizar todo tipo de actividades.

SUSTANCIAS CONTRA EL ENVEJECIMIENTO CEREBRAL
Nootrópicos

Se denominan como nootrópicos a las drogas estimulantes de la memoria y potenciadores cognitivos, esencialmente fármacos, drogas, plantas medicinales, nutracéuticos o alimentos que elevan ciertas funciones mentales humanas como la cognición, memoria, inteligencia, motivación, atención y concentración. Se incluyen en este grupo sustancias vasodilatadoras periféricas, agentes vasoactivos, activadores cerebrales, activadores de los neurotransmisores, neuroprotectores, neuroregeneradores, neuropéptidos, hormonas y vitaminas. Su acción se basa en alterar la disponibilidad de suministros neuroquímicos en el cerebro como los neurotransmisores, enzimas y hormonas, mediante la mejora o activación del metabolismo cerebral, o estimulando el crecimiento neuronal o neurogénesis.

Entre los más reconocidos en medicina natural están:

ASHWAGANDHA

Su uso se remonta a muchos siglos, donde ha sido consumida por personas a lo largo y ancho del Medio Oriente y la India. Se le conoce como la hierba que "induce al sueño", debido a que tiene poderosas propiedades relajantes, pero no conduce al sueño propiamente dicho. Es más, incluso se puede tomar durante el día, pues es muy beneficiosa si lo que se quiere lograr es una claridad mental absoluta y reducir significativamente los niveles de ansiedad.

Los elementos responsables de las capacidades nootrópicas de la Ashwagandha son los witanólidos. Estos actúan de manera directa sobre los llamados neurotransmisores GABA.

Entre otros beneficios que ofrece esta hierba nootrópica, nos encontramos con que es útil en los hombres que buscan elevar sus niveles de testosterona. Es importante saber que para los hombres, es recomendable tener niveles adecuados de esta hormona, debido a que ayudará tanto mental como físicamente.

Usos medicinales:

Inmunoestimulante, Antiséptico, Antitumoral, Antiestrés, Hepatoprotector, estimulante sexual.
Adaptógeno, Tónico, Sedante, Hipotensor, Anticancerígeno, Antiinflamatorio.
Estrés, Nerviosismo e Insomnio. Complemento alimenticio en Esclerosis múltiple y Fibromialgia.
Alzheimer, Anemia, Artritis, Asma, Cáncer (auxiliar), Herpes, disfunción eréctil, colesterol, fiebre, Leucocitosis, estrés, Sífilis.
Fatiga, convalecencia, Anemia, Infertilidad.

Toxicidad:
Media. Puede incrementar los efectos de los barbitúricos.

BACOPA MONNIERI

El Brahmi (Bacopa) goza de una gran popularidad entre los estudiantes de la India, quienes recurren a ella con el fin de aumentar la memoria y otras importantes funciones cognitivas. Los Bacosides elevan el flujo sanguíneo que va hacia al cerebro, tal y como lo han comprobado algunos estudios.

Según la evidencia:
La Bacopa monnieri puede ser capaz de aumentar la memoria por la enzima triptófano hidroxilasa (TPH2) y el aumento de la expresión del transportador de serotonina (SERT).

La acción se produce en las áreas del cerebro involucradas con la memoria, como el hipocampo y la amígdala basolateral. Estos cambios coinciden con el aumento de la memoria que se ve en los estudios con humanos, donde el uso después de 2 semanas implica la mejora dendrítica (células encargadas de la transmisión nerviosa) como una explicación probable para la mejora de la memoria.

La Bacopa, en personas sanas, ha tenido éxito en afectar beneficiosamente la retención de la información aprendida. Puede ser capaz de aumentar la codificación de la información a corto plazo, mejorando también la velocidad de retención.

Con 300 mg al día mejora la memoria, el aprendizaje verbal y la memoria diferida. También es útil en niños de 6-12 años con TDAH, aunque es más eficaz complementándola con hierbas como Melisa, Cúrcuma, Té verde, Centella asiática, Ashwagandha, Cardo mariano y Espirulina.

Parece ser eficaz para reducir los efectos bioquímicos del estrés, asegurando su condición de adaptógeno.

Es efectiva en la reducción de los efectos oxidativos y adversos de los minerales en el cerebro, específicamente sobrecarga de hierro y mercurio, protegiendo del daño neuronal.

Reduce la inflamación neuronal asociada con el envejecimiento durante un período de tres meses, y puede ejercer un efecto neurológico anti-envejecimiento.

Las personas mayores de 65 años experimentaron una disminución de la ansiedad y la depresión en un estudio doble ciego.

Tiene efecto anti-fertilidad a través de obstaculizar la función del esperma y el conteo, pero no influye en la testosterona o la libido.

Efectos Secundarios y Contraindicaciones
Reduce la toxicidad de la morfina y de la fenitoína.

Además, se ha notado que Bacopa monnieri puede causar un efecto sedativo leve, por ello es recomendable tener precaución en el uso concomitante de los extractos de Bacopa monnieri con otros fármacos. También hay que tomar en consideración que Bacopa monnieri estimula la actividad de la hormona T4, por lo que puede potenciar la acción de los fármacos tiroideo estimulantes en el hipotiroidismo y disminuir la acción de los fármacos tiroideo supresores en el hipertiroidismo.

Los beneficios del realce mental se notan a menudo en unas pocas horas o unos pocos días, dependiendo de la dosis utilizada y lo sensible que se sea a las hierbas.

Dosis

Los adultos pueden utilizar una dosis de Bacopa de entre 200 mg a 500 mg al día.

DMAE

En tres experimentos, el DMAE (dimetilaminoetanol) prolongó la vida de animales de laboratorio en un 49.5% cuando se les administró la medicación en el agua. El DMAE se ha vuelto popular como suplemento dietético y, en combinación con el Gingko Biloba como tratamiento para mejorar la memoria o "fármaco inteligente".

Se ha visto también eficaz en el tratamiento de alteraciones neurológicas ocasionadas por el envejecimiento y en la reducción en la acumulación de pigmentos asociada con la edad en neuronas, células musculares y células de la piel. La DMAE es el precursor de la acetilcolina, un neurotransmisor. Puede ser encontrado en pescados como las sardinas, las anchoas o el salmón y de manera natural, el ser humano también lo produce en su cerebro.

La DMAE se ha utilizado con éxito en el tratamiento de diferentes problemas cognitivos y perturbadores, incluidos la hiperactividad/déficit de atención (TDAH) y lagunas de memoria.

En animales, la ingestión de DMAE aumenta los niveles de colina en el cerebro, aumentando su capacidad para producir acetilcolina, lo que redunda en una mejora de la memoria.

En estudios realizados en niños que padecían TDAH, el DMAE tuvo efectos beneficiosos comparables a los obtenidos con Ritaline. Incrementó la capacidad de atención, la memorización a corto plazo y la capacidad de aprendizaje.

También se emplea como tratamiento externo para revertir el envejecimiento de la piel. Mediante la aplicación tópica recupera y aumenta el tono de los músculos faciales, combatiendo la flacidez propia de la edad. Tiene el poder de reafirmar y elevar zonas como las mejillas, las mandíbulas, el cuello y los párpados. Está altamente indicado para aquellas personas preocupadas por la pérdida de elasticidad de la piel y para luchar contra los signos visibles del envejecimiento gracias a su acción tensora y reafirmante que además aporta una gran hidratación a la piel y mejora las manchas, unificando el tono de la piel.

Diferentes estudios lo relacionan con un efecto protector del cerebro y el aumento del tono muscular.

DMAE es un precursor de la colina y la acetilcolina. La colina dentro de las células se usa en la construcción y reparación de las membranas celulares, ya que se necesita para sintetizar fosfatidilcolina, un fosfolípido necesario para construir y rejuvenecer las células y las membranas mitocondriales.

La fosfatidilcolina se concentra especialmente en el cerebro, y mantener niveles saludables de fosfolípidos en el cerebro puede ofrecer apoyo para una función cerebral juvenil durante el proceso de envejecimiento.

La colina también es necesaria para la producción óptima de acetilcolina, que es el principal neurotransmisor involucrado en la memoria y el aprendizaje.

La integridad de las membranas celulares es crucial para cada estructura y función en el cuerpo.

Los ingredientes activos del bitartrato de DMAE pueden:

Apoyar la memoria y el aprendizaje.
Fomentar la formación y el rejuvenecimiento de las células.
Promover el rejuvenecimiento de las membranas mitocondriales
Ayudar a mantener la función cerebral juvenil
Promover la actividad de eliminación de radicales libres

GINSENG
Panax ginseng, Panax quinquefolium

Partes utilizadas:
Se emplea la raíz de seis años.
Composición:
Ginsenósidos, panaxósidos, ácido panáxico, saponina, fosfatos, estrógenos y las vitaminas C y B.
Usos medicinales:
Las raíces del Ginseng son muy populares en Asia, y han sido usadas en incontables ocasiones a través del tiempo.   El gran poder nootrópico del Ginseng se debe a los ginsenósidos, los cuales se encargan de actuar como barrera ante la pérdida de memoria. Pero no solo eso, y sus beneficios afectan a prácticamente todas las funciones cognitivas, generando en el usuario una importante mejora en la performance mental.
Estimulante nervioso, hormonal y muscular, así como hipoglucemiante ligero, antiespasmódico y afrodisíaco. Se emplea con éxito en los decaimientos, agotamiento nervioso, estrés, fatiga intelectual, mala memoria y riego sanguíneo cerebral disminuido. También para corregir los problemas nerviosos y hormonales de la menopausia, para aumentar las defensas inespecíficas, en la disminución prematura de la potencia sexual, como regulador de la presión sanguínea y en las diabetes no estabilizadas.
Es la planta medicinal más utilizada en todo el mundo y de la que todavía no conocemos todas sus propiedades.

Toxicidad:
A pesar de que no tiene toxicidad, no hay que sobrepasar la dosis de dos gramos diarios

LICOPODIO CHINO (Huperzina A)
Huperzia Serrata

Esta hierba nootrópica proveniente de Asia, ha sido usada en buena parte de la historia por sus habitantes, a los cuales ha beneficiado con una mejor memoria y performance mental.

Investigaciones han demostrado que el poder nootrópico de esta hierba se debe a que aumenta los niveles de la acetilcolina, inmediatamente relacionado con el proceso de formación de la información y otras funciones cognitivas básicas, pero de suma importancia.

Entre ellos encontramos que es muy útil a la hora de perder peso y también es usado para estimular el sistema inmunológico.

Algunos estudios hallaron pruebas de que la Huperzina A, un suplemento dietético que se extrae de esta planta puede mejorar significativamente el desempeño cognitivo en pacientes que padecen la enfermedad de Alzheimer, aunque las pruebas no están totalmente avaladas.

Nota: No confundir con el Lycopodium clavatum que solamente se debe utilizar en dosis homeopáticas. Tampoco debe tomarse con inhibidores de la colinesterasa, una enzima crucial para la transmisión nerviosa en las uniones neuromusculares.

RHODIOLA
Rhodiola rosea

La Rhodiola rosea es una planta extraordinaria que cuenta con una amplia y variada historia de usos. Se cree que fortalecer el sistema nervioso, combate la depresión, mejora la inmunidad, eleva la capacidad para hacer ejercicio y mejora la memoria.

Tam ayuda a la reducción de peso y aumenta la función sexual. Durante mucho tiempo ha sido conocido como un potente adaptógeno.

La evidencia ha demostrado que es útil en:

Estrés
La administración de Rhodiola rosea parece afectar los niveles de monoaminas centrales, también podría ofrecer beneficios y ser el adaptógeno de elección en condiciones clínicas caracterizadas por un desequilibrio de las monoaminas del sistema nervioso central.
Psicopatologías
Esto es consistente con las reivindicaciones rusas para mejoras en la depresión y la esquizofrenia.
Enfermedades autoinmunes
También sugiere que es eficaz en el trastorno afectivo estacional, la fibromialgia y el síndrome de fatiga crónica, entre otros.
También ha habido afirmaciones de que esta planta tiene gran utilidad como terapia en la astenia (disminución en el rendimiento laboral, trastornos del sueño, falta de apetito, irritabilidad, hipertensión, dolores de cabeza y fatiga) desarrollada después de una intensa fatiga física o intelectual, la gripe y otras exposiciones virales e infecciosas.
La recuperación muscular
La Rhodiola se ha demostrado que reduce el tiempo de recuperación después de entrenamientos prolongados, aumenta la capacidad de atención, la memoria, la fuerza y la acción anti-tóxica.
El extracto de Rhodiola rosea aumenta el nivel de enzimas, ARN y proteínas importantes para la recuperación muscular después del ejercicio exhaustivo. También estimula el estado de la energía muscular, la síntesis de glucógeno en los músculos y el hígado, la síntesis de proteínas musculares y la actividad anabólica.

Memoria

Los estudios que utilizan pruebas de corrección de pruebas han demostrado que mejora la memorización y la capacidad de concentración durante períodos prolongados.

Se aumenta la actividad bioeléctrica del cerebro que mejora la memoria y la energía.

Problemas cardíacos

También ha demostrado ser eficaz para los problemas cardíacos causados o agravados por el estrés.

Su acción para estas condiciones es en su capacidad para disminuir la cantidad de catecolaminas y corticosteroides liberados por las glándulas suprarrenales durante el estrés. Regula los latidos del corazón y contrarresta las arritmias cardíacas.

Cáncer

Se ha demostrado que aumenta la actividad anti-tumoral.

De acuerdo con la información de los investigadores rusos han encontrado que la administración oral de Rhodiola inhibía los crecimientos tumorales en ratas en un 39% y la disminución de la metástasis en un 50%.   En otros experimentos con diferentes tipos de cáncer, incluyendo los adenocarcinomas, el uso de extractos de Rhodiola rosea dio como resultado un aumento de la tasa de supervivencia significativa.

Sistema Inmunológico

Estimula y protege el sistema inmunológico mediante el restablecimiento de la homeostasis (equilibrio metabólico) en el cuerpo.

También aumenta las células asesinas naturales (NK) en el estómago y el bazo.   Esta acción puede ser debido a su capacidad para normalizar las hormonas mediante la modulación de la liberación de glucocorticoides en el cuerpo.

Depresión

En estudios con animales, parece mejorar el transporte de precursores de la serotonina, triptófano, y 5-hidroxitriptófano en el cerebro.

Ha sido utilizada por sí sola o en combinación con antidepresivos científicos rusos para aumentar su estado mental.

Otros Beneficios

Muchos otros beneficios derivados del uso de Rhodiola se han encontrado, incluida su capacidad para mejorar la audición, para regular los niveles de azúcar en sangre para los diabéticos y proteger al hígado de las toxinas ambientales.

Se ha demostrado que activa los procesos lipolíticos (descomposición de las grasas) y moviliza los lípidos a partir del tejido adiposo contribuyendo a la reducción de peso.

También puede mejorar clínicamente la función tiroidea sin causar hipertiroidismo, mejorar la función de la glándula timo y proteger o retrasar la involución que se produce con el envejecimiento.

Puede mejorar las reservas de la glándula suprarrenal sin causar hipertrofia.

A lo largo de los años se ha demostrado que mejora sustancialmente la disfunción eréctil y / o la eyaculación precoz en los hombres y normaliza el líquido prostático.

En resumen

Amenorrea, astenia, cáncer, problemas cardíacos, los resfriados y la gripe, debilidad (síntomas de astenia), depresión, mejora la tiroides y la función de la glándula del timo y el sistema inmune, fatiga, dolores de cabeza, hipertensión, mejora la audición y la función sexual.

El aumento de la capacidad de atención, el rendimiento mental, el estado de alerta y la memoria, la capacidad de ejercicio físico, la fuerza y la movilidad.

El insomnio, el mantenimiento de los niveles de energía, la eyaculación precoz, la prevención del daño cardiaco inducido por el estrés, protege el hígado de las toxinas ambientales, la recuperación muscular es más rápida y regula los niveles de azúcar en la sangre para los diabéticos.

SAD (trastorno afectado estacional), esquizofrenia, disfunción sexual (hombres), estrés, erecciones débiles.

Efectos secundarios

Tiene pocos efectos secundarios, sin embargo, algunas personas han manifestado un aumento de la presión arterial.

Puede diluir la sangre, por lo que hay que dejarla de utilizar antes de la cirugía y consultar al médico si está tomando medicamentos anticoagulantes como Coumadin (warfarina) o suplementos como la vitamina E.

En concreto:

Adaptógeno y protector frente al estrés.

Cardioprotector.

Antioxidante.

Estimulación del sistema nervioso central incluidas funciones cognitivas como la atención, la memoria y el aprendizaje.

Efecto antifatiga.

Efecto antidepresivo y ansiolítico.

Normalizador de la actividad endocrina.

Aumento de la esperanza de vida.

Reducción significativa de las deficiencias en el aprendizaje espacial, memoria y daños de las neuronas del hipocampo en ratas con Alzheimer inducido.

Prevención de la dependencia a la nicotina y reducción del síndrome de abstinencia en ratones.

Notas:

A dosis relativamente altas (entre 1,5 y 2 g al día) pueden producirse reacciones alérgicas así como irritabilidad, insomnio, nerviosismo.

El extracto se absorbe mejor con un estomago vacío y se aconseja tomarlo por la mañana, porque en algunos casos ha provocado insomnios.

La Rhodiola rosea no ha demostrado interactuar con otros productos que tengan efecto farmacológico.

VINPOCETINA

La Vinpocetina es otro de la nueva clase de "medicamentos inteligentes", con efectos similares a la Hydergina. Entre los beneficios clínicos observados se encuentran mejorías de mareos, migraña, fallas en la audición y visión, insomnio, inestabilidad de humor, vértigo, irritabilidad y nerviosismo. Mejora la circulación sanguínea en el cerebro y consecuentemente las funciones cognitivas y protege contra los accidentes cerebro-vasculares.
La vinpocetina un fármaco nootrópico que está relacionado con los alcaloides de la Vinca Minor, la planta Vincapervinca. Químicamente es el etiléster del ácido apovincamínico.

La vinpocetina posee un efecto similar a la papaverina cuando llega a los receptores del músculo liso de los vasos sanguíneos y se sabe que actúa en elementos musculares del sistema circulatorio mejorando la circulación cerebral en virtud de la vasodilatación que ejerce a ese nivel. Una de sus acciones es mejorar el aprovechamiento del oxígeno y la glucosa a nivel cerebral y ayuda a evitar la deformación de los eritrocitos. También inhibe la agregación plaquetaria.
Estudios efectuados en humanos han demostrado que con la administración de la vinpocetina el gasto cardíaco y la presión arterial medias permanecen sin cambio, en tanto que la resistencia cerebrovascular disminuye de manera importante y la fracción cerebral del gasto cardíaco se eleva marcadamente.
La dosis del fármaco debe individualizarse, sobre todo si se utilizan tranquilizantes u otros vasodilatadores dado que puede ocurrir hipotensión de grado variable según el peso y la altura del paciente.
La Vincapervinca se introdujo en la práctica clínica hace años en Hungría para el tratamiento de los trastornos cerebrovasculares y síntomas relacionados.

Desde entonces, su ingrediente activo, la vinpocetina, al lado de su utilización terapéutica, se ha convertido en un compuesto de referencia en la investigación farmacológica de los déficits cognitivos causados por la hipoxia y la isquemia, así como en las investigaciones celulares y bioquímicos relacionados con los nucleótidos cíclicos. En esta revisión de una encuesta se da en los datos experimentales obtenidos con vinpocetina y se hace un intento para delinear el mecanismo de droga de la acción.

Los primeros experimentos con vinpocetina señalan cinco principales acciones farmacológicas y bioquímicas:

(1) la mejora selectiva de la circulación en el cerebro y la utilización de oxígeno sin alteración significativa en los parámetros de la circulación sistémica,
(2) una mayor tolerancia del cerebro a la hipoxia y la isquemia,
(3) la actividad anticonvulsivante,
(4) efecto inhibitorio sobre la enzima fosfodiesterasa (PDE,
(5) mejora en la inhibición de la agregación de trombocitos.

Estudios realizados en varios laboratorios confirmaron los efectos anteriores y ha demostrado claramente que ofrece la vinpocetina directa y significativa tanto en la neuroprotección in vitro e in vivo.

La vinpocetina tiene acción inhibitoria sobre la enzima fosfodiesterasa y evita la captación de adenosina por los eritrocitos. Se ha encontrado en estudios que, en el hombre, el 60% del fármaco administrado por vía oral llega a la circulación sistémica con una vida media en el suero de 6 horas.

En algunas personas puede presentarse una baja moderada de la presión sanguínea, taquicardia y extrasístoles. Pueden aparecer náuseas en algunas personas también. Un efecto molesto esperado es la prolongación del tiempo de excitabilidad ventricular.

FOSFATIDILSERINA

Fosfatidilserina (PS) es un compuesto de fosfolípidos que se encuentra en el interior de las membranas celulares gracias a una enzima denominada flipasa. El factor más importante está en contribuir a reparar el daño de la membrana celular en edades avanzadas debido a distintos factores como son, los metales pesados, radicales libres (humo, abuso de alcohol y contaminantes), estrés, y deficiencias nutricionales.

De hecho, en estudios recientes, se ha encontrado que la fosfatidilserina puede ayudar a mejorar la memoria y las capacidades cognitivas, especialmente entre las personas de mayor edad.

Ayuda a las funciones cerebrales que tienden a desaparecer con la edad.

La PS aumenta el metabolismo de la glucosa en el cerebro y el número de receptores de los neurotransmisores.

El mayor número de lugares receptores explica el hecho de que los efectos potenciadores de la memoria de la fosfatidilserina se mantengan durante unos 3 meses después de tomarla.

Los estudios clínicos suponen que la PS puede apoyar ciertas funciones del cerebro que suelen debilitarse con el envejecimiento. 17 sobre los 25 estudios realizados sobre seres humanos han demostrado los beneficios siguientes:

• Mejora de los trastornos de memoria debidos a la edad.
• Mejora de las prestaciones cognitivas.
• Regulación del humor.
• Mejora de las capacidades de aprendizaje.
• Tiene propiedades neuroprotectoras y antioxidantes.

Según un informe publicado en mayo de 2003 por la Food de EE.UU. se afirmó que el consumo de fosfatidilserina puede reducir el riesgo de disfunción cognitiva en los ancianos.

También ha demostrado que acelera la recuperación en los atletas, previene el dolor muscular, mejora el bienestar, y puede poseer propiedades ergogénicas en atletas involucrados en el ciclismo, pesas y carreras de resistencia. Pudiera ser eficaz para combatir el estrés a causa de un aumento del cortisol endógeno, generando un equilibrio hormonal y disminuyendo el deterioro fisiológico que acompaña el sobreentrenamiento y / o estiramiento. En estudios recientes, el PS ha demostrado que mejora el estado de ánimo de las personas, y puede mitigar las enfermedades que cursan con hiperactividad o trastorno de la atención.

Numerosas confirmaciones químicas del estudio de la fosfatidilserina (PS) indican que a través de la acción de las membranas celulares la PS interviene en numerosas funciones indispensables de las neuronas:

Proceso homeostático indispensable para la supervivencia.
Proceso de mantenimiento, que contribuye a la renovación y reparación de la red neuronal
La PS está presente en todo tipo de células del organismo, y gran parte de su actividad está a nivel de las células nerviosas y también participa en el proceso inmunitario que facilita el reciclaje de las células viejas.
Incrementa el metabolismo de la glucosa en el cerebro y aumenta el número de lugares de neurotransmisores del cerebro. El número de lugares receptores podría explicar el hecho de que los efectos potenciadores de la memoria de la PS se mantengan hasta tres meses después de tomarla.
Está químicamente relacionada con otros fosfolípidos, como son la fosfatidilcolina, fosfatidiletanolamina, y fosfatidilinositol. Estos fosfolípidos desempeñan un papel vital como componentes estructurales de las membranas celulares y como detergentes biológicos.

Un importante nutriente cerebral como es la PS, puede contraatacar la disminución de la habilidad cognitiva, relacionada con la edad.

Puede mejorar:

La memoria
El aprendizaje
La concentración
Estado anímico
En individuos con demencias o disminución de las funciones
cerebrales asociadas con el envejecimiento.

GINKGO BILOBA
Ginkgo biloba

Usos medicinales:
Excelente venotónico en varices y hemorroides. Mejora la
circulación cerebral, la insuficiencia circulatoria y la fragilidad
capilar, siendo especialmente importante en ancianos.
Se comporta como un poderoso antioxidante, aumentando la
cantidad de oxígeno disponible para el cerebro, al mismo
tiempo que evita la coagulación excesiva de la sangre. Se cree
que el Ginkgo también puede ayudar a mejorar la transmisión
de información en las células cerebrales, el tiempo de reacción
en pruebas de memoria, siendo especialmente eficaz en los
pacientes con Alzheimer.
Otros usos:
Eficaz afrodisiaco por un aumento del volumen sanguíneo en
los cuerpos cavernosos del pene, ejerciendo también como un
moderado antidepresivo.
Toxicidad:
No tiene toxicidad.

MELATONINA

La Melatonina es una hormona producida por la glándula
pineal, localizada en el cerebro. La secreción de Melatonina
ocurre durante la noche en reacción a la oscuridad, alcanzando
un nivel máximo a media noche, y disminuye en la mañana.

Los restantes órganos del cuerpo también producen melatonina, aunque con una función bien distinta, la de mecanismo de defensa contra cualquier tipo de toxicidad.

La síntesis y poner en circulación la Melatonina son inhibidos por la luz, por lo que puede considerarse como la hormona del ritmo circadiano.

La producción de Melatonina disminuye con la edad y aunque los niveles son abundantes en los niños, disminuyen con la pubertad y declinan regularmente, más de 90%, hasta los 70 años de edad.

La administración de melatonina a partir de los 40 años es un procedimiento adecuado para frenar el deterioro que se produce con el envejecimiento y también algunas patologías degenerativas asociadas a la edad. Hoy día sabemos que el déficit de melatonina que aparece con la edad es una de las causas de los signos clínicos del estrés oxidativo y que su producción depura los radicales libres de oxígeno y frena la producción de NO, por lo que tiene actividad antiinflamatoria y antioxidante. Sin embargo, su uso continuado frena la actividad de la glándula pineal, disminuyendo la acción gonadal, además de impedir la acción oncostática (cáncer), geroprotectora (envejecimiento) y antioxidante.

Investigaciones

En estudios efectuados en ratones con senescencia acelerada, los resultados demostraron que en aquellos animales tratados con melatonina se observó una reducción relevante de patologías asociadas con la edad. Mientras que los ratones placebo eran incapaces de aprender nada nuevo a los diez meses, los tratados con melatonina seguían como en etapas anteriores y ni siquiera tenían apariencia de ratones viejos.

Aunque en los humanos es más importante tener calidad de vida durante el envejecimiento que prolongarla, se ha comprobado que con melatonina se lograban ambos factores.

Aplicaciones

Contra el insomnio:
El suplemento de Melatonina es el mejor y más seguro de los inductores de sueño disponibles, haciendo efecto en una hora en 90% de las personas. El sueño facilitado por la Melatonina es natural, y de una mejor calidad que el sueño inducido por somníferos. Aquellos que usan el suplemento de Melatonina despiertan siempre descansados.
Jet lag:
Se ha determinado que la Melatonina es una ayuda para librarse de los efectos causados por viajes en aviones y cambios de hora, así como también los efectos causados por el trabajo nocturno (grado /ritmo circadiano).
Antioxidante, antienvejecimiento:
La Melatonina también influye positivamente en el sistema reproductivo, cardiovascular y neurológico. Es un antioxidante que protege cada parte de la célula y cada célula del organismo, incluyendo las neuronas. La oxidación es también un factor principal del proceso de la vejez. De hecho, la Melatonina puede ser el producto más eficaz de salud preventiva.
Se puede activar con el aminoácido triptófano o el 5-HTP que se puede convertir en serotonina en el cuerpo, ayudando en la depresión y el insomnio.

Plantas medicinales de acción especial

ASTRÁGALO
Astragalus membranaceus

El astrágalo es una planta originaria de Asia cuyo nombre significa "líder amarillo", ya que la raíz es de color amarillo y es considerada como una de las hierbas más importantes de la medicina tradicional china, combinada a menudo con otras hierbas para fortalecer el cuerpo contra las enfermedades.

Composición:
Astragalósido IV y cicloastragenol. Azúcares simples, polisacáridos, saponinas, flavonoides, 21 aminoácidos (entre ellos asparragina, alanina, prolina, arginina, ácido aspártico), riboflavina, ácido fólico, vitamina P, ácidos orgánicos, cumarina, sitosterol, daucosterol, colina y betaína. También isoflavonas, hierro, manganeso, cinc, rubidio y selenio.

Cicloastragenol
Se identificó por primera vez al examinar los extractos de Astragalus membranaceus como una planta con propiedades antienvejecimiento. El estudio demostró que esta planta estimula la actividad de la telomerasa y la proliferación celular en queratinocitos neonatales humanos. Esto llevó a la evaluación de su posible aplicación en el tratamiento de trastornos neurológicos, con buenos resultados.
El tratamiento no sólo indujo la expresión de bcl2, un gen regulado por CREB, sino también la expresión de la transcriptasa inversa de telomerasa en neuronas corticales primarias. Curiosamente, la administración oral durante 7 días atenuó el comportamiento depresivo en ratones experimentales.
En conclusión, el astrágalo estimula la actividad de la telomerasa en queratinocitos neonatales humanos y células neuronales.

También induce la activación de elementos para combatir el problema de envejecimiento y se cree que posee un gran número de efectos beneficiosos para la salud. Puede ralentizar los procesos degenerativos relacionados con el envejecimiento, y esta acción por sí sola, puede producir importantes resultados positivos para la salud

Usos medicinales:
La investigación sugiere que, dado que el astrágalo es un antioxidante, puede ayudar a las personas con formas graves de enfermedad cardiaca, aliviar los síntomas y mejorar la función del corazón.
También puede ser un diurético suave y se comporta como un adaptógeno, una sustancia que ayuda a proteger el cuerpo contra varios tipos de estrés, incluyendo físicos, mentales, patógenos o ambientales.
Contiene antioxidantes, que protegen a las células contra el daño causado por los radicales libres, subproductos de la energía celular, ayudando a proteger el cuerpo contra enfermedades como el cáncer y la diabetes.
Se utiliza para proteger y apoyar el sistema inmunológico, para la prevención de los resfriados e infecciones respiratorias, reducir la presión arterial, y para proteger el hígado.
Tiene propiedades antibacterianas y antiinflamatorias y también de forma tópica en la piel de las heridas.
Además, los estudios han demostrado que tiene propiedades antivirales.
En los Estados Unidos, los investigadores han analizado el astrágalo como un posible tratamiento para las personas cuyo sistema inmunitario se encuentra debilitado por la quimioterapia o la radiación. En estos estudios, los suplementos de astrágalo parece ayudar a las personas a recuperarse más rápido y vivir más tiempo.
 La investigación sobre el uso de astrágalo para las personas con SIDA ha tenido resultados mixtos.

Acción sobre los telómeros:
El extracto de astrágalo se anuncia como un activador de la telomerasa pues se convierte en el gen hTERT que activa la enzima telomerasa que puede alargar los telómeros.

En resumen:

Adaptógeno: protege el cuerpo contra el estrés y la enfermedad.
Anemia:
Un estudio reciente sugiere que puede mejorar los recuentos de sangre en personas con anemia aplásica.
Resfriados y gripe:
En la medicina tradicional china, el astrágalo se utiliza como parte de una combinación de hierbas para prevenir o tratar los resfriados. Las pruebas en animales sugieren que puede actuar contra los virus de los resfriados.
Diabetes:
Parece que el astrágalo disminuye el azúcar en la sangre.
Fatiga o falta de apetito por la quimioterapia:
Algunos estudios sugieren que el astrágalo puede ayudar a reducir los efectos secundarios de la quimioterapia.
Enfermedades del corazón:
El astrágalo puede actuar como antioxidante y ayuda a tratar las cardiopatías.
Hepatitis:
Una combinación de hierbas que contienen astrágalo para tratar la hepatitis ha proporcionado resultados mixtos.
Enfermedad renal:
Puede ayudar a proteger los riñones y a tratar la enfermedad renal, aunque la investigación es preliminar.
Alergias estacionales:
Puede ayudar a reducir los síntomas en las personas que tienen rinitis alérgica o fiebre del heno.

Precauciones:

Interacciones medicamentosas
No administrar junto con medicamentos que se usan para suprimir el sistema inmunológico, pues el uso del astrágalo disminuirá la eficacia de estas drogas.
Los medicamentos que suprimen el sistema inmunológico se usan comúnmente para ayudar a prevenir el rechazo en pacientes trasplantados y aceptar el nuevo órgano o tejido. Debido a las capacidades de refuerzo del sistema inmunológico del astrágalo, disminuye la eficacia de estos medicamentos.
Interacciones posibles:
Con medicamentos que suprimen el sistema inmune, como la ciclofosfamida.
Enfermedades autoinmunes como artritis reumatoide o lupus.
Litio. El Astrágalo puede hacer que sea más difícil para el cuerpo deshacerse del litio medicamentoso, ocasionando intoxicaciones.
Posibles efectos secundarios y precauciones
Existen posibles interacciones con otros suplementos herbales, así que comience con dosis más pequeñas para prevenir los efectos secundarios.
Las mujeres que están embarazadas y que están amamantando no deben usar astrágalo, ya que algunas investigaciones en animales indican que puede no ser seguro.
Las personas con enfermedades autoinmunes deben hablar con sus médicos antes de comenzar el astrágalo, debido a su capacidad para estimular el sistema inmunológico. Las personas con enfermedades como la esclerosis múltiple, la artritis reumatoide y otras afecciones del sistema inmunológico podrían ser especialmente sensibles al astrágalo.
Litio: el astrágalo puede afectar la forma en que el cuerpo reduce los niveles de litio debido a sus cualidades diuréticas. Tomar astrágalo con litio puede llevar a niveles peligrosos de litio en el cuerpo.

A las dosis recomendadas, el astrágalo no tiene efectos secundarios graves y, en general se puede utilizar con seguridad.

Dosis altas pueden interferir en el sistema inmune.

No se debe dar el astrágalo a un niño con fiebre porque la hierba puede hacer que la fiebre dure más o sea más fuerte.

No hay mucha evidencia acerca de si el astrágalo es seguro para las mujeres que están amamantando.

CARDO MARIANO
(Silybum marianum)

Composición:
Silimarina, silibina, histamina y flavonoides.

Usos medicinales:
Es el mejor hepatoprotector conocido, capaz de regenerar al hepatocito. Es eficaz también como colagogo, antitóxico, digestivo y aperitivo. Se emplea con éxito en la cirrosis, las insuficiencias biliares, las malas digestiones y como tónico hipertensor. Tiene acciones positivas en las hemorragias digestivas, nasales y vaginales. Alivia la gripe, la cistitis, las jaquecas, las alergias, y contribuye a eliminar cálculos renales y vesiculares.

Otros usos:
Su sinergia se da con el diente de león. Es eficaz para los mareos y vómitos en los viajes. Se le atribuyen buenos efectos como cardiotónico y en la insuficiencia venosa. Posee un efecto antioxidante 10 veces superior a la vitamina E, contribuyendo también a disminuir los niveles de colesterol. Actúa como antihemorrágico en la insuficiencia hepática.

Toxicidad:
No tiene toxicidad.

Efecto antienvejecimiento celular:

El envejecimiento humano se caracteriza por el acortado significativo de los telómeros, que la rapamicina (un producto anticanceroso) puede acortar aún más. En contraste, la silimarina presente en el cardo mariano aumenta la actividad de la telomerasa, mientras que lo reduce en las células cancerosas.

Esto nos lleva a considerar su papel como un eficaz anti-envejecimiento al inhibir las células progenitoras endoteliales. En los experimentos se examinó si la silimarina, por su efecto hepatoprotector y antioxidante, puede proteger contra la senescencia. Para comprobarlo se aislaron las células mononucleares a partir de sangre periférica de voluntarios sanos y se cultivaron en un medio rico en rapamicina, con o sin silimarina. Pronto se vio que en presencia de silimarina, la actividad de la telomerasa aumentó el triple, reduciendo el número de células senescentes y aumentando la actividad proliferativa. Por otra parte, se restauró la capacidad reconstructiva. También se detectó una sinergia entre el hierro y la telomerasa bajo la acción de la silimarina, aumentando significativamente la proliferación de linfocitos.

Uno de los componentes del cardo mariano, la silibinina, en realidad disminuye la actividad de la telomerasa en las células cancerosas, inhibiendo la actividad de la enzima y la secreción del antígeno específico de la próstata en células con cáncer de próstata.

El cáncer andrógeno sensible de próstata es muy sensible a la dihidrotestosterona (DHT) dependiente de la actividad de telomerasa, a su vez decisiva para la inmortalidad celular. Sin embargo, la telomerasa activada mediante silimarina, solamente parece inhibirse en el caso de células malignas, y nunca en las sanas, siendo estimulada en este último caso por la silibinina.

Así que, y en resumen, la silibinina se puede emplear como un agente antiproliferativo en el cáncer de próstata.

Y en lo relacionado con los trastornos de la vejez, sabemos que el cardo mariano mitiga el estrés oxidativo, y mejora la memoria.

GINKGO BILOBA

Composición:
Antocianinas, flavonoides y ginkgólidos.

Usos medicinales:
Excelente venotónico en varices y hemorroides. Mejora la circulación cerebral, la insuficiencia circulatoria y la fragilidad capilar, siendo especialmente importante en ancianos.
Se comporta como un poderoso antioxidante, aumentando la cantidad de oxígeno disponible para el cerebro, al mismo tiempo que evita la coagulación excesiva de la sangre. Se cree que el Ginkgo también puede ayudar a mejorar la transmisión de información en las células cerebrales y el tiempo de reacción en pruebas de memoria, siendo especialmente eficaz en los pacientes con Alzheimer.

Otros usos:
Eficaz afrodisiaco por un aumento del volumen sanguíneo en los cuerpos cavernosos del pene, ejerciendo también como un moderado antidepresivo.
El extracto de Gingko biloba puede retrasar el inicio de la senescencia celular mediante la activación de vías de señalización P13k/Akt que aumentan la actividad de la telomerasa.

Toxicidad:
No tiene toxicidad.

TÉ VERDE
(Camelia sinnensis)

La parte de la planta empleada con fines terapéuticos son las hojas.
Composición:
Polifenoles y catequinas. También cafeína, vitaminas B, C, E, K, P, U y F, clorofila, minerales, pectina, sacáridos, aminoácidos, ácido butírico y saponinas.

Los tés negro, verde, Oolong y blanco son preparados a partir de las mismas hojas y la diferencia está en la recolección, secado, fermentación y tostado. El té verde y el té negro tienen las concentraciones más altas de catequinas activas, ya que no pasan por este proceso. Aún así, las catequinas representan el 80% de los flavonoides polifenólicos presentes en el té verde, mientras que en el té negro representan aproximadamente el 20% a 30%.
El principio activo más importante en cuanto a su acción sobre la telomerasa, son las catequinas (EC, ECG, EGC y EGCg), de la familia de los flavonoides. Una taza de té verde proporciona 10-40 mg de polifenoles y tiene efectos antioxidantes equiparables a una porción de brócoli, espinacas, zanahorias o fresas.

Usos medicinales:
La Medicina Tradicional China siempre ha sabido sobre los beneficios medicinales del té verde. Así como las uvas y el vino se extendieron por todo el mundo inicialmente por los fenicios y más tarde por otros comerciantes, el té fue introducido posteriormente a los países occidentales por esos mismos comerciantes y viajeros.
Posee propiedades antioxidantes, anticancerígenas, antiinflamatorias, termogénicas, probióticas y antimicrobianas.

Se emplea en la distrofia muscular, las cardiopatías, y para frenar el desarrollo de los tumores en general al inhibir la acción de la uroquinasa.

Las investigaciones han demostrado que el té verde puede ayudar a mejorar la calidad de la pared arterial mediante la reducción de los lípidos.

Los experimentos más prometedores son su capacidad para proteger contra el daño del ADN inducido experimentalmente, y ralentizar o detener el inicio y la progresión de las colonias de células indeseables.

Otros estudios muestran evidencia de que proporciona cualidades inmunoprotectoras, particularmente en el caso de pacientes sometidos a radiación o quimioterapia. El recuento de glóbulos blancos en estas personas demuestra que hay una gran diferencia entre quienes consumen té verde, frente a quienes no lo hacen.

Los estudios epidemiológicos indican que las personas que beben seis o más tazas de té verde diarios tienen un nivel inferior del daño ocasionado por una inflamación, inclusive del daño en el ADN. De hecho, el Centro médico de la Universidad de Maryland habla de los numerosos beneficios para la salud proporcionados por consumir té verde:

"El té verde podría ayudar a prevenir la caries dental [y] también podría ser útil contra las enfermedades inflamatorias, tales como la artritis, al reducir la inflamación y ralentizar la degradación del cartílago.

Las sustancias químicas presentes en el té verde podrían ayudar a atender las verrugas genitales, padecimientos dermatológicos y prevenir los síntomas del resfriado y la gripe...

Posiblemente, el té verde desempeñe un rol en prevenir la enfermedad de Parkinson, deterioro cognitivo y la osteoporosis.

Además, los estudios demuestran que beber té verde está asociado con tener un menor riesgo de morir por cualquier causa".10

En China e India, las personas beben té verde para deshacerse del exceso de líquido corporal, controlar el sangrado, curar heridas y mejorar su salud cardíaca.Asimismo, el té verde se utiliza para regular los niveles de azúcar en la sangre, mejorar la claridad mental y promover la digestión.

Los estudios informaron otra serie de beneficios, incluyendo la inhibición del cáncer:

El tratarse de un té fabricado a partir de hojas frescas, té sin fermentar; la oxidación de las catequinas es mínima, y por lo tanto capaces de actuar como antioxidantes. Los investigadores creen que la catequina es eficaz porque se une fácilmente a las proteínas, bloqueando la adhesión de las bacterias a las paredes celulares e induciendo a su destrucción. También reacciona con las toxinas creadas por bacterias perjudiciales y metales como el plomo, mercurio, cromo y cadmio, impidiendo el daño hepático.

Toxicidad:
Las propias de la cafeína.

ASHWAGANDA
(***Withania somnífera***)

Parte utilizada:
Raíz.

Usos medicinales:
Inmunoestimulante, Antiséptico, Antitumoral, Antiestrés, Hepatoprotector, estimulante sexual.
Adaptógeno, Tónico, Sedante, Hipotensor, Anticancerígeno, Antinflamatorio.

Estrés, Nerviosismo e Insomnio. Complemento alimenticio en Esclerosis múltiple y Fibromialgia.

Alzheimer, Anemia, Artritis, Asma, Cáncer (auxiliar), Herpes, disfunción eréctil, colesterol, fiebre, Leucocitosis, estrés, Sífilis.

Fatiga, convalecencia, Anemia, Infertilidad.

Toxicidad:
Media. Puede incrementar los efectos de los barbitúricos e interferir en los inmunosupresores.

ALIMENTOS TERAPÉUTICOS

COL
(Brassica Oleracea)

Composición:
Contiene indol-3-carbinol, vitaminas A, B, C y U, así como hierro y azufre. También calcio, magnesio, fósforo, potasio, hierro, zinc y yodo.

Propiedades:
Es el mejor remedio contra la úlcera gastroduodenal, especialmente si la tomamos en forma de jugo. También ayuda a curar las enfermedades reumáticas y las hepatopatías. Sin embargo, es difícil de digerir y por ello es posible que se pierdan sus propiedades nutritivas en la cocción, por lo que se recomienda no tirar el caldo. También es adecuada en las enfermedades crónicas de las vías respiratorias, la afonía y para desinfectar el aparato intestinal, incluso de parásitos.

Las hojas se pueden emplear directamente como una cataplasma para aliviar dolores reumáticos, lumbalgias, ciáticas y neuralgias.

También se pueden emplear estas cataplasmas en las bronquitis, la congestión hepática, las cistitis, las dismenorreas y la prostatitis, así como para madurar forúnculos y curar úlceras varicosas.

Antiguamente se empleaba el jugo para aliviar los ojos ulcerados, evitar el malestar por un exceso de comida, y para corregir el efecto del alcohol.
Por su contenido en ácido láctico desinfecta el colon, aunque en este caso es mejor emplear la col fermentada. También mejora los dolores de cabeza, previene del cáncer y externamente se puede aplicar en psoriasis, úlceras, chichones, forúnculos, heridas y eczemas. El jugo crudo se toma para el asma, la cistitis, bronquitis, neuralgias, contra la tos y en gargarismos para irritaciones de garganta.

Otros usos:
Sus propiedades sobre los telómeros radican esencialmente en el *indol-3-carbinol*, con efecto antiestrógenico marcado y la posibilidad de inducir a la apoptosis a las células malignas. Corrige las enfermedades autoinmunes y se cree que el I-3-C puede imitar los efectos de la restricción calórica y prolongar el período de vida mediante la corrección del ADN dañado.
Los estudios de laboratorio realizados hasta el momento indican que este producto bloquea la reducción del telómero. Por otro lado, en experimentos se ha observado que el I-3-C puede causar la muerte de las células del cáncer de próstata, no afectando a las sanas.
El Indol-3-carbinol también puede actuar como un suplemento anti-envejecimiento, al reducir el daño causado por los radicales libres y ayudar a la función celular saludable. También puede reducir el riesgo de enfermedades del corazón, ya que evita el aumento de la agregabilidad plaquetaria y reduce la secreción de apolipoproteína B.

BRÉCOL
(*Brassica oleracea itálica*)

Composición:
Es rico en *sulforafano*, vitamina A, calcio, fósforo, hierro, ácido fólico, potasio, magnesio, zinc, selenio y vitaminas C y E, además de indoles.

Propiedades:
Se emplea en aplicaciones medicinales similares a la col y coliflor. Tiene interesantes propiedades como antioxidante, y su contenido en *indoles* le otorga propiedades anticancerígenas importantes, especialmente en los tumores inducidos por estrógenos.
La presencia de sulforafano le hace estar relacionado con la lucha contra el envejecimiento, mediante la inducción de la actividad de la *proteasoma* y la reducción de la acumulación celular de proteínas modificadas. La enzima proteosoma permite eliminar las proteínas celulares anormales y no deseadas, por lo que su falta de actividad induce el envejecimiento celular.

CHILE PICANTE (Guindilla)
Capsaicina

Los chiles contienen *capsaicina*, el componente activo de los pimientos chili y la cayena que le dan calor a las verduras.

Propiedades terapéuticas:
Reduce los niveles de colesterol al favorecer su metabolismo, aumentando su degradación y excreción. Además de reducir los niveles del colesterol total en la sangre, niveles reducidos de *capsaicinoides* reducen el colesterol LDL, pero no afecta a los niveles del colesterol HDL.

La capsaicina bloquea la acción de un gen que produce la constricción de las arterias, lo que permite que fluya más sangre a través de los vasos sanguíneos.

Con su consumo, se observa una pérdida del peso corporal y un aumento de la disponibilidad de algunas proteínas encargadas de metabolizar las grasas.

A largo plazo, el consumo dietético de la capsaicina reduce la presión sanguínea en los hipertensos. Produce un aumento en la producción de óxido nítrico, una molécula gaseosa conocida para proteger los vasos sanguíneos contra la inflamación y disfunción, además de mejorar el riego sanguíneo en los vasos cavernosos del pene.

Inhibe la proliferación celular maligna, por disminución de la actividad de la NADH oxidasa y suprime su activación metabólica.

Induce la apoptosis de las células tumorales.

Tiene efecto hipoglicemiantes.

CÚRCUMA
(*Curcuma longa*)

Composición:
Principio amargo, *curcumina*, resina, almidón y ácidos orgánicos.

Usos medicinales:
Se emplea como tónico estomacal, pues estimula la producción de jugos gástricos, siendo adecuado para abrir el apetito y en la hipoclorhidria. Es colagoga, carminativa y reduce el colesterol. Es un potente antiinflamatorio.

Otros usos:
Forma parte de la salsa curry, mezclada con coriandro, jengibre, comino, nuez moscada y clavo.

Toxicidad: Tiene efecto anticoagulante.

Efectos sobre los cambios celulares:

La literatura de investigación en relación con la cúrcuma y el cáncer es verdaderamente enorme, demostrándose que existen evidencias clínicas sobre sus propiedades para prevenir y tratar esta enfermedad. Una de las investigaciones concluyó con este informe:

"La *curcumina* (diferuloylmethane), un derivado de la cúrcuma, es una de las sustancias fitoquímicas más investigada, existiendo múltiples mecanismos que demuestran que puede ser una alternativa a la quimioterapia y para bloquear los efectos secundarios.

El papel *pleiotrópico* (efectos de los genes en los rasgos) de este compuesto dietético incluye la inhibición de las vías de señalización celulares a varios niveles, tales como factores de transcripción, enzimas, detención del ciclo celular, proliferación, y vías alternativas de supervivencia. La curcumina impide la producción de las células cancerosas, siempre que se administre en dosis suficientes. Actualmente, hay datos suficientes que demuestran que interviene favorablemente en los estados de fase II y fase III en afecciones como el mieloma múltiple, cáncer de páncreas y de colon.

La curcumina se puede emplear de forma preventiva o curativa, sin que su uso prolongado genere nuevas enfermedades o efectos secundarios. Se ha demostrado que modula el crecimiento de las células tumorales, impidiendo su capacidad de supervivencia, sin afectar a las células sanas.

OTROS SUPLEMENTOS

Naturalmente, muchos otros nutrientes, aunque no todos, han sido estudiados en la dinámica de la longevidad, pues sólo recientemente los investigadores han asumido que el ser humano pudiera alcanzar, al menos, 120 años de vida.

Sin embargo, creo que es posible hacer algunas recomendaciones generales basadas en el hecho de que la mayoría de las personas son deficientes en muchos de estos nutrientes claves que sabemos son importantes para una salud óptima. Algunos, como la astaxantina y la curcumina, tienen un sólido apoyo científico en cuanto a sus beneficios.

Veamos algunos de ellos que podrían ayudar a aumentar radicalmente la vida al proteger los telómeros y, posiblemente, cambiar la expresión genética.

ASTAXANTINA (*derivada de las microalgas* Pluvialis Haematoccous)

La astaxantina se ha convertido en uno de los antioxidantes benéficos más potentes actualmente conocidos, con potentes capacidades anti-inflamatorias y potencial para proteger el ADN. La investigación ha demostrado que puede proteger contra el daño al ADN inducido por la radiación gamma.

Entre sus características únicas están:

Es sin duda alguna el carotinoide antioxidante más potente cuando se trata de captación de radicales libres, siendo 65 veces más potente que la vitamina C, 54 veces más potente que el beta-caroteno y 14 veces más potente que la vitamina E.

También es mucho más eficaz que otros carotinoides en el "bloqueo del oxígeno singlete," que es un tipo particular de oxidación. En este aspecto, es 550 veces más potente que la vitamina E, y 11 veces más potente que el beta-caroteno.

La astaxantina cruza tanto la barrera hematoencefálica como la barrera hemato-retiniana (algo que el beta-caroteno y el licopeno no hacen), que proporciona protección antioxidante y antiinflamatoria para los ojos, cerebro y sistema nervioso central.

Otra característica que hace que la astaxantina sea diferente a otros carotinoides, es que no puede funcionar como un pro-oxidante.

Muchos antioxidantes actúan como pro-oxidantes (lo que significa que causan más oxidación en lugar de combatirla) al están presentes en los tejidos en concentraciones suficientes. Este efecto es habitual cuando se toma vitamina C sin un flavonoide, ocasionando que el ácido ascórbico se convierta en un oxidativo..

Por esta razón es que no es recomendable tomar muchos suplementos antioxidantes como el beta-caroteno, por ejemplo. La astaxantina, por otro lado, no funciona como un pro-oxidante, incluso en cantidades elevadas, haciéndola altamente benéfica.

Por último, una de sus características más profundas es su capacidad única para proteger la célula entera del daño, tanto la parte soluble en agua como la porción soluble en grasa de la célula. Otros antioxidantes afectan sólo a una o a la otra porción. Esto se debe a las únicas características físicas de la astaxantina, que le permiten residir dentro de la membrana celular protegiendo así mismo el interior de la célula.

UBIQUINOL *(CoQ10)*

La Coenzima Q10 (CoQ10) es el quinto suplemento más popular en los Estados Unidos, tomado por un 53 por ciento de los estadounidenses, según una encuesta hecha en el 2010 por ConsumerLab.com.

La CoQ10 es utilizada por cada célula del cuerpo mediante una sustancia conocida como ubiquinona o ubiquinol, que ayuda a producir energía celular y a reducir los signos típicos del envejecimiento. Las personas mayores de 25 años no pueden convertir la CoQ10 oxidada en ubiquinol.

La deficiencia de CoQ10 también acelera el daño al ADN, y debido a que la coenzima Q10 es benéfica para la salud del corazón y la función muscular, el agotamiento de ella conduce a la fatiga, debilidad muscular, dolor y, finalmente, la insuficiencia cardíaca.

Aunque parece que la CoQ10 mejora la calidad de vida, no aumenta significativamente la longevidad.

ACEITE DE KRILL

Las personas que tienen un índice de ácidos grasos omega-3 de menos del cuatro por ciento, envejecen más rápido que las personas con índices superiores al ocho por ciento. Por lo tanto, el índice de omega-3 también puede ser un marcador eficaz sobre la tasa del envejecimiento.

Los ácidos grasos de omega-3 favoritos de fuentes animales provienen del aceite de kril, ya que tiene una serie de ventajas que no se encuentran en otros suplementos de ácidos grasos de omega-3 como el aceite de pescado.

Además de tener un alto potencial de contaminación, los suplementos de aceite de pescado también tienen un mayor riesgo de sufrir daños de oxidación y rancidez.

El aceite de krill también contiene astaxantina de origen natural, que hace que sea casi 200 veces más resistente al daño oxidativo en comparación con el aceite de pescado.

VITAMINA K2
Menaquinona

La vitamina K podría ser tan importante como la vitamina D, ya que la investigación continúa aportando un creciente número de beneficios para la salud. Aunque la mayoría de las personas obtienen suficiente vitamina K de su alimentación para mantener una adecuada coagulación en la sangre, no es suficiente para ofrecer protección contra problemas de salud más graves.

Por ejemplo, la investigación ha sugerido durante los últimos años que la vitamina K2 puede proporcionar una protección sustancial contra el cáncer de próstata, que es una de las principales causas de cáncer entre los hombres en los Estados Unidos.

Los resultados de otra investigación mostraron que los beneficios de la Vitamina K2 ayudan a estimular la salud cardiaca. En el 2004, el *Estudio de Rotterdam*, que fue el primer estudio en demostrar el efecto benéfico de la vitamina K2, mostró que las personas que consumen 45 mcg de vitamina K2 diariamente, viven siete años más que las personas que sólo ingieren 12 mcg al día.

En un estudio posterior llamado *Prospect Stud*, 16.000 personas fueron observadas durante 10 años. Los investigadores descubrieron que cada 10 mcg de vitamina K2 adicional en la alimentación, tuvo como resultado una disminución de eventos cardiacos del 9 por ciento.

La vitamina K2 está presente en los alimentos fermentados, sobre todo en el queso y el alimento japonés natto, que es de hecho la fuente más rica de K2.

Mientras que la vitamina K1 se emplea como factor coagulante, la vitamina K2 se utiliza para mejorar la calidad de los huesos y evita que el calcio se deposite en las arterias.

MAGNESIO

El magnesio también desempeña un papel muy importante en los procesos de desintoxicación del cuerpo y por lo tanto es importante para ayudar a prevenir el daño causado por las sustancias químicas ambientales, los metales pesados y otras toxinas. Incluso el glutatión, considerado por muchos como el antioxidante más poderoso del cuerpo, junto con el SOD, necesita del magnesio para su síntesis.

El magnesio actúa como amortiguador entre las sinapsis neuronales, particularmente con las involucradas con las funciones cognitivas (aprendizaje y memoria). Se integra en el receptor sin activarlo y le protege de la activación excesiva por otros neuroquímicos, especialmente el glutamato. El glutamato es la "excitoxina", que puede dañar el cerebro si se acumula y el magnesio ayuda a evitar esta acumulación.

Esta es la razón por la que muchas veces el magnesio es promocionado como un nutriente "calmante".

Buenas fuentes de magnesio son los alimentos orgánicos enteros, especialmente los vegetales de hoja verde oscura, las algas, las semillas secas de calabaza, el cacao sin azúcar, las semillas de lino, la mantequilla y el suero. Un suplemento de magnesio adecuado es el treonato de magnesio, particularmente bueno debido a su capacidad para penetrar las membranas celulares y cruzar la barrera hematoencefálica, que es importante para preservar un buen funcionamiento cognitivo a medida que envejece.

De acuerdo con la investigación presentada, también desempeña un papel importante en la replicación del ADN, la reparación y la síntesis de ARN, y el magnesio alimenticio ha demostrado tener correlación positiva con el aumento de la longitud de los telómeros.

Al parecer, la falta de iones de magnesio tiene un efecto negativo en la integridad del genoma y cantidades insuficientes también reducen la capacidad de reparar el ADN dañado, y puede inducir alteraciones cromosómicas.

FOLATO *(Vitamina B9 o Ácido Fólico)*

El folato ayuda a prevenir la depresión, los trastornos compulsivos, la atrofia cerebral y otros problemas neurológicos. La deficiencia de folato se correlaciona con los problemas de la memoria, la lentitud de los procesos mentales y el deterioro cognitivo en general, particularmente en las personas mayores. El cuerpo también necesita folato para producir glóbulos rojos y que estos adquieran el tamaño óptimo (VCM). Se cree que la deficiencia de folato provoca niveles elevados de homocisteína, que puede ser uno de los factores principales de las enfermedades cardíacas y el Alzheimer.

Es útil para la prevención de la depresión, los trastornos convulsivos y la atrofia cerebral. Una de las razones lamentables y evitables por la cual algunos creen que los números de folato se reducen, es debido al aumento de la prevalencia de la obesidad, que afecta negativamente la manera en que la mayoría de las personas metabolizan esta importante vitamina.

Muchas veces, las personas confunden el folato con el ácido fólico y es importante conocer la diferencia. El folato es una forma natural de la vitamina y contienen todos los isómeros que el cuerpo necesita para un funcionamiento óptimo. El ácido fólico es la forma sintética de la vitamina que es utilizada en la mayoría de los suplementos y alimentos fortificados.

Los alimentos ricos en folato incluyen a las yemas de huevo, semillas de girasol, espárragos, aguacates, brócoli, coliflor, albahaca, perejil y vegetales verdes como la lechuga romana, nabo, col y espinaca.

Según un estudio publicado en la revista *Journal of Nutritional Biochemistry*, las concentraciones plasmáticas de folato tienen un papel importante en el mantenimiento de la integridad y metilación del ADN.

VITAMINA B12

La vitamina B12 es apropiadamente conocida como "*la vitamina de la energía*", y el cuerpo la requiere para una serie de funciones vitales. Entre ellos: la producción de energía, formación de los hematíes, síntesis del ADN, y la formación de la mielina, el aislamiento que protege las terminaciones nerviosas y les permite comunicarse entre sí.

Por desgracia, la investigación sugiere que un mínimo del 25 por ciento en los adultos estadounidenses son deficientes de este nutriente de vital importancia, y casi la mitad de la población tiene niveles sub óptimos en sangre.

La vitamina B12 se encuentra exclusivamente en los tejidos animales, incluyendo alimentos como la carne, hígado de res, cordero, carne de venado, salmón, camarones, aves de corral y huevos. Se cree, por tanto, que quien no come carne o productos animales está en riesgo de deficiencia, lo que no es cierto. Esta imprescindible vitamina hidrosoluble es sintetizada por la flora intestinal, con el concurso del factor intrínseco gástrico y el oligoelemento cobalto. Posteriormente, se acumula en el hígado por tiempo prolongado. Por ello, los vegetarianos no tienen deficiencia de esta vitamina, mucho menos sin consumen algas.

VITAMINA A

Esta vitamina desempeña un papel importante en la respuesta inmune, y si hay deficiencias se desarrolla una predisposición a las infecciones, además de una mala calidad de la piel y la vista. No se necesitan grandes cantidades y 4.000 U.I: diarias puede ser suficiente. También actúa como eficaz antioxidante.

INHIBIDORES DE LA MIOSTATINA

La miostatina es una proteína que consta en su estructura molecular de 375 aminoácidos, está presente en los vertebrados y se produce esencialmente en el músculo esquelético, conociéndose también como factor de diferenciación de crecimiento 8. Se trata de un miembro de la familia TGF -beta (Transforming Growth Factor)- proteínas de transducción señaladas que regulan el crecimiento, la proliferación y diferenciación celular.
Este péptido que afecta al crecimiento muscular, en investigaciones anteriores se ha provocado su inhibición a través del uso de agentes farmacológicos, relacionándose con efectos beneficiosos en el crecimiento y la fuerza muscular.

Ahora surge la necesidad de realizar una investigación del funcionamiento de esta molécula en personas centenarias, con el objetivo de analizar en qué grado afecta a la extrema longevidad que pueda tener o no un ser humano.

En este sentido, la frecuencia de este efecto ha sido estadísticamente mayor en la población centenaria en comparación con el grupo de control (7,1% frente a 2,7% respectivamente para el estudio realizado en España y 7,6% frente a 3% para el estudio realizado en Italia). Esto nos lleva a determinar que si bien el estilo de vida y el factor ambiental tienen un efecto fundamental en lo que es el patrón de envejecimiento, el polimorfismo de la miostatina puede desempeñar un papel clave en la excepcional longevidad humana.

Los resultados extraídos de esta investigación (según la Universidad Europea), han puesto de manifiesto el gran poder de la epigenética en la determinación de nuestras vidas y sienta las bases de un gran desarrollo científico en lo que a genética se refiere.

Los inhibidores de la miostatina pueden ser capaces de revertir la pérdida de masa muscular y disminuir la fibrosis, así como la acumulación de tejido conectivo en el músculo que afecta a las personas con distrofia muscular y puede ser un problema en el envejecimiento y la inactividad.

SULFORAFANOS

Actualmente centra la atención de los especialistas en nutrición unos compuestos llamados glucosinolatos, precursores de biomoléculas como el sulforafano (1-isotiocianato-4-(metilsulfinil)-butano), presente en algunas crucíferas.

En realidad se trata de un fitoquímico en estudio debido a sus propiedades antimicrobianas, anticarcinogénicas y quimiopreventivas, demostradas en animales de experimentación.

Estas propiedades se estudian en relación con patologías como determinados tipos de cáncer o la enfermedad de Parkinson. Por ejemplo, reduce el número de células en la leucemia linfoblástica aguda en ensayos realizados "in vitro", según una investigación publicada en la revista "Plos One" por científicos del Baylor College of Medicine (Estados Unidos). También se sabe que aumenta las células protectoras del sistema inmune llamadas linfocitos intraepiteliales que están presentes en el estómago y en la piel, siendo la primera barrera protectora capaz de protegernos de numerosas infecciones.

Ahora bien, lo mejor de todo es que estamos hablando de un compuesto presente en vegetales que podemos incluir en la dieta. En efecto, una característica de las plantas crucíferas es la síntesis de compuestos ricos en azufre, como los glucosinolatos. Los glucosinolatos se sintetizan y almacenan en las plantas como precursores relativamente estables de los isotiocianatos.

Las plantas del orden Brassicales y de la familia Cruciferae o Brassicaceae, comprenden alrededor de 350 géneros y más de 2000 especies, entre ellas se incluyen algunas plantas de interés culinario como la col, berza, repollo, coliflor, coles de Bruselas y brócoli. Otros cultivos de esta familia son los rábanos, la mostaza silvestre y numerosas hierbas de jardín, que se utilizan para preparar condimentos o guarniciones, pero su aportación de nutrientes a la dieta es mínima. Por todo ello, el Instituto Nacional del Cáncer de los Estados Unidos ha clasificado el brócoli en primer lugar en la lista de hortalizas con propiedades generales anticancerígenas.

Hay que tomar brócoli, pero aunque en estado crudo contien aproximadamente 2000 mcg. de sulforafano por cada toma, después de cocerlo, quedan 600 mcg. lo que supone una destrucción del 70%. Por otro lado, la planta pierde sus propiedades con la conservación.

CICLOASTRAGENOL

El CA-98's (CAG) es una aglicona de astragalósido IV que se identificó por primera vez al examinar los extractos de Astragalus membranaceus como una planta con propiedades antienvejecimiento. El presente estudio demuestra que CAG estimula la actividad telomerasa y la proliferación celular en queratinocitos neonatales humanos. La propiedad de activación de la telomerasa distintiva de CAG, llevó a la evaluación de su posible aplicación en el tratamiento de trastornos neurológicos, con buenos resultados.

Curiosamente, la administración oral de CAG durante 7 días atenuó el comportamiento depresivo en ratones experimentales.

En conclusión, el CAG estimula la actividad de la telomerasa e induce la activación de elementos para combatir el problema de envejecimiento de raíz y se cree que posee un gran número de efectos beneficiosos para la salud. Puede ralentizar los procesos degenerativos relacionados con el envejecimiento, y esta acción por sí sola, puede producir importantes resultados positivos para la salud.

Estudios con veinte sujetos revelaron que los efectos fisiológicos antienvejecimiento actúan rápida y efectivamente, reduciendo así los signos visibles del envejecimiento, manteniendo las células jóvenes durante más tiempo.

VITAMINA E (Alfa tocoferol)

Esta molécula es mejor conocida como vitamina E aunque está compuesta por otras 7 formas. El Alfa tocoferol, por ejemplo, ayuda a prevenir enfermedades del corazón y el cáncer de próstata.

Estos compuestos actúan:

Reduciendo la oxidación del colesterol

Manteniendo niveles saludables de triglicéridos

Ayudando a mantener niveles normales de presión sanguínea.

LUTEÍNA Y ZEAXANTINA

En un estudio publicado este año por la Sociedad Austriaca para la prevención del infarto que incluyó 786 individuos, con una edad media de 66 años, se demostró que concentraciones sanguíneas elevadas de 3 de los 14 antioxidantes probados: Luteína, Zeaxantina y Vitamina C, se asocian a un aumento de longevidad y salud.

L-CARNITINA

Este aminoácido, originado por la unión de lisina y metionina,. se almacena principalmente en los músculos y en el cerebro. Poco de él se encuentra en otros órganos y su concentración en la sangre es baja.
El cuerpo lo utiliza para reparar daños en los tejidos y para eliminar toxinas. Un estudio chino demostró que su adicción a fibroblastos en cultivo, extiende el ciclo de vida de las células. Además actúa como estimulante cerebral aumentando el nivel del factor de crecimiento neuronal hasta 100 veces más.
Las personas de edad avanzada muestran una marcada reducción debido a la limitada capacidad de síntesis del organismo.
La Acetil L-Carnitina se emplea selectivamente para prevenir el envejecimiento cerebral.

L-ARGININA

El aminoácido L-Arginina es reconocido por mejorar el flujo sanguíneo. Esto se debe a que aumenta la producción de óxido nítrico y su actividad sobre la capa de células epiteliales que se alojan sobre las paredes internas de los vasos sanguíneos.
La expansión de estos vasos y el incremento de sangre y oxigeno que se sucede, es esencial para la vida y la función sexual en el varón.

N-ACETIL CISTEÍNA

Este aminoácido es la base para la síntesis orgánica del principal antioxidante, el Glutatión. Además, la N-Acetil-Cisteína promueve la actividad telomerasa y protege la integridad de los telómeros, extendiendo así el tiempo de vida de las células.

NAD

El metabolito denominado 'nicotinamida adenina dinucleótido' (NAD+) que se encuentra en todas las células del organismo, juega un papel clave en la regulación de las interacciones proteínicas que controlan la reparación del ADN dañado por la exposición a la radiación o por el envejecimiento.
La NAD+ es fundamental para mantener la salud celular y mitocondrial y optimizar los niveles de NAD+ puede ser la estrategia individual más importante para mejorar la salud mitocondrial.
Existe una estrategia sencilla y económica para aumentar la NAD+ a partir de un precursor biológico como la niacina o vitamina B3. Esta vitamina que se ha utilizado para curar la pelagra y mejorar las enfermedades cardíacas, es un buen precursor. El único inconveniente es que originará rubor facial las primeras dosis de 300 miligramos, por lo que se recomienda disminuir en las personas sensibles.

INDOL-3-CARBINOL

Posee un efecto antiestrógenico marcado y la posibilidad de inducir a la apoptosis a las células malignas. Corrige las enfermedades autoinmunes y se cree que puede imitar los efectos de la restricción calórica y prolongar el período de vida mediante la corrección del ADN dañado.

Por otro lado, en experimentos se ha observado que puede causar la muerte de las células del cáncer de próstata, no afectando a las sanas.

El Indol-3-carbinol también puede actuar como un suplemento antienvejecimiento, al reducir el daño causado por los radicales libres y ayudar a la función celular saludable. También puede reducir el riesgo de enfermedades del corazón, ya que evita el aumento de la agregabilidad plaquetaria y reduce la secreción de apolipoproteína B.

MELATONINA
(*N-acetil-5-metoxitriptamina*)

Recientemente, ha habido una explosión de investigaciones sobre la melatonina y su efecto sobre envejecimiento y las enfermedades anexas.

Esta sustancia, que se encuentra en plantas como la Manzanilla y el Hipérico, es segregada por la glándula pineal gracias a la ayuda del aminoácido triptófano y la serotonina, siendo empleada ampliamente para regular los ciclos y la calidad del sueño.

La primera evidencia que implica la melatonina en el envejecimiento es que su producción por la glándula pineal decae drásticamente con la edad avanzada, lo que puede explicar los trastornos del sueño que padecen las personas ancianas. Los datos indican que los niveles máximos nocturnos de melatonina en los seres humanos son dos veces más altos entre los jóvenes (21-25 años) que en personas de mediana edad (51-55 años), y cerca de cuatro veces mayor en los jóvenes que en las personas de edad (82-86 años). La secreción durante 24 horas es aproximadamente dos veces mayor a los 20 años de edad, que a los 60, tanto en hombres como en mujeres.

No obstante, su uso prolongado puede ocasionar el cese de producción por la glándula pineal.

RESVERATROL

El resveratrol ha alcanzado notoria fama como antioxidante y antienvejecimiento, justo cuando el vino había perdido mercado a favor de la cerveza. Este hecho nos debe hacer reflexionar sobre el papel del resveratrol, un antioxidante presente en la uva roja y, consecuentemente, en el vino tinto. Así que debemos ser prudentes en su valoración y tener en cuenta los experimentos científicos realizados desde hace una década.

El resveratrol es un *stilbenoid*, un tipo de fenol natural, que se encuentra en la piel de las uvas rojas y por ello en muchos vinos tintos, pero la cantidad presente es muy pequeña y por ello los suplementos se extraen del Knotweed japonés, una planta con aspecto de bambú y que crece hasta ser una especie invasora.

Aplicado a levaduras, gusanos, ratones y peces, se comprobó un aumento de la longevidad, y una mejor expresión genética. El efecto era más notorio en las especies más adultas y poco eficaz en los ejemplares jóvenes.

Algunos científicos publicaron sus conclusiones resaltando los beneficios metábolicos como resultado de la influencia directa en la expresión de los genes que afectan la longevidad, pero solamente en aquellos animales que tienen el gen de la longevidad SIRT1. Los investigadores descubrieron que este ingrediente tiene otros efectos, y que influye en docenas de otras proteínas críticas para funciones metabólicas esenciales. Se le atribuyen efectos en el aumento de testosterona, mejora de la diabetes, acción antiinflamatoria, reducción de los tumores, efectos neuroprotectores y cardíacos. Sin embargo, apenas hay experiencias recientes que avalen todos estos efectos en los humanos. Teniendo en cuenta que el vino contiene una razonable graduación alcohólica, deberíamos ser prudentes a la hora de recomendar esta bebida alegando motivos saludables.

Así que nuestro consejo es simple: si quiere resveratrol coma la piel de las uvas negras y mastique sus semillas.

QUERCETINA

La quercetina es un *flavonoide* que se encuentra en las manzanas, las cebollas, el té, la cáscara de los cítricos y muchos otros alimentos, así como en el Ginkgo Biloba y el Hipérico.
Nuevos informes explican que la inhibición del *proteasoma* acelera la aparición de la senescencia en los fibroblastos (células que cicatrizan los tejidos y regeneran la piel), y que este efecto puede ser minimizado mediante la quercetina. El proteasoma es una estructura celular importante que degrada las proteínas viejas o defectuosas (por ejemplo, oxidadas). Cuando su actividad está disminuida se observa un aumento de células envejecidas. La acumulación de elementos oxidados y el daño a las proteínas celulares son causa de la pérdida de actividad del proteasoma.

La quercetina, y su derivado graso la quercetina caprilato, son potentes activadores del proteasoma. Además, estos compuestos tienen un efecto rejuvenecedor en los fibroblastos primarios de mediana edad y senescentes. Cuando se añade quercetina, los fibroblastos mantienen su vida útil y mantienen la morfología joven, siendo su efecto más notorio en la senectud, y menor en las personas muy jóvenes. Las células tratadas con ambos elementos, mantenían sus cromosomas con los extremos más largos, así como su forma original.
También ha sorprendido que en personas de mediana edad y senescentes, la tasa de proliferación celular era muy alta cuando se aplicaba quercetina o caprilato de quercetina durante varias semanas, aunque el efecto se comenzaba a percibir en apenas 5 días.

Además, las células muestran un "fenotipo rejuvenecido" con más morfología alargada y con un menor número de beta-galactosidasa (un marcador de senescencia). Tanto la quercetina como la quercetina caprilato, aumentan la resistencia al efecto oxidativo celular.

CALOSTRO

Gran parte de la búsqueda de sustancias contra el envejecimiento se ha centrado en el aspecto externo como el pelo canoso, arrugas y flacidez muscular. Sin embargo, el envejecimiento es mucho más que los cambios físicos en la apariencia de nuestro cuerpo. Mientras que el "sentirse viejo" puede ser un estado de la mente, así como un conjunto de sensaciones físicas, el proceso de envejecimiento en sí mismo es una consecuencia biológica.

Los cambios debidos al envejecimiento de nuestras células, los músculos y el oído, así como los del sistema inmunitario parecen ser complicados de revertir, pero pueden ser frenados con calostro humano debido a los factores de crecimiento que contiene. Estos factores de crecimiento estimulan nuestro sistema esquelético y el desarrollo muscular a nivel celular, al regular el metabolismo.

El calostro es un fluido amarillento y espeso de alta densidad y escaso volumen, segregado por las glándulas mamarias durante el embarazo, hasta el periodo postparto. En estos primeros días se produce un volumen de 2-20 ml por toma, suficiente para satisfacer las necesidades del recién nacido. El calostro tiene menos contenido energético, lactosa, lípidos, glucosa, urea, vitaminas hidrosolubles, PTH y nucleótidos que la leche materna. Sin embargo, contiene más proteínas, ácido siálico, vitaminas liposolubles E, A, K y carotenos. El contenido en minerales como sodio, zinc, hierro, azufre, selenio, manganeso y potasio también es superior en el calostro, y el contenido en calcio y fósforo varía según los diferentes autores.

La concentración de los aminoácidos libres varía entre el calostro, la leche de transición y la leche.

El calostro tiene un contenido muy elevado en inmunoglobulinas especialmente IgA, lactoferrina, células (linfocitos y macrófagos), oligosacáridos, citoquinas y otros factores defensivos.

Cada uno de los factores de crecimiento en el calostro ayuda a estimular el crecimiento de células y tejidos mediante la activación de la formación de ADN. A diferencia de otros suplementos que proporcionan los factores de crecimiento sólo individuales, los calostros combinan un paquete completo de factores de crecimiento que trabajan juntos sinérgicamente.

La mayoría de los efectos anti-envejecimiento de la terapia hormonal GH son un resultado de aumento de la concentración en el cuerpo de IGF1 y IGF2, los ingredientes más activos que se encuentran en el calostro. También controlan cómo las células deben crecer y repararse.

Como parte activa se extraen los factores de transferencia, una fracción del calostro que aporta grandes beneficios para mejorar las funciones del sistema inmune.

Sin embargo, queremos advertir que el calostro disponible en el mercado es el bovino.

MUY IMPORTANTE:

METILACIÓN DEL ADN

La metilación del ADN es un mecanismo epigenético que se produce mediante la adición de un grupo metilo (CH3) al ADN, modificando así con frecuencia la función de los genes. Estos grupos metilo se proyectan en el surco principal del ADN e inhiben la transcripción. Este proceso es necesario para la reprogramación epigenética de los genes y también está directamente involucrado en muchos mecanismos importantes de la enfermedad, como la progresión del tumor.

La metilación del ADN es un poderoso medio para suprimir la expresión de genes no deseados o excesivos que se efectúa de forma aparentemente casual o mediante factores epigenéticos. De este modo podemos conseguir que los genes, sin ser modificados, se expresen de forma saludable.

Homocisteína

Otros modificadores de la metilación también pueden influir en las etiquetas epigenéticas. Por ejemplo, se demostró que el estado dietético de la colina (un precursor de betaína que participa en las vías independientes de folato en la síntesis de metionina) afecta a la metilación del ADN. Además, en un estudio se demostró que la suplementación con betaína atenuaba la formación y el crecimiento de la lesión aterosclerótica.

La regulación de la producción de óxido nítrico vascular, puede influir tanto en la aterogénesis como en la trombosis. En este sentido, y puesto que el óxido nítrico es considerado como una molécula moduladora del tono vascular que se produce durante la conversión de L-arginina a L-citrulina, debemos considerar su papel esencial en la relajación del musculo liso, la neurotransmisión y la citotoxicidad celular inmune.

La homocisteína está bioquímicamente ligada a la principal marca epigenética que se encuentra en el ADN, .pero los ensayos clínicos recientes que usaron folato y / o otras terapias de vitamina B para reducirla, no lograron reducir las tasas de eventos cardiovasculares, por lo que dudan sobre el papel causante directo de la homocisteína en la enfermedad vascular.

En pacientes con insuficiencia funcional renal (y alteración de la eliminación de homocisteína), aumenta el riesgo de enfermedad vascular.

Hay factores importantes para la metilación del ADN, incluyendo la suplementación con folato, y evitar los procesos inflamatorios, las dislipidemias y el estrés oxidativo.

CAPÍTULO 16

LOS DOS ELEMENTOS MÁS NECESARIOS DE NUESTRA ALIMENTACIÓN DIARIA

El AGUA, tan esencial como el aire

Este elemento, el segundo en importancia para la vida (primero el oxígeno), no es valorado lo suficientemente por las personas, ni en ocasiones por los médicos, pues con frecuencia es sustituido por zumos o caldos vegetales que, aunque igualmente saludables, no pueden aportar las virtudes imprescindibles que el agua posee.

La obsesión por perder peso es tal que numerosas personas suprimen el agua en un intento de quitarse los kilos que le sobran y para ello recurren no solamente a dejar de beberla en las comidas, sino a tomar diuréticos para eliminarla, saunas para sudar, fajas antitranspirantes para quitarse celulitis y otros errores más.

Hay quienes aseguran que el agua en las comidas no es recomendable porque disuelve los ácidos de la digestión y que no es malo si la sustituimos por vino o leche. La realidad es que el agua diluye los nutrientes, es decir, los separa físicamente y los prepara para su digestión, mientras que la fibra soluble hace el efecto contrario al volver el agua en una forma gelatinosa.

La preparación de los alimentos para la posterior absorción es un tema importante y una comida demasiado seca produce una sensación de pesadez incluso dolorosa, aunque un exceso de agua puede producir una sensación de plenitud demasiado importante. El agua fluidifica la digestión, facilitándola, pero su exceso la alarga de forma molesta.

El agua en las comidas ayuda a que los nutrientes de los alimentos se incorporen al torrente sanguíneo a través de las vellosidades intestinales.

Solamente las personas que beben realmente demasiada agua fuera de las comidas pueden tener una pérdida de nutrientes, pero no en la digestión sino a través de la orina, pues la eliminación de agua que lleva a cabo el riñón va acompañada de otras sustancias de forma inevitable, estén presentes de forma excesiva en la sangre o no.

Lo cierto es que cualquiera que sepa la composición de los jugos gástricos (bilis, ácido clorhídrico, enzimas, etc.) se dará cuenta de que el agua no disuelve nada y que su presencia es imprescindible para asegurar un bolo alimenticio suficiente, así como para lograr que se realice el tránsito intestinal de manera adecuada. Es más, si los alimentos carecen de la adecuada cantidad de agua el intestino la extraerá de la sangre para hidratarlos, con lo cual habrá una pérdida de vitalidad y con el tiempo todo el sistema celular se resentirá. La única recomendación es no beber agua muy fría, ya que solidifica las grasas y la digestión será muy lenta, aunque inicialmente parezca que la digestión es mejor. Esto se debe a que hay una gran producción de calor en el interior del aparato digestivo durante la digestión, y los líquidos fríos enfrían este proceso e incluso lo detienen. Si, por el contrario, bebemos agua tibia o té caliente, la digestión de las grasas se acelera.

Una vez sedimentados los alimentos, mediante el agua los nutrientes reaccionan con los ácidos del estomago y se descomponen siendo absorbidos por el intestino más rápidamente que la comida sólida.

Al margen de la digestión, debemos recordar que nuestro cuerpo contiene hasta un 75 por 100 de su peso en líquidos procedentes del agua y su función principal es mantener en suspensión las enzimas (no las diluye) y demás sustancias orgánicas de las células. Cualquier reacción metabólica se desarrolla en presencia de agua, en la cual se encuentran suspendidos elementos subcelulares, entre ellos las mitocondrias, los ribosomas y el núcleo.

Al ser componente esencial de la sangre, el agua transporta todos los nutrientes básicos desde el intestino hasta cualquier lugar del organismo, así como el oxígeno combinado con la hemoglobina. Los productos de desecho producidos por el metabolismo son transportados por el agua, pasando primeramente por el hígado para ser de nuevo neutralizados, terminando en los riñones para ser evacuados al exterior. Solamente algunos componentes, como es el caso de las proteínas sanguíneas y las enzimas, vuelven a ser recuperados siempre y cuando no exista un exceso de ellos, como puede ser una abundancia de vitaminas, minerales o glucosa. Este reciclaje de sustancias útiles es muy perfecto, aunque para ello es necesaria la presencia adecuada de agua y una buena función renal.

El agua es nuestro regulador perpetuo de la temperatura y sin ella la producción de calor a causa de la combustión de los alimentos nos abrasaría en pocos minutos. Por este motivo hay que tener cuidado en no dar alimentos pobres en agua a personas debilitadas o desnutridas y mucho menos a las que tienen fiebre, ya que las concentraciones de elementos sólidos en el organismo aumentarían grandemente con el peligro de su vida. Cuando una persona come poco, al menos que no le falte el agua, así estará asegurando su mecanismo de termorregulación y su temperatura será estable. Bueno, esto es algo que todo médico de hospital sabe, cuando lo primero que hacen es hidratar a los enfermos con el suero salino.

La transpiración es un mecanismo autónomo mediante el cual eliminamos agua continuamente y así contribuimos a depurar el organismo a través de la piel. Cuando es muy abundante la denominamos sudoración, que es un fenómeno a estimular y mantener, nunca a eliminar. Si a causa de problemas internos la sudoración es muy abundante (habría que averiguar la causa), deberemos administrar más agua pero rica en sales minerales, con el fin de que se fije en el plasma y no sea eliminada con tanta rapidez a través de la piel.

En este sentido, las aguas de mesa pobres en sodio no son una bebida saludable, aunque la publicidad insista en que "aligeran". Esta pobreza en el elemento básico del agua, el sodio, las hace menos recomendables para los niños, pues la carencia de minerales la aproximan mucho al agua de lluvia o a la nieve, tan puras que no son aptas para el consumo humano. El agua, para que sea saludable, debe filtrarse a través de la tierra, absorbiendo así los minerales, y emplearse preferentemente cuando sale a través de las fuentes naturales. Aunque estos minerales no puedan ser utilizados como nutrientes, se comportan como catalizadores, permitiendo que el agua hidrate todas las células.

Afortunadamente para aquellas personas que no les agrada el agua, la casi totalidad de los elementos nutrientes contienen agua y así, por poner un ejemplo, la carne contiene un 60 por 100 de agua, el pan un 30 por 100 y las frutas un 90 por 100. La leche un 87 por 100 y el queso un 40 por 100. En el lado opuesto, las almendras solamente contienen un 5 por 100 y el aceite de oliva prácticamente nada. Otra manera de obtener agua es a través del metabolismo, ya que tanto los hidratos de carbono como las proteínas se oxidan y producen dióxido de carbono y agua, eliminándose ambos por la respiración. Este principio es el que permite al dromedario vivir largos días sin agua en un ambiente seco, ya que en su joroba almacena mucha grasa, la cual al oxidarse produce agua.

Nuestro organismo suele avisarnos mediante la sed de su carencia en agua (la glándula hipófisis es la responsable), aunque en ocasiones este aviso a veces no aparezca y no sea suficiente fiarse de él. Los ancianos, por ejemplo, tienen atrofiado el mecanismo de la sed, por lo que, incluso deshidratados, no querrán beber agua. Es lo opuesto a los niños pequeños quienes, a partir de los seis meses, necesitarán desarrollar el reflejo de la sed y beber agua.

Diariamente nuestro organismo necesita eliminar las sustancias de desecho, sea en invierno o verano, y es posible que en momentos de mucho frío o en ambientes húmedos no aparezca la sensación de sed y creamos que no es necesaria el agua. Por ese motivo la cantidad mínima de agua que habría que beber, independientemente de los alimentos que comamos, debiera ser de un litro al día, aunque las recomendaciones actuales llegan a los dos litros diarios en circunstancias normales. Por supuesto, en verano y en ambientes calurosos o cuando hagamos deporte, se impone beber hasta cinco litros al día. Una práctica altamente peligrosa es tomar una sauna después de realizar ejercicio, ya que a las pérdidas de líquido y sales minerales del esfuerzo habría que sumar después la eliminación forzada mediante la sauna, lo que provocaría sin lugar a dudas una deshidratación, que, aunque momentánea, puede dar lugar a problemas serios, entre los que no faltarían la cristalización de los residuos disueltos y su depósito en articulaciones, tejidos o riñones. Las consecuencias ya se saben: cálculos renales, artritis, etc.

Una cuestión más controvertida es la posibilidad de hiperhidratación, pues muchas personas beben más agua de la que necesitan. Si esta agua es pobre en sodio puede darse la paradoja de declararse una deshidratación, pues la carencia del sodio que debería retener los líquidos ocasiona una pérdida de sales minerales, tanto por sudor, como por orina, e incluso por la propia respiración. Cuanta más agua beban, más deshidratados estarán. Bastaría añadir algo de sal marina a su bebida para evitar este efecto.

La falta de agua en nuestro organismo es algo patente en la mayoría de las personas, lo cual no nos extraña dada la gran cantidad de refranes que existen hablando mal de ella, recomendándola solamente para lavarse o para los peces. Así como la mayoría de las enfermedades degenerativas están producidas por una dieta errónea, la carencia de agua acrecienta estos problemas.

El cuerpo necesita agua para eliminar la gran cantidad de sustancias tóxicas que formamos e ingerimos diariamente. Las proteínas necesitan diluirse en agua para poderse metabolizar y los hidratos de carbono producen gran cantidad de calorías que por fuerza deben ser enfriadas después con agua. Por tanto, la piel deshidratada es una consecuencia directa de la falta de agua y ninguna crema grasa ni hidratante puede corregir lo que es solamente una deshidratación. Si nuestro deseo es mantener la piel tersa hay que beber más agua, no hay otro remedio más eficaz y sencillo... ni barato.

Para saber si bebemos el agua necesaria no hay más que fijarnos en la cantidad de orina que expulsamos, la cual nunca debiera ser inferior a un litro diario. Lo saludable serían dos litros, pero esto solamente lo logran aquellas personas que siguen un régimen vegetariano bien llevado. Mediante los alimentos ingerimos por término medio 1,4 litros y en las bebidas quizá un litro. Si tenemos en cuenta que la cantidad a eliminar correcta serían un litro por orina, 0,150 por las heces, 0,450 por la transpiración y 0,300 por la respiración, nos daremos cuenta de la facilidad con que podemos tener carencia de agua.

Las pérdidas de agua pueden aumentar cuando el ambiente es muy seco, con la presencia del aire acondicionado, cuando estamos a gran altura sobre el nivel del mar, o en tiempo tan frío que incluso el vapor atmosférico se ha congelado. En esas circunstancias nuestro organismo se ve forzado a eliminar aire caliente y húmedo, lo que dará con seguridad la sensación de sed, por más que el ambiente exterior nos haga creer lo contrario.

Otra manera de eliminar agua es mediante el consumo de productos o bebidas que estimulen la función renal, entre las cuales están el té y el café, así como cualquier otra bebida que contenga cafeína. Los espárragos son un ejemplo claro de alimento diurético, al cual podemos recurrir cuando queramos eliminar más líquidos de los normales, como es el caso de ingestión excesiva de tóxicos o proteínas.

La diuresis forzada puede ser muy útil si está bien controlada, ya que así depuramos el organismo, pero no hay que olvidar beber agua después para compensar estas pérdidas.

El alcohol, a pesar de contener agua, no es un medio para apagar la sed sino todo lo contrario y prueba de ello son los efectos de la resaca, durante la cual se siente una gran necesidad de agua a causa del gran consumo de alcohol (y, por tanto, de calorías) que hemos bebido antes. Los alcohólicos, por tanto, suelen ser personas perennemente deshidratadas, ya que mitigan su sed con un nuevo consumo de alcohol, en la creencia de que su apetencia imperiosa de alcohol está producida por la drogadicción, cuando la mayoría de las veces es solamente una necesidad de agua lo que su cuerpo necesita. Si es usted una de esas personas que le gusta beber y dice que no puede evitarlo, la próxima vez cambie su vaso de vino por uno de agua; su síndrome de abstinencia desaparecerá enseguida.

El aire acondicionado también es un factor más que contribuye en verano a que la gente padezca sed crónica, ya que absorbe humedad y llega a resecar el ambiente extraordinariamente. Para comprobarlo no tiene nada más que conectar su aparato en invierno cuando los cristales de su cuarto estén empañados de vapor. Al cabo de pocos minutos el vaho habrá desaparecido, tal es la apetencia de humedad del aire acondicionado. Si además de trabajar usted en un ambiente acondicionado suele beber café o alcohol, estará condenado a una pequeña deshidratación continua y peligrosa. No se extrañe pues si padece con frecuencia de cálculos renales, hipertensión arterial, varices y piel con arrugas prematuras. Y si aún esta deshidratación no le parece suficiente póngase todos los días de sus vacaciones a tostarse bajo el sol. Si así lo hace, los fabricantes de cremas antiarrugas se seguirán haciendo ricos con personas como usted.

También existen otras maneras de padecer falta de agua, como es el hecho de dar a los lactantes leches preparadas con una concentración de polvo mayor de la recomendada.

También deshidratan las papillas muy concentradas, los sobres de concentrados de proteínas disueltos en poca agua o beber zumos muy concentrados sin restos de fibra (la cual evita que el líquido se expulse rápidamente). Si le gusta el zumo de naranja, añada agua en una proporción de 2 partes de agua y una de zumo, además de algo de fibra.

Una advertencia, si tiene sed no beba agua de lluvia o de nieve, su pobreza en sales minerales es total y no son asimiladas adecuadamente por el ser humano. Para hacerlo robará de nuestras células los minerales ausentes en el agua.

El agua es también imprescindible para lograr buenas marcas deportivas y no puede ser sustituida por ningún otro líquido, mucho menos si éste contiene alcohol, como es el caso de la cerveza. Aquellos deportistas que tienen por costumbre mitigar la sed mediante jarras de cerveza o vasos de vino, deberían saber que de esta manera acrecientan su problema, ya que el alcohol bloquea la liberación de la hormona antidiurética, HAD, la cual es imprescindible para regular la cantidad de agua corpórea y la proporción de sales minerales. Sin la presencia del agua el organismo del deportista se ve imposibilitado para atenuar la gran producción de calor generada y tanto el proceso energético como el depurativo, se ven seriamente afectados.

Hay que beber agua abundantemente antes del ejercicio, durante éste si es muy prolongado (pero ahora con una pizca de sal) y después para reponer las pérdidas de sales. No existe inconveniente en que los deportistas tomen suplementos de minerales para cubrir sus pérdidas por el sudor, pero hay que tomarlos muy diluidos en agua y para ello hay que seguir al pie de la letra las recomendaciones de sus fabricantes o incluso añadir el doble del agua recomendada.

Las bebidas isotónicas son una buena opción. También es útil realizar previamente algunos enjuagues por la boca antes de tragársela, ya que así la ponemos a la temperatura corporal y comenzamos a absorberla a través de la mucosa bucal.

La temperatura del agua para beber es mejor que sea ambiental y nunca con hielo, ya que la absorción se realiza peor cuando está demasiado fría.

Las aguas minerales embotelladas suelen contener quizá una mayor riqueza de elementos nutritivos, pero lo más probable es que no sean mejores que la simple agua del grifo, ya que ésta procede del agua de río, el cual en su recorrido recoge muchos más minerales que el agua de manantial. Un agua quieta se deteriora, lo mismo que si la envasamos en elementos inorgánicos como botellas de plástico. Compre agua mineral en envases de cristal y agítela antes de beberla. De todas maneras, es difícil creer que puedan existir tantos manantiales como para llenar tantos millones de botellas de agua mineral. El único problema que nos puede hacer rechazar el agua corriente es su contenido en cloro, cuando es excesivo, así como las llamadas aguas fluoradas, en un intento de frenar la incidencia de caries. Esta última costumbre parece que va en declive, ya que la caries infantil sigue en aumento y además los efectos tóxicos del flúor empiezan ya a manifestarse en organismos debilitados y en los ancianos.

Cuando nos veamos en la necesidad de beber agua de dudosa procedencia lo mejor es mezclarla con arcilla y filtrarla después, ya que el tremendo poder bactericida de la arcilla elimina cualquier tipo de bacteria patógena de manera más eficaz que el cloro, el cual no está exento de peligro.

De sumo interés en la salud y longevidad es el *Agua de mar*, la cual fue investigada por el biólogo francés René Quinton (1866-1925), quien observó que la composición del agua marina es muy similar a la de la sangre, aunque su concentración de sales es mucho mayor: 33 g por litro, mientras que la sangre contiene 9 g por litro. Tras innumerables experimentos consiguió un agua isotónica – mezcla de agua de manantial y agua de mar- semejante al plasma sanguíneo que bautizó como "suero" o "plasma de Quinton". En 1904 publicó los resultados de sus observaciones en el libro "El agua de mar: medio orgánico".

Los excelentes resultados que obtuvo inyectando su producto a animales gravemente enfermos le animaron a experimentar con personas y en 1907 comenzó la comercialización de su plasma, que obtuvo gran éxito. La I Guerra Mundial y el descubrimiento de la penicilina pusieron freno a sus trabajos pioneros, que hoy vuelven a estar en boga.

La explicación que nos legó es que cuando el agua marina natural (a 10 metros de la superficie y 20 del fondo marino) se somete a un proceso de microfiltración y esterilización, es posible conservar el equilibrio molecular del agua y su carácter de medio viviente, es decir, sus propiedades vitales. Puesto que todas las especies terrestres proceden del mar y que los líquidos que contiene su organismo son similares al agua de mar, restaurar esta proporción debe proporcionar beneficios. Las experiencias más serias hablan de una auténtica regeneración celular. El efecto es aún mayor si se administra por vía subcutánea, no siendo necesario utilizar la vía endovenosa, tal y como se hace con el habitual suero salino que se administra en los hospitales. Esta opción elimina 2 veces menos orina que si se emplea el suero Quinton.

Otra forma de utilizarla es bebiéndola en ampollas de agua marina concentrada, recomendándose mezclarla con agua de manantial e incluso con agua del grifo si procede de un lugar recomendable. La Mesoterapia, la Hidrotomía percutánea, la Hidroterapia del colon y la Neuralterapia son otras opciones de administración. Las enfermedades en las cuales existe más experiencias positivas son: hipertrofia de próstata, psoriasis, quemaduras, artritis, osteoporosis, alopecia, bronquitis, asma, gingivitis, trastornos gastrointestinales y desequilibrios del sistema nervioso central.

También se ha comprobado su eficacia en el tratamiento de las drogodependencias, el alcoholismo y la hemofilia. Además, sirve para reforzar el sistema inmunitario y es muy recomendable en estados de carencias nutricionales –como, por ejemplo, los derivados de la anorexia- y de fatiga.

Sus propiedades remineralizantes lo convierten en un revitalizante inmediato y en una excelente fórmula para prevenir el desgaste en caso de esfuerzos importantes, tanto físicos como psíquicos.

Agua solarizada

Si queremos disponer de un agua pura, similar a la que inundó el planeta Tierra en su creación hace 4 billones de años y que dio origen a la vida, podemos realizar el siguiente procedimiento:

Cogemos una botella de cristal de color azul muy oscuro y la llenamos de agua del grifo, nunca embotellada. La ponemos al sol del mediodía durante al menos una hora, destapada, sin tapones. La luz del sol de un día despejado a una altitud media, por ejemplo 500 metros, proporciona una temperatura de color de unos 5.500 grados en la escala Kelvin, también llamada temperatura absoluta o del color. Cuando esos rayos atraviesan el color azul oscuro del cristal y llegan al agua de su interior, los grados Kelvin aumentan al menos hasta los 7.000. Esa cifra es la misma que dio origen a la vida en el mar hace millones de años, originando la fotosíntesis.

El agua primigenia disponía de lo que ahora denominamos como la memoria del agua y de los océanos, esto es, la capacidad de configurar su geometría en función de aquellos elementos que están en ella y de todo aquello que entra en contacto con ella. Es decir, el agua guarda la memoria, guarda la información, la frecuencia y la energía de todo aquello que entra en contacto con ella.

Por tanto, y puesto que el agua que bebemos es la misma que existe desde la creación, si le suministramos la misma temperatura Kelvin conseguiremos beber un liquido lleno de vida y movimiento similar al de entonces.

Si además, le permitimos entrar en calor solar gracias a los rayos infrarrojos, el cloro disuelto en el agua potable pasará a su estado natural el gas, saliendo a la atmósfera.

LA SAL

De ser considerado uno de los alimentos básicos para la humanidad y del cual no se privaba ni a soldados ni a presos, ha pasado a ser calificado un elemento a eliminar de la dieta, al igual que se dice del azúcar y las calorías. Deformaciones culturales y médicas la han apartado de nuestras cocinas, hasta el punto en que está en proyecto diversas campañas en su contra. Esa mala información no tiene precedentes en la historia, pues nos encontramos con uno de los elementos básicos para la vida y la salud, y no basta con la que existe en los alimentos. Su función en el ecosistema es fácil de entender, pues gracias a ella el agua de mar presenta una elevada conductividad eléctrica, a la que contribuyen la polaridad del agua y la abundancia de iones disueltos. La conductividad varía sobre todo con la temperatura y la salinidad, y su medición permite, una vez controlada la temperatura, conocer la salinidad.

La densidad del mar provoca las corrientes, dependiendo esencialmente de la cantidad de sal, la cual a su vez estabiliza la temperatura y la presión. Los gases disueltos son los mismos que componen el aire libre, pero en diferentes proporciones, condicionadas por diversos factores, básicamente la temperatura y la salinidad, los cuales reducen la solubilidad de los gases cuando cualquiera de esos dos parámetros aumenta. Estos gases, a su vez, contribuyen a la agitación, la fotosíntesis y la abundancia de organismos.

Algunas ciudades se hicieron famosas por la elaboración artesanal de productos alimenticios en cuya elaboración es necesaria la sal, tales como el jamón serrano en España, el queso (la diferencia entre queso fresco y queso curado es la cantidad de sal), embutidos como el salami e incluso la mantequilla. Las anchoas en salazón machacadas y elaboradas en una especie de salsa rica en sal, así como el popular kétchup, bacalao, los cubitos concentrados y la salsa de soja, son otros ejemplos culinarios.

Pero desde comienzos del siglo XXI las normas dietéticas de algunos países recomiendan una cantidad diaria de solamente 6 gramos por persona, distribuida a lo largo de todo un día, y la tendencia de la mayoría de la población es a creer que la sal en la comida provoca problemas de salud y por esta razón se tiende a disminuir su consumo, lo que a su vez tiende a disminuir la demanda, no sólo de sal, sino también de los productos en salazón. Se está intentando demostrar que un consumo alto de sal es perjudicial para la salud y hoy en día algunas preparaciones que tradicionalmente se preparaban en salazón, apenas llevan ya sal y se conservan más gracias a la refrigeración artificial, caso del bacón o el jamón. Esta tendencia ha afectado en algunos casos incluso al bacalao en salazón y las anchoas.

Aunque el uso de la sal marina ha conseguido resistir el paso de los siglos, nuestros científicos están llevando a la población mundial a uno de los mayores errores en la alimentación humana, como es la supresión de la sal marina en la cocina. Apenas nadie sabe ya su papel tan importante para conservar los alimentos del mar, ya que gracias al principio de ósmosis extrae el agua de los pescados, entorpeciendo así el crecimiento de las bacterias. A cambio nos ha introducido multitud de conservantes que nadie es capaz de garantizar, en cuanto a inocuidad se refiere.

Lo que nadie discute es su extraordinaria propiedad para dar buen sabor a los alimentos y cualquier persona que prescinda de ella está condenada a tomar muchas comidas totalmente insípidas y hasta indigeribles. Cuando añadimos sal a las hortalizas éstas tienden a estar más consistentes, ya que la sal extrae el agua de ellas. También extrae el agua de las carnes y de los pescados en los procesos de cocinado y tiende a impedir que los cereales absorban mucha agua. Pero, y esto es lo más importante, las comidas sin sal son más difíciles de digerir ya que sin ella no existe la presión osmótica en el aparato digestivo adecuada y los procesos de fermentación se desarrollan enseguida.

Una comida sin sal produce por tanto carencias de jugos gástricos y una digestión más tardía, lo que se traduce en una abundancia de gases e hinchazones abdominales. Este mismo fenómeno se da cuando hervimos el agua para los lactantes, ya que al carecer el agua de oxígeno se torna difícil de digerir.

La supresión de sal como norma en todos los hipertensos es un error, ya que esta enfermedad no está producida por el exceso de sal, sino por la mala calidad de nuestras arterias o riñones. Se calcula que solamente un 15% de los hipertensos responden favorablemente a la supresión de sal como aditivo. Además, y a pesar de suprimir la sal, la hipertensión no se cura. Solamente cuando las personas corrigen las verdaderas causas dietéticas que produjeron la hipertensión (sobre todo el consumo de proteínas y grasas animales), se corrige la enfermedad.

De cualquier manera, esa sal tan beneficiosa de la cual les estoy hablando no es la sal común, esa que compramos en las tiendas de comestibles, sino de la **sal marina, sin refinar**. Por desgracia y al igual que hacen con el azúcar, la sal que extraen del mar sufre un proceso de cristalización y secado, el cual la priva de una serie de elementos traza que la dan equilibrio. Sin ellos, el maravilloso elemento se convierte en un producto pernicioso compuesto exclusivamente de cloruro sódico.

La composición mayoritaria de la sal marina es:

Magnesio 0,5 mg/kg
Calcio 17,1 mg/kg
Potasio 0,3 mg/kg
Sodio 39,0 mg/kg
Yodo 1,5 mg/kg
Azufre 0,4 mg/kg

También: litio, flúor, aluminio, fósforo, sílice, oro, cromo, hierro, cobalto, níquel, zinc, germanio y selenio, hasta completar los 84 elementos de la vida.

Esta concentración y composición es similar a la que existe en la parte acuosa del plasma humano, el cual está compuesto de un 91,5% de agua similar a la marina.

La buena sal marina, además, es casi un organismo vivo y podemos curar con ella muchas enfermedades y restaurar energías perdidas. Si usted quiere tomar agua del mar purificada, existen ya numerosas empresas que la comercializan, como el suero Quinton o la sal del Himalaya. También puede utilizar alguna de estas variedades:

Sal de Maldon: Tamaño entre fina y gorda. Cristales de forma plana porque se encuentran en finas placas en su estado natural. La gran particularidad de esta sal inglesa es su gran pureza natural. Tiene un fuerte sabor salado.

Sal de Guerande: Sal marina de la Bretaña Francesa. Tiene un color gris característico del fondo marino bajo los saladares. Se encuentra más bien en un tamaño de cristales medianos, es una sal muy rica en oligoelementos. Es natural, sin aditivos, es la sal "integral" por excelencia.

Flor de sal: La sal de moda. Hace su entrada en el mercado francés hace unos 20 años, siendo el fruto de un proceso particularmente curioso, aunque siempre es una sal marina. En las salinas, a los primeros efectos de la concentración de la sal, cristales de sal ligeros flotan en placas muy finas en la superficie del agua. Es la flor de sal. Esta sal se utiliza siempre cruda, puesta en el último momento de comer un plato. Tiene un sabor sutil de violeta. Es la reina de la sal.

Sal negra (sanchal): muy poco refinada, es una sal de tierra que tiene un sabor muy particular, es producida en el norte de la India.

Sal ahumada: Sal con fuerte sabor y olor a humo.

Utilizada para la fabricación casera de carnes, verduras, o pescados ahumados. También, además de salar, puede dar un "toque" ahumado usándola como si fuera una especia.

Gomasio: Mezcla japonesa de sal y de semillas de sésamo negro.

Sal de apio: Mezcla de sal y de semillas de apio trituradas.

Sal del Himalaya: Un legado mágico del mar primitivo, el origen de toda forma de vida conocida. La sal cristalina del Himalaya, debido a su altura y la pureza de su contenido, en su medida justa, mezclada con agua, es una fuente increíble de energía curativa acumulada. En la actualidad, es la sal energética más completa que conocemos. Es tan pura como no puede serlo hoy ningún otro alimento, y en ella se encuentra el medio ideal en el que todas las formas de vida están en armonía.

Lámparas de Sal: Las lámparas de sal son ionizadores naturales que llenan la casa, oficina o comercio de una calidez muy confortable y agradable. Nuestra salud física y mental está influenciada entre otras cosas por la correcta ionización de nuestro entorno. La sal con la que están fabricadas estas lámparas contiene casi todos los oligoelementos (en particular destaca su alto contenido en yodo) de los cuales depende el buen funcionamiento del organismo. Pese a no ser un "instrumento médico", estas lámparas, mediante la emisión de iones negativos propician mejoras en pacientes asmáticos, sinusitis, migrañas, dolores de cabeza, alergias y fiebre.

CAPÍTULO 17

¿Y LA MENTE? ¿QUÉ PAPEL TIENE EN LA LONGEVIDAD?

Pues es la clave de la longevidad: viviremos los años que queramos vivir, salvo que tengamos un accidente. Así que hay que hablar, para final, de la mente cuántica.

Nuestro modelo de conocimiento está caracterizado por el predominio de la racionalidad occidental, tangible, rígida, soberbia, discriminadora, que rechaza lo que no es demostrable científicamente y termina ignorando y negando la existencia de lo que rechazó porque no se ajustaba al esquema o no lo entiende. Se centra en los valores intelectuales, más bien culturales, y olvida el mundo sensible, perdiendo, de este modo, una importante fuente de conocimiento: aquello que no tiene rendimiento económico. Según su paradigma, lo bueno, valioso y digno de conservar es sólo aquello que entra dentro de su perspectiva racional. Este modelo vive, permanentemente, en el dogmatismo y la soberbia, debido a la creencia en que ha llegado a "la verdad" cada vez que alcanza un pequeño conocimiento que años después será rebatido sin piedad. Ese es el destino de todo principio científico: ser refutado, criticado y descartado en favor del siguiente; así progresa el conocimiento.

Como consecuencia de todo ello, se generan reflexiones y teorías que son admitidas como válidas por el simple hecho de plantearse, enmarcando y limitando el campo de observación de lo real, pues **cuanto más pequeño es lo que estudiemos menos posibilidades habrá de equivocarse.**

Un ejemplo de ello es el científico Stephen Hawking, quien consiguió convertirse en el mayor sabio de nuestra época con su teoría "Historia del Tiempo: del bing bang a los agujeros negros" (1988). A este genio de la física le dijeron que su enfermedad, esclerosis lateral aminotrófica, no tenía cura y viviría hasta principios de los años 60, pero su mente le permitió llegar hasta el 2018 cumplidos los 76 años de edad.
Elaboró teorías imposibles de ser comprobadas pero que fueron el punto de partida para la comunidad científica, lo mismo que su especulación sobre que el universo no ha sido creado por Dios, otra conclusión imposible de demostrar.

La mayoría de los científicos sólo aceptan aquello que es demostrable a partir de una experiencia de "laboratorio", donde la hipótesis es confirmada como cierta porque las condiciones que crean son las idóneas para corroborar positivamente sus premisas. Pero **la mente, la conciencia y el alma son elementos imposibles de analizar en un laboratorio**, aunque algunos ilusos hayan pretendido "verlas" con marcadores electrónicos, escáneres, estudiando la química orgánica o midiendo los impulsos eléctricos. Aun así, hay muchas personas aparentemente inteligentes que se creen que han podido ver y controlar los pensamientos. Cuando piden que alguien piense le señalan el cráneo, convencidos de que allí están los pensamientos; por eso luego elaboran medicamentos que modifican la química cerebral, en un vano intento de lograr que pensemos y sintamos de modo diferente.
Insistiendo en ello, en las últimas décadas los experimentos en el campo de la neurología han ido encaminados a encontrar dónde reside la conciencia o al menos en manos de quién o qué está. Pero **por mucho que diseccionemos un cerebro, nada hay allí que nos indique un lugar determinado para los pensamientos.**
Aunque cuando la estructura orgánica del cerebro esté dañado, los datos que genetran las emociones, los recuerdos y las respuestas, siguen en algún lugar.

Dentro de lo poco que sabemos de neurología, es que a cada segundo nos llegan enormes cantidades de información y el cerebro sólo procesa una mínima cantidad de ella; "apenas" 400 mil millones de bits de información por segundo, aunque solamente somos conscientes de 2.000 de esos bits, referidos al medio ambiente, el tiempo y nuestro cuerpo. Así pues, lo que consideramos como la "realidad", es decir, aquello que vivimos, es sólo una mínima parte de lo que en realidad está ocurriendo. ¿Cómo llega toda esta información y qué lugar ocupan todos los millones de datos que no percibimos? Lo único que sabemos es que los recuerdos llegan a la mente racional de manera más eficaz que las experiencias físicas, y que solemos caer con demasiada frecuencia en los mismos errores por no conseguir tener en cuenta las nuevas sensaciones corporales. **Creemos que los que nos dolió ayer, hoy también nos dolerá**; lo que nos produjo placer antes, ahora también lo producirá.

Realmente, el acuerdo general entre los físicos cuánticos ha sido reconocer que no podían explicar qué es el mundo real, así que preferían seguir haciendo ecuaciones para prever resultados. Nada en la materia puede declararse existente en un cierto lugar y todo flota en un mar de posibilidades. Sin embargo, hay un mundo real donde las "cosas" existen, por ejemplo: las sillas son cuerpos sólidos e identificables, objetos en donde podemos sentarnos los humanos.

Algunos teóricos, en especial Niels Bohr y Eisenberg, defienden que la realidad fundamental en sí misma es esencialmente incierta, que no hay nada que esté claro y fijo en nuestra existencia diaria. Toda la realidad es y continúa siendo, un asunto de probabilidades. Si se dan ciertas condiciones, sucederá lo que estaba previsto o deseamos; pero puesto que la realidad depende de que exista un observador, deberemos plantearnos quién es realmente el pensador y el observador del mundo exterior.

La realidad está en las partículas

No hay nada lógico, normal o auténtico en el comportamiento humano, pues todo depende del observador.

Más allá de nuestra percepción física existe un mundo en el cual no hay nada real. Por eso cada uno de nosotros ve y siente su entorno de modo diferente. No hay una realidad que deba ser asumida por todos, puesto que el concepto de "realidad" está sujeto al punto de vista de cada observador. Si miramos una montaña desde las alturas nos parecerá pequeña y sin vida; si lo hacemos desde el pie la observaremos grandiosa; si desde la cumbre la percibiremos muy alta; y si es de noche aterradora. Si excavamos en ella, numerosas pequeñas criaturas saldrán al exterior y si hace frío un manto de nieve la hará parecer de color blanco, aunque su verdadero color estará oculto un poco más abajo. Para el ser humano escalar una alta montaña supone un reto, pero un animal solamente lo hará si necesita huir o ir en busca de comida. La belleza de una montaña nos inspirará, pero un derrumbe la hará maldita si aplasta a varias personas. También podrá albergar a dios o será la morada del demonio, según nuestras creencias, pudiendo constituir en ambos casos un mito difícil de concretar. Todo es según el punto de vista desde el cual contemplemos esa montaña que tan "real" nos parecía a nuestros ojos.

Así que no hay una realidad que deba ser asumida por todos, existiendo solamente la realidad que percibimos cada uno; por eso es difícil dar normas universales que sirvan para todos.

Un hecho curioso fue el experimento que realizó el científico japonés Masaru Emoto con las moléculas de agua, las cuales eran influidas simplemente por diferentes pensamientos, experimento que ha abierto un nuevo debate sobre la posibilidad de que nuestra mente sea capaz de crear la Realidad. Si el amor generaba belleza en los cristales del agua, y caos cuando se empleaba el odio, debemos admitir que eso mismo se puede generar en los seres humanos.

Simplemente estamos hablando del pensamiento, algo que nadie creía hasta ahora que pudiera conformar nuestra realidad física. ¿Cómo puede influir físicamente algo que no se puede medir? La respuesta es tan obvia que se nos antoja pueril: **si un pensamiento desacertado es capaz de hacernos enfermar físicamente ¿por qué no puede traspasar las fronteras de nuestro cuerpo e influir en otros organismos?**

En el curioso experimento de Emoto se vio también el efecto de paz que causaba en las moléculas de agua la música clásica, mientras que con el rock duro las moléculas se volvían inestables. Quizá esto es ahora más fácil de entender, ya que estamos hablando simplemente de energía vibratoria, capaz de traspasar lo que denominamos como objetos sólidos.

La explicación biológica a estos fenómenos que simplemente se logran con el pensamiento, es que los átomos que componen las moléculas (en este caso, los dos pequeños de hidrógeno y uno grande de oxígeno) se pueden ordenar de diferentes maneras: armoniosa o caóticamente (o desarmónicamente). Si tenemos en cuenta que el 80% de nuestro cuerpo es agua, un elemento estable similar al que puebla los mares e igual al que existe en el planeta desde sus orígenes, entenderemos cómo nuestras emociones, nuestras palabras y hasta la música que escuchamos, influyen en que nuestra realidad sea más o menos armoniosa. Y puesto que toda molécula posee su propia inteligencia, su propia vibración, cuando dos moléculas iguales se encuentran próximas se establece un intento de acercamiento energético, un deseo de intercambiar información. Si el agua lo puede hacer, si nosotros podemos cambiar nuestra realidad con el pensamiento ¿podremos cambiar la de otros? ¿Y ellos nuestro destino? La conclusión es que **todas las partículas que forman parte de la vida misma quedan influidas por la armonía o el caos de los pensamientos de todos nosotros.** Si no lo creen, repasen la historia y sabrán la cantidad de crímenes y destrucción que la humanidad ha ocasionado cuando alguien influyó con sus palabras en una masa de personas.

En nuestras predicciones de los fenómenos físicos e incluso en las que se hacen de los acontecimientos futuros de las personas, deberíamos tener en cuenta la posibilidad de que ocurran dos fenómenos distintos. El primero sería el que desencadenaríamos nosotros, el fenómeno en sí mismo, mientras que el otro dependería del observador o los observadores. Por eso es difícil reconocer como acertado el método científico para validar los experimentos, basado en la creencia de que los hechos puedan ser reproducidos tantas veces como se necesite y que deben producir siempre los mismos resultados. Esto no es posible, así que tendríamos que validar aquel resultado que se dio una primera vez, pues indica que **si pudo ser, podrá volver a ser**. Si hubo, y hay, longevos de más de 100 años, yo seré uno de ellos.

La materia y el pensamiento siempre tienen una "tendencia a existir", al tratarse de un paquete de ondas de probabilidades que se manifestarán en cualquier dirección, pero que también puede hacerlo en dos lugares al mismo tiempo, una bilocación. La teoría de los universos paralelos, origen de la "superposición cuántica", nos dice que la Realidad es un número indeterminado de ondas que conviven en el espacio-tiempo como posibilidades, hasta que una se convierte en Real: eso será lo que vivimos. Somos nosotros quienes nos encerramos, con nuestras elecciones y, sobre todo, con nuestros pensamientos ("sí puedo", "no puedo") en una realidad limitada y negativa, o en la consecución de aquellas cosas que soñamos. En otras palabras, la física moderna nos dice que podemos alcanzar todo aquello que ansiamos, dentro de un abanico de posibilidades (ondas). La popular Ley de la Atracción no es sino una explicación metafísica de una ley cuántica, lo que la convierte casi en una ciencia. **Somos lo que pensamos, y seremos lo que deseamos**. El problema es que la mayoría de las personas "realistas", solamente piensan en lo que no van a poder ser.

Todas estas cuestiones han sido analizadas repetidas veces por la psicología cuántica, una materia antigua que se lleva aplicando desde tiempos inmemoriales, aunque sin que recibiera esta denominación. Ejemplo de ello son las plegarias, en donde la petición a Dios o al destino era efectuada por los esenios (santos de origen judío) simplemente visualizando mentalmente que aquello que pedían ya se había cumplido, una técnica que nos recuerda el poder de la mente para realizar nuestros deseos. La popular Ley de la Atracción camina en ese sentido.

No menos significativo es que cuando un deportista practica ejercicios de entrenamiento, o un artista marcial efectúa simuladamente una técnica de defensa y ataque; realmente están visualizando su éxito en una circunstancia real. Su mente queda programada para un hecho futuro. Del mismo modo, el simple hecho de mirarnos repetidamente en el espejo para reafirmar nuestros deseos, traerá probablemente el triunfo. Los más firmes defensores del poder de la visualización llegan a proponer que se puede obtener a través de ella casi todo lo que deseamos.

Las palabras serían un paso más adelante en la creación de la realidad. Proviene del pensamiento, de nuestras sensaciones corporales, de nuestro momento presente, del pasado y experiencia. Aunque se expresan de modo irreflexivo numerosas veces, realmente nos dicen cosas que ni siquiera sabíamos que estaban en nuestra mente. Por ello, podemos atraer mediante ellas tanto las desgracias como las desdichas. Que queramos maldecir, orar, implorar o pedir, es también un modo de configurar nuestro destino.   En este aspecto, la física cuántica nos demuestra que **las vibraciones de las palabras y de nuestro pensamiento se integran del mismo modo en el mundo que percibimos como real**.

Aunque no podemos crear universos ajenos, sí podemos influir en ellos si al mismo tiempo transformamos el pensamiento por acción.

Deterioro mental

¿Podría una persona perder su inteligencia? Cuando nuestro cerebro está dañado, como ocurre en la enfermedad de Alzheimer, se comporta como un interruptor que no puede ser accionado. La electricidad (los datos memorísticos disponibles) no puede ser activada, recogida, y enviada al lugar correspondiente, a las células, lo que ocasiona desórdenes físicos y fallos en la memoria celular. Curiosamente, cuando el cerebro está afectado apenas si sufre como parte orgánica, pero su deterioro sí puede afectar al resto del cuerpo. Las células corporales, ajenas a este deterioro, siguen enviando sus datos para que sean procesados, pero no consiguen que el cerebro pueda dar sentido a tanta información, salvándose de este caos solamente la información para el mantenimiento vital de organismo. Esos datos, entre los que incluimos la respiración, flujo sanguíneo, palpitaciones cardiacas y mantenimiento hormonal, no precisan de la memoria adquirida, pues constituyen movimientos reflejos grabados en el ADN, tal y como ocurre en los recién nacidos. De su inteligencia celular dependerá que la persona afectada sobreviva a pesar de los daños neuronales o cerebrales. Por eso las consideradas personas inteligentes, los científicos en concreto, son más propensos a padecer enfermedades cerebrales. Su sistema primario de supervivencia y adaptación nunca fue desarrollado, al dedicar la mayor parte de su vida a memorizar y entender las materias escritas.

Cuando estamos dormidos todo el orden orgánico sigue en perfecto funcionamiento, lo mismo que cuando estamos anestesiados o incluso en presencia de Alzheimer. Nuestro organismo no olvida que debe seguir manteniéndose vivo, y esa labor incluye millones de procesos orgánicos cada segundo. Nada se impide, aunque el cerebro no pueda efectuar su misión.

Además, el mundo exterior sigue enviándonos nuevos datos que son recogidos por nuestros sentidos, transformándose en nuevos cambios que nos permitirán seguir viviendo. Pero este proceso de aprendizaje, de inteligencia, debe ser estimulado desde el nacimiento.

Sin embargo, al margen de los datos necesarios para la supervivencia, hay otros muchos que no se refieren a datos de información, como el instinto, la perspicacia, los presentimientos, el manejo de las emociones o la modificación del pensamiento, entre otros muchos. Para definir el lugar dónde se desarrollan todos estos datos que nos permitirán efectuar muchas más acciones que las meramente corporales, no nos queda más remedio que hablar de la consciencia colectiva y la inteligencia universal. En ellas está todo aquello que forma parte del universo, tanto del pensamiento universal, como de la pertenencia a un orden cósmico que apenas si logramos explicar con palabras burdas. **Nuestra alma** (y espero que el lector no ligue esta palabra a ninguna creencia religiosa) **comprende todo el secreto de la existencia y el sentido de la vida, pero nuestra mente es demasiado simple como para poderlo explicar con palabras.** El lenguaje supone entonces un freno para divulgar lo que sentimos, pero realmente lo sentimos. ¿Podríamos entonces acceder también a la mente universal y asumir su inteligencia? La respuesta es que no necesitamos llegar al lugar del que nunca nos marchamos. Somos parte de la consciencia universal y de su inteligencia, todos formamos parte de un mismo universo.

ÍNDICE

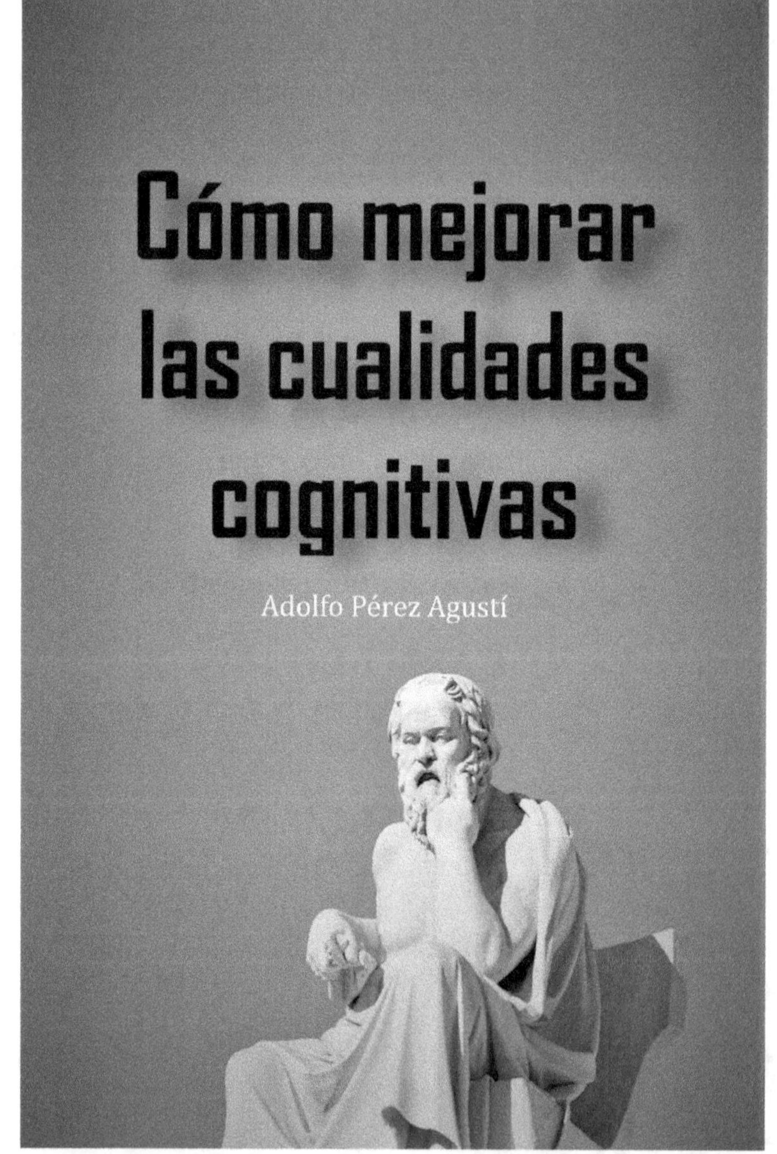
Cómo mejorar
las cualidades
cognitivas
Adolfo Pérez Agustí

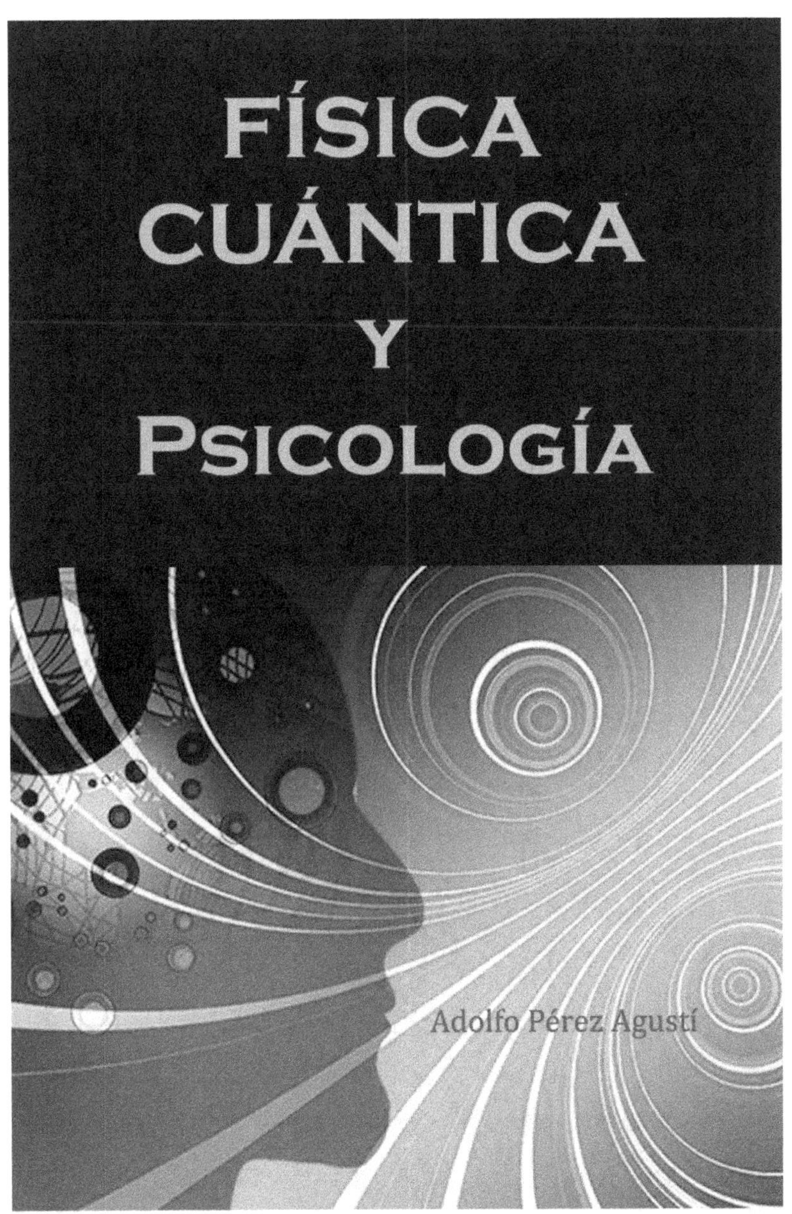

FÍSICA
CUÁNTICA
Y
PSICOLOGÍA
Adolfo Pérez Agustí

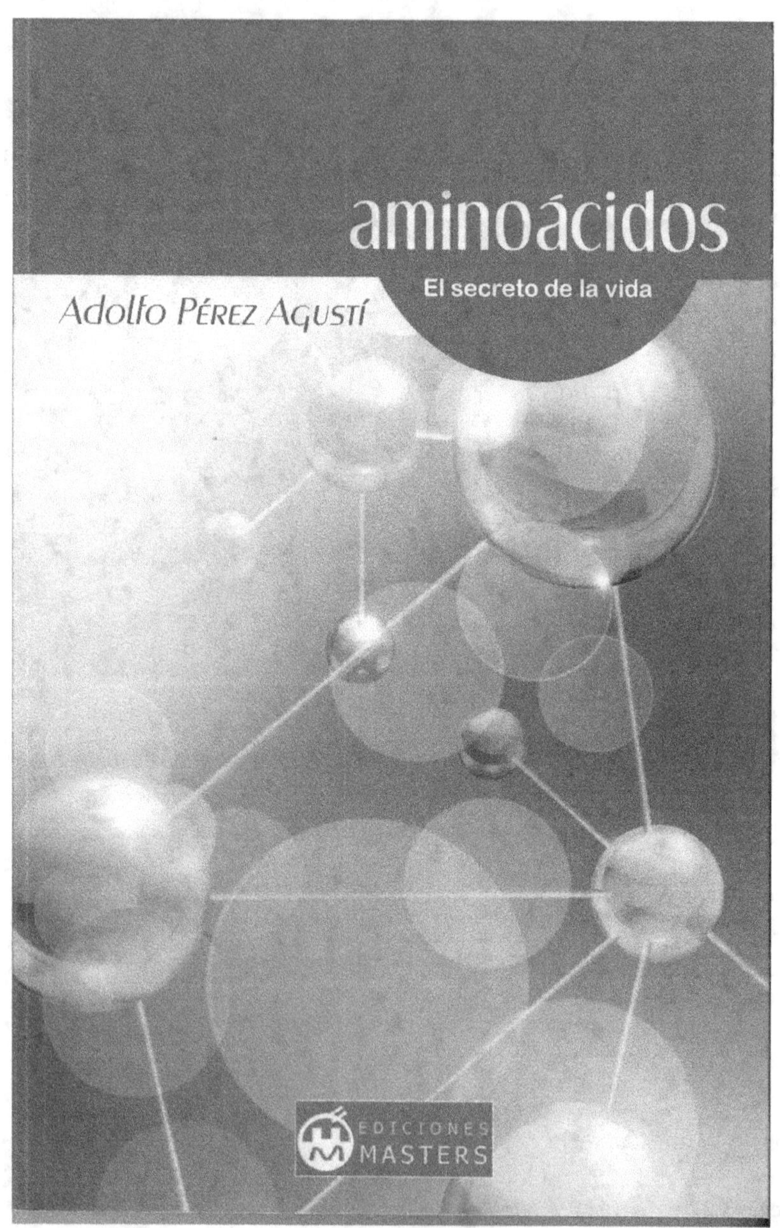

aminoácidos
El secreto de la vida
Adolfo Pérez Agustí
EDICIONES MASTERS

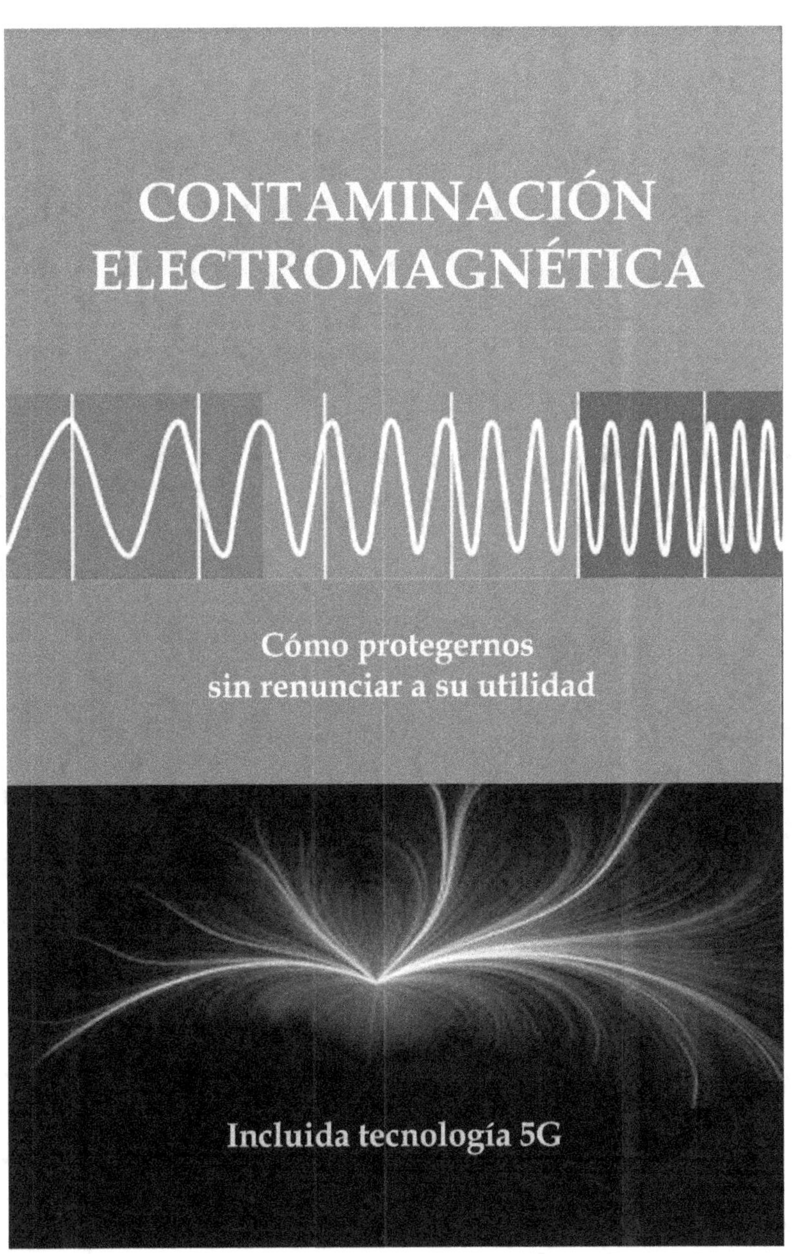

CONTAMINACIÓN ELECTROMAGNÉTICA
Cómo protegernos
sin renunciar a su utilidad
Incluida tecnología 5G

DISFUNCIÓN ERÉCTIL

¡Basta de complejos!

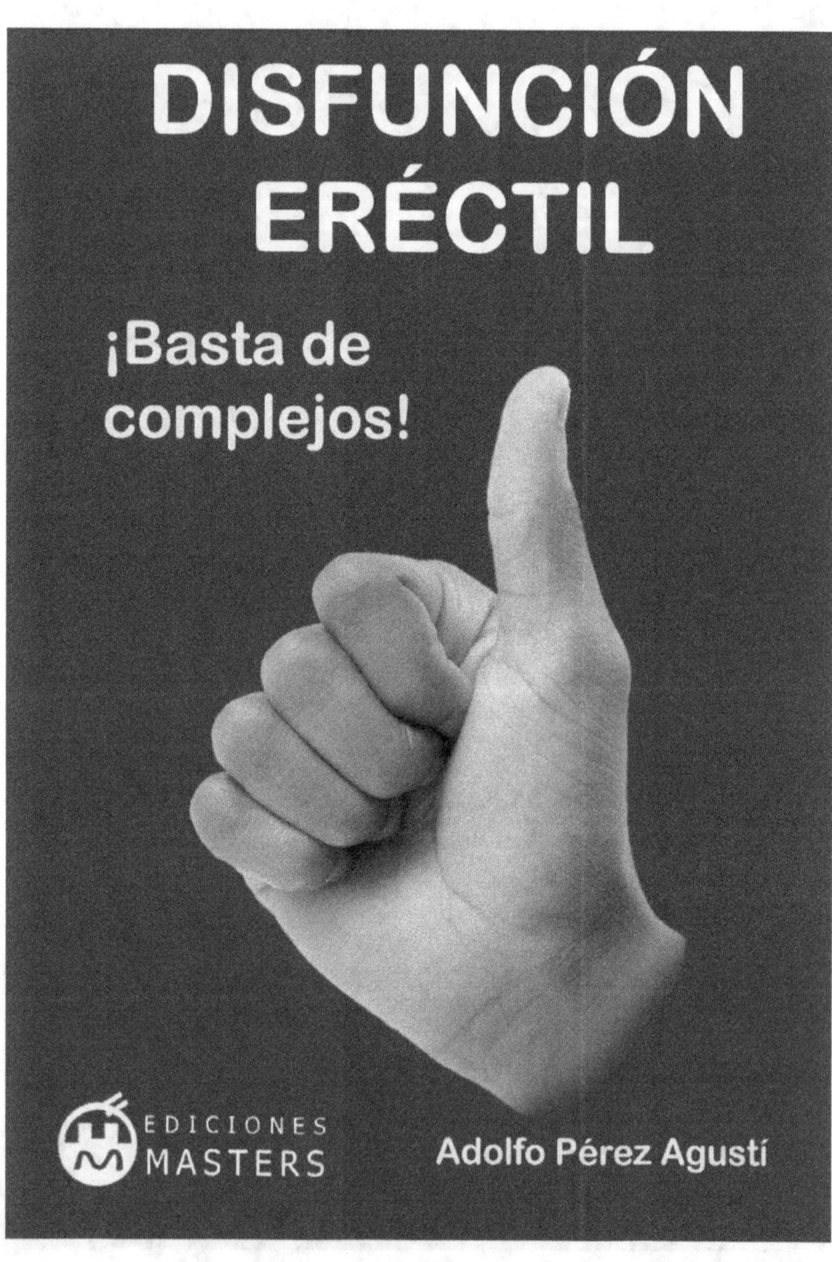

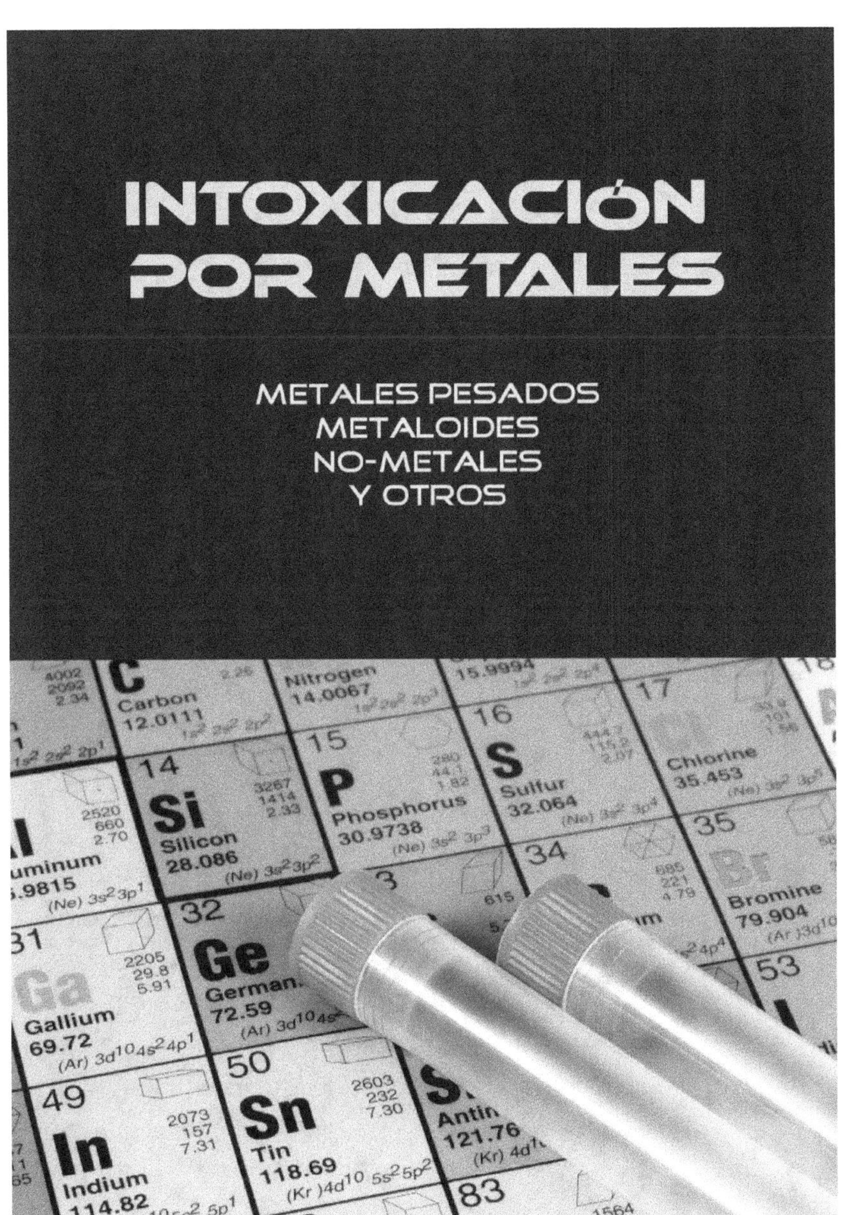

INTOXICACIÓN
POR METALES

METALES PESADOS
METALOIDES
NO-METALES
Y OTROS

Las 200 PLANTAS MEDICINALES

MÁS EFICACES

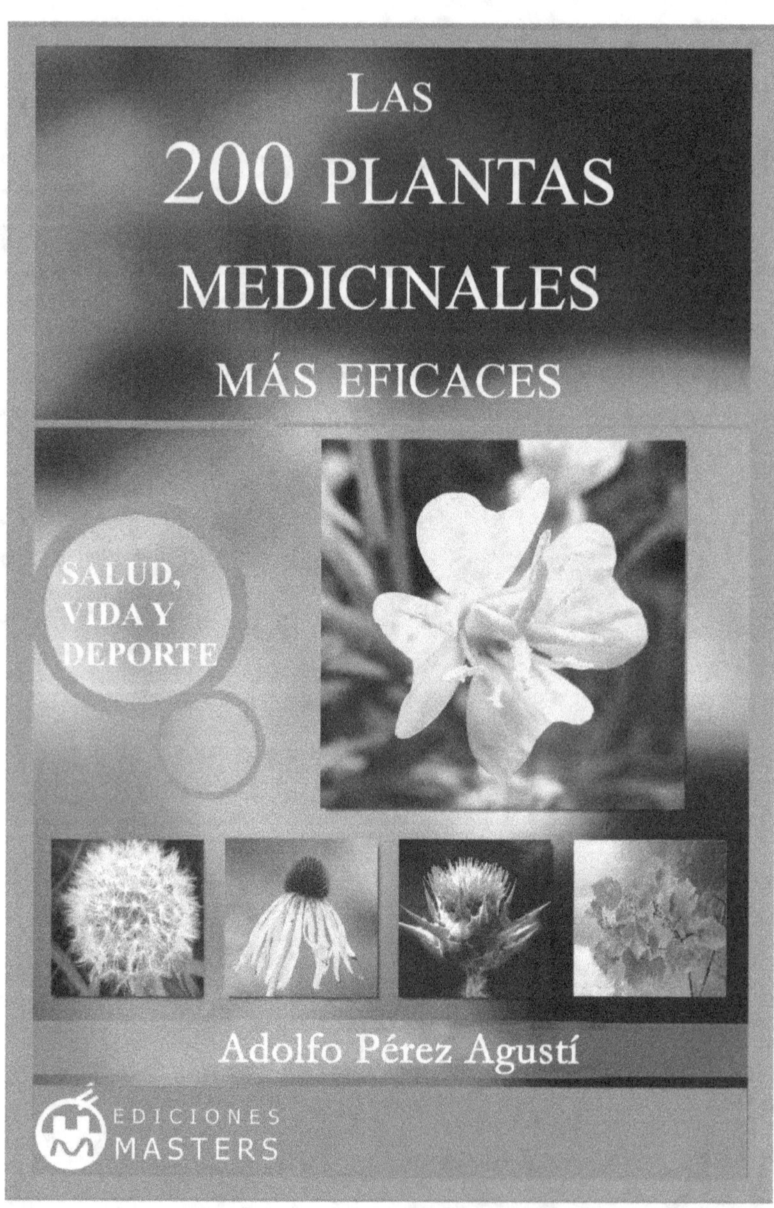

Adolfo Pérez Agustí

EDICIONES MASTERS